건강에 도움을 주는

산약초
향신료
백　　과

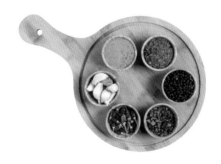

건강에 도움을 주는
산약초 향신료 백과

초판인쇄 : 2024년 2월 5일
초판발행 : 2024년 2월 13일

지 은 이 ㅣ 박종철
펴 낸 이 ㅣ 고명흠
펴 낸 곳 ㅣ 푸른행복

출판등록 ㅣ 2010년 1월 22일 제312-2010-000007호
주   소 ㅣ 서울시 서대문구 세검정로1길 93,
            벽산아파트 상가 A동 304호
전   화 ㅣ (02)356-8402 / FAX (02)356-8404
E-MAIL ㅣ bhappylove@daum.net
홈페이지 ㅣ www.munyei.com

ISBN 979-11-5637-478-7 (13510)

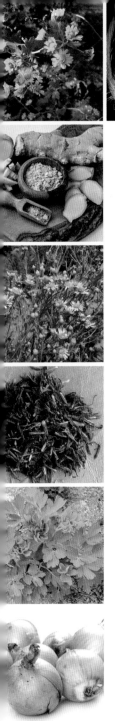
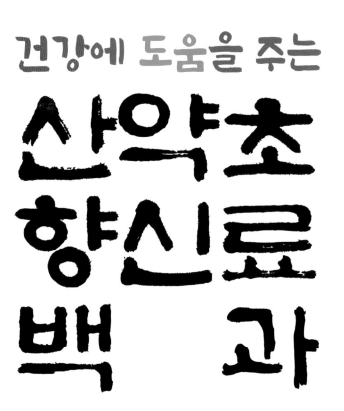

건강에 도움을 주는

산약초 향신료 백과

글·사진 약학박사 박종철

사단법인 천수산약초연구회 부설 연구소장
국립순천대학교 바이오한약자원학과 명예교수

푸른행복

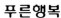
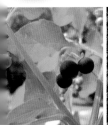
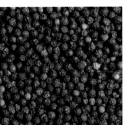
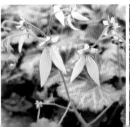
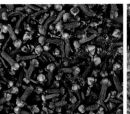
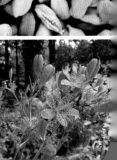

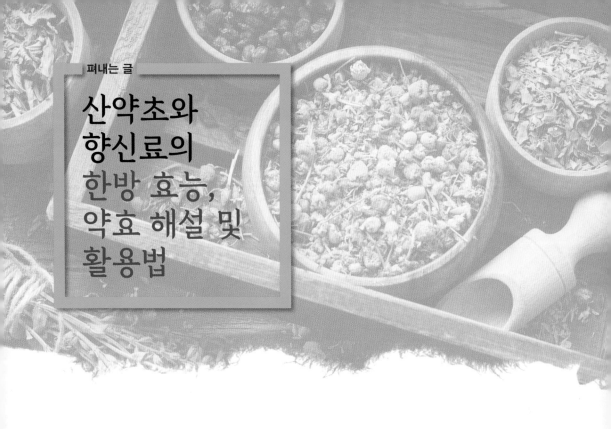

산약초와 향신료의 한방 효능, 약효 해설 및 활용법

약초(藥草)는 '약으로 쓰이거나 약의 원료가 되는 식물'을 말한다. 흔히 풀, 즉 초본식물(겨울에 그 지상부가 완전히 말라버리는 식물)을 얘기하나 목본식물(자신의 구조를 지탱하기 위하여 목재를 생산하는 식물)도 포함될 수 있다. 약용식물도 비슷한 뜻으로 쓰는 용어다. 특히 산과 들에서 자라는 약초는 산약초(山藥草)로 부를 수 있을 것이다.

향신료는 '음식에 풍미를 주거나 맵고 향기로운 맛을 더해주어 식욕을 촉진시키는 조미료' 또는 '식품의 조미에 쓰는 향기로운 냄새 또는 매운맛을 갖는 식물성 물질'을 말한다.

이 책에는 가회톱, 감국, 강황, 개똥쑥 등의 산약초 66종과 미나리, 셀러리, 스피아민트, 후추 같은 향신료 약초 57종의 효능 그리고 이들의 약초 사진 520장을 담았다.

산약초는 우리나라 식약처의 의약품 공정서인 《대한민국약전》과 《대한민국약전외한약(생약)규격집》에 수록된 생약 중에서 산과 들에서 쉽게 볼 수 있는 약초를 선별하여 이들의 한방 효능 분류, 한방 효능, 약효 해설, 약용법을 담아 독자 여러분에게 약초의 다양한 정보를 전할 수 있도록 했다.

향신료 약초는 갓(개자), 고추, 마늘, 미나리, 박하, 부추, 산초, 생강, 참깨 등과 같이 우리나라에서 자라는 식물은 물론, 계피, 라임, 레몬, 레몬그라스, 레몬밤, 레몬버베나, 바질, 월계수, 재스민, 캐러웨이 등 외국에서 들어왔지만 주위에서 쉽게 접할 수 있는 향신료까지 다루었으며, 이들의 재배지, 한방 효능, 약효 해설은 물론, 요리 및 이용법도 기술하여 요리에 관심있는 독자들에게 도움이 될 수 있도록 했다.

필자는 이 책을 쓰면서 약초 사진 준비에도 많은 공을 들였다. 책에 실린 모든 사진은 오랜 시간에 걸쳐 필자가 직접 촬영하고 선별한 것으로, 독자 여러분에게 최대한 많은 약초 사진을 제공하여 약초의 식물학적 특성을 시각적으로 잘 이해할 수 있도록 했다.

이 책의 교정은 사단법인 천수산약초연구회 부설 연구소에서 이루어졌으며 편의를 제공해주신 연구회 이창무 이사장님께 감사드린다. 출판을 승낙하고 모든 호의를 베풀어주신 푸른행복출판사 여러분에게도 감사드린다.

박종철

사단법인 천수산약초연구회 부설 연구소장
국립순천대학교 바이오한약자원학과 명예교수
박종철약초전시관 관장

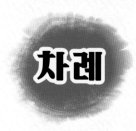

차례

Part 1. 건강에 좋은 산약초 66가지

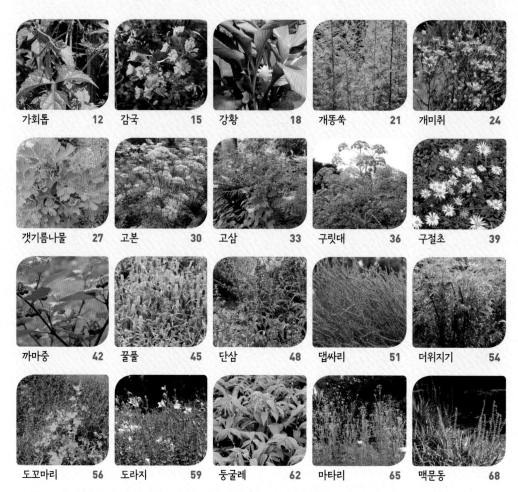

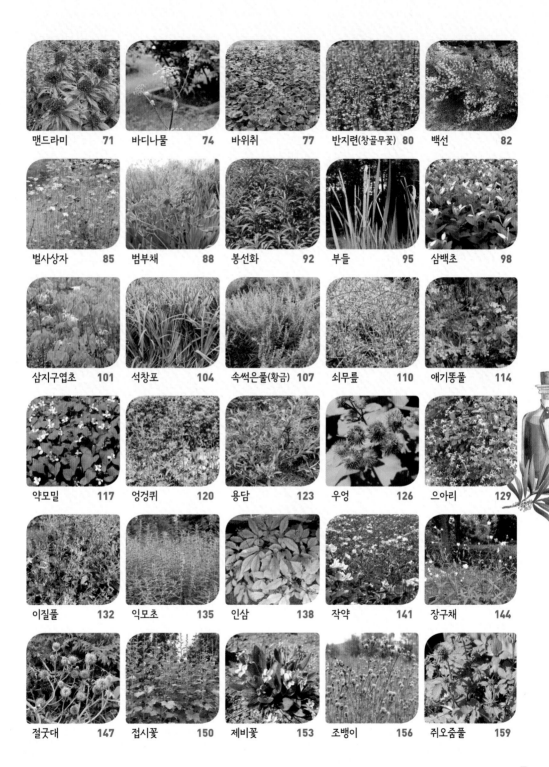

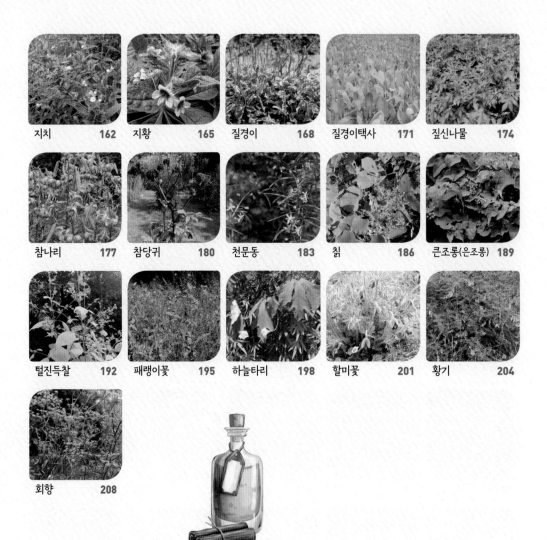

Part 2. 건강에 좋은 향신료 57가지

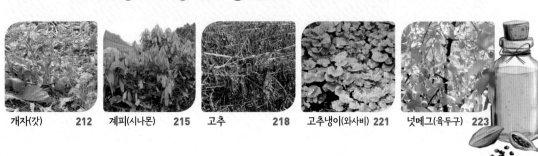

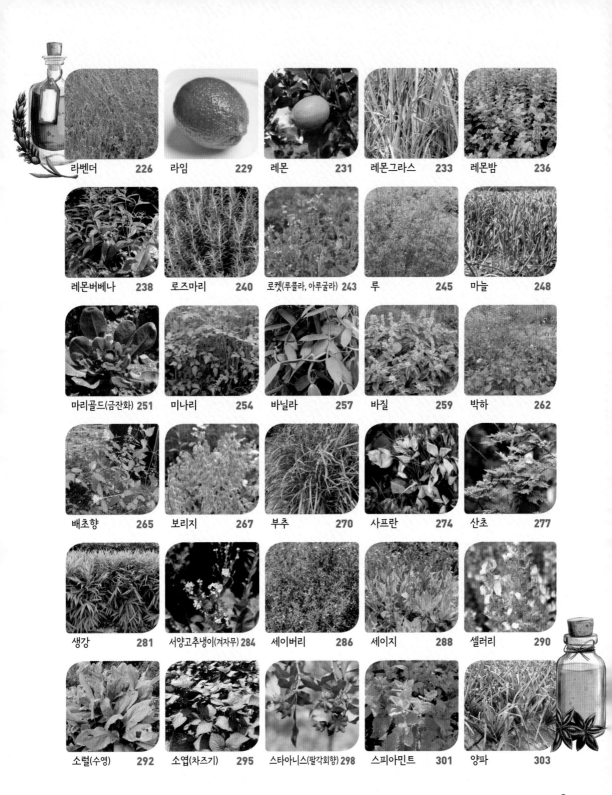

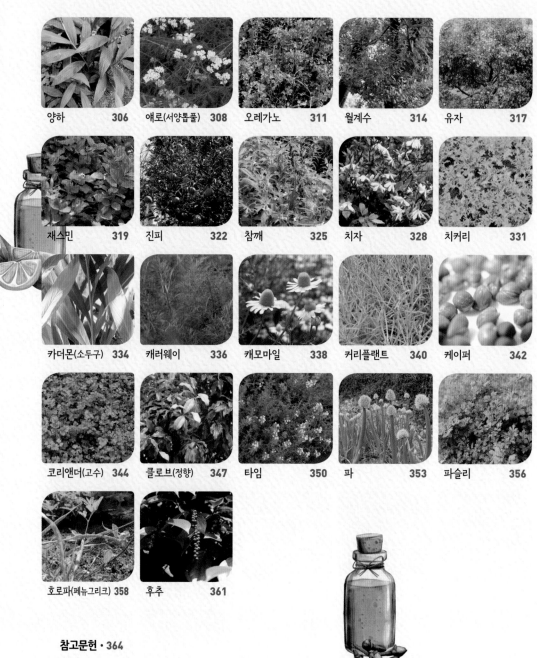

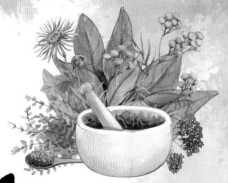

Part 1
건강에 좋은 산약초

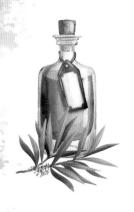
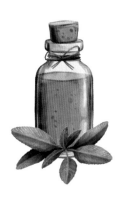
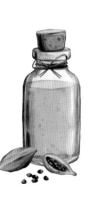
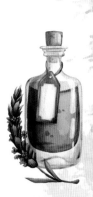

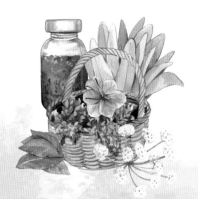

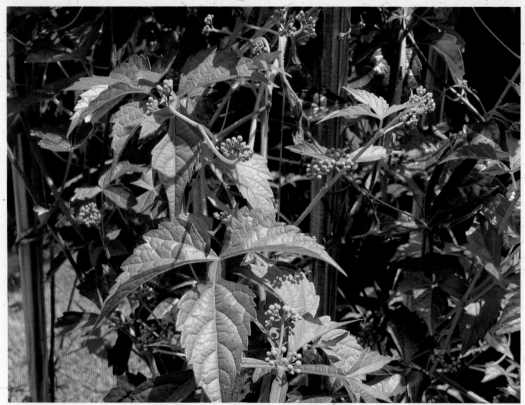

>>> 가회톱 지상부

가회톱

약재명 백렴(白蘞)

식물명 및 학명 가회톱 *Ampelopsis japonica* Makino

과 명 포도과(Vitaceae)

약용부위 덩이뿌리

🌾 **식약처의 법정 기원식물과 약용부위**

약재 백렴(白蘞)은 가회톱 *Ampelopsis japonica* Makino(포도과 Vitaceae)의 덩이뿌리이다.

한방 효능 분류

가회톱 덩이뿌리인 약재 백렴(白蘝)의 한방 효능 분류군은 청열약(淸熱藥, 열을 식히는 약)이며 청열약 중에서 청열해독약(淸熱解毒藥, 열독을 없애는 약)에 속한다.

한방 효능

열독(熱毒)을 해소한다(청열해독, 淸熱解毒). 종기를 가라앉히고 뭉친 것을 풀어준다(소옹산결, 消癰散結). 상처를 아물게 하고 새살이 돋게 한다(염창생기, 斂瘡生肌).

약효 해설

어린아이가 놀라서 생기는 경련 증상을 낫게 한다. 새로운 피부 조직의 재생을 촉진시킨다. 화상을 치료한다.

임상 응용

수렴, 진통, 해독약으로, 고름이 있는 종기, 대하, 화상(火傷)에 쓴다.

약용법

덩이뿌리 5~10g을 물 800mL에 넣고 달여서 반으로 나누어 아침저녁으로 마시거나 외용으로 적당량 사용한다.

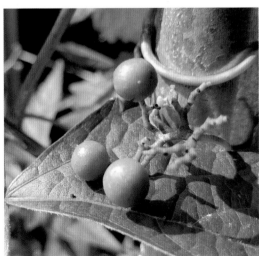

≫≫ 가회톱 덜 익은 열매

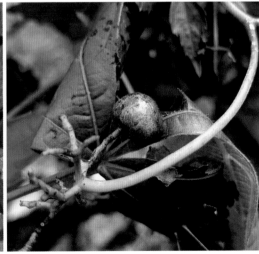

≫≫ 가회톱 익은 열매

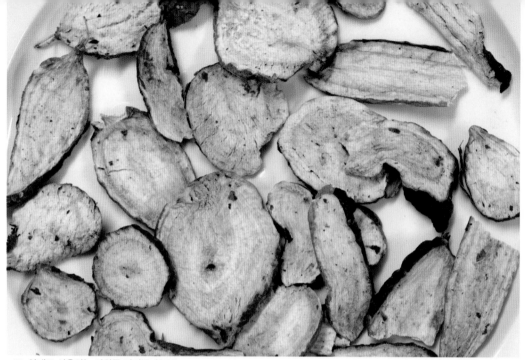

>>> 약재로 사용하는 가회톱 덩이뿌리(백렴)

주의사항

천오(川烏), 초오(草烏), 부자(附子)와 함께 사용하면 안 된다.

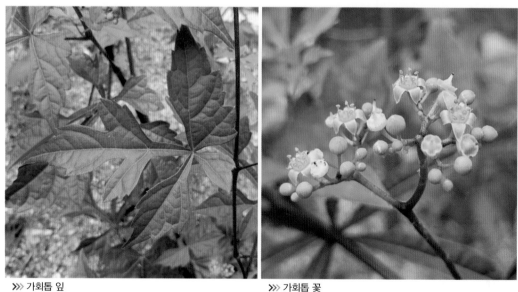

>>> 가회톱 잎

>>> 가회톱 꽃

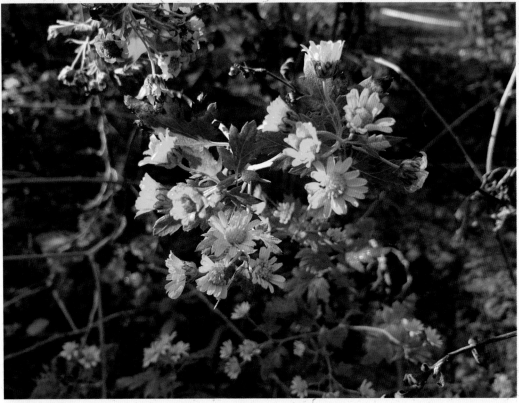

>>> 감국 지상부

감국

약재명 감국(甘菊)

식물명 및 학명 감국 *Chrysanthemum indicum* Linné

과 명 국화과(Compositae)

약용부위 꽃

🌾 **식약처의 법정 기원식물과 약용부위**

약재 감국(甘菊)은 감국 *Chrysanthemum indicum* Linné(국화과 Compositae)의 꽃이다.

한방 효능 분류

감국 꽃인 약재 감국(甘菊)의 한방 효능 분류군은 청열약(淸熱藥, 열을 식히는 약)이며 청열 약 중에서 청열해독약(淸熱解毒藥, 열독을 없애는 약)에 속한다.

한방 효능

열독(熱毒)을 해소한다(청열해독, 淸熱解毒). 간화(肝火)를 떨어뜨린다(사화평간, 瀉火平肝).

약효 해설

눈이 충혈되면서 붓고 아픈 증상에 활용한다. 머리가 아프고 정신이 아찔아찔하며 어지 러운 증상에 쓰인다. 열을 내리고 해독하는 효능이 있다. 혈압을 내리는 작용이 있다.

임상 응용

해열, 해독, 진통, 소염약으로, 감기, 목구멍이 붓고 아픈 병증, 발열, 오한, 두통, 어지 럼증, 눈 충혈, 눈이 침침한 증상, 시력감퇴에 쓴다.

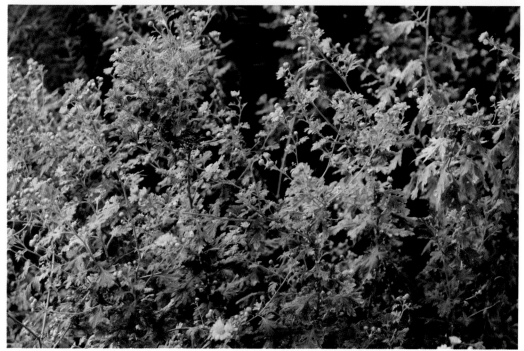

≫≫ 감국 무리

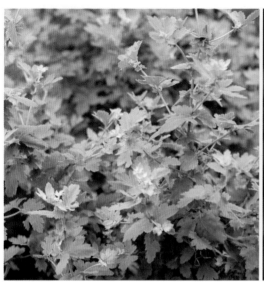

≫ 감국 잎

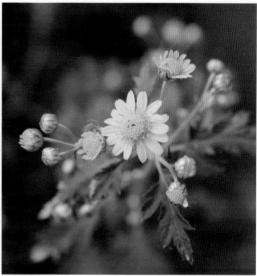

≫ 감국 꽃

약용법

꽃 9~15g을 물 800mL에 넣
고 달여서 반으로 나누어 아
침저녁으로 마시거나 외용
으로 적당량 사용한다.

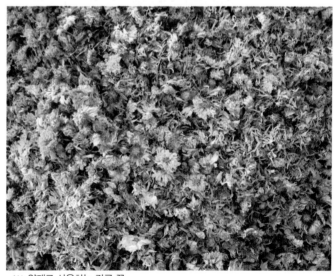

≫ 약재로 사용하는 감국 꽃

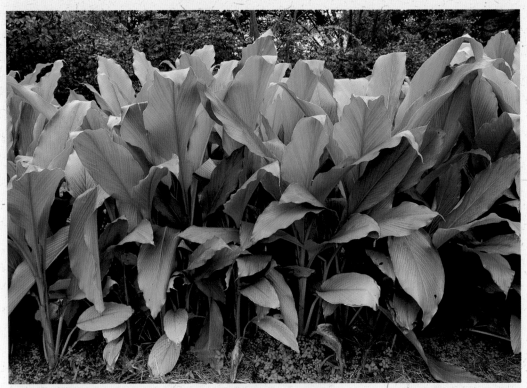

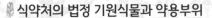 강황 지상부(잎)

강황

약재명 강황(薑黃)

식물명 및 학명 강황 *Curcuma longa* Linné

과 명 생강과(Zingiberaceae)

약용부위 뿌리줄기로서 속이 익을 때까지 삶거나 쪄서 말린 것

🖋 식약처의 법정 기원식물과 약용부위

약재 강황(薑黃)은 강황 *Curcuma longa* Linné(생강과 Zingiberaceae)의 뿌리줄기로서 속이 익을 때까지 삶거나 쪄서 말린 것이다.

한방 효능 분류

강황 뿌리줄기인 약재 강황(薑黃)의 한방 효능 분류군은 활혈거어약(活血祛瘀藥, 혈액순환을 촉진하고 어혈을 제거하는 약)에 속한다.

한방 효능

어혈을 깨뜨려 기운이 잘 통하게 한다(파혈행기, 破血行氣). 경락을 잘 통하게 하여 통증을 멎게 한다(통경지통, 通經止痛).

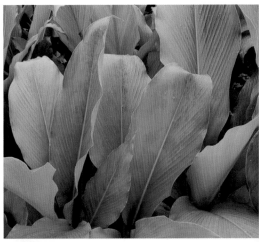

>>> 강황 잎

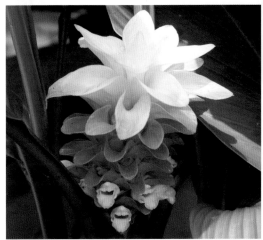

>>> 강황 꽃(일본 도쿄도 도쿄도약용식물원). 이 식물의 꽃은 줄기 가운데에서 나온다.

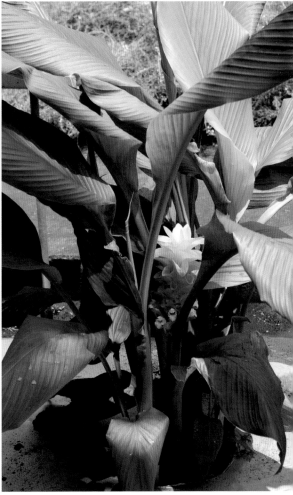

>>> 강황 지상부(꽃, 일본 도쿄도 도쿄도약용식물원)

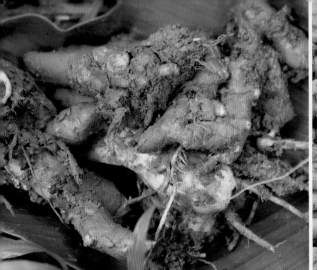

>>> 강황 뿌리줄기(채취품, 세척 전, 중국 윈난성 징훙시 남약원)

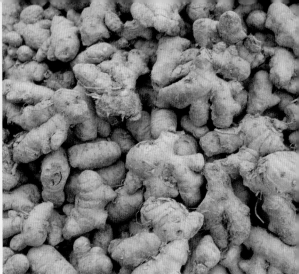

>>> 약재로 사용하는 강황 뿌리줄기

약효 해설

가슴이 막히는 듯하면서 아픈 것을 위주로 하는 병증에 유효하다. 관절통에 효과가 있다. 출산 후에 어혈이 막아 복통이 있는 증상을 치료한다. 담즙분비 촉진, 혈압강하 작용이 있다. 건위(健胃), 식욕증진 작용이 있다.

임상 응용

이담, 방향성 건위약으로, 간염, 담석증, 황달, 협심통, 복통, 월경통, 토혈, 혈뇨, 의식장애, 고열에 쓴다.

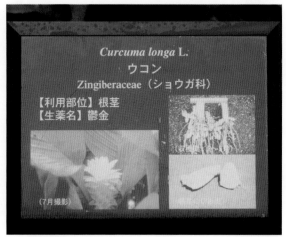

>>> 일본에서는 강황을 '울금(ウコン, 鬱金)'으로 부른다(일본 도야마현 도야마대학약용식물원).

약용법

뿌리줄기 3~10g을 물 800mL에 넣고 달여서 반으로 나누어 아침저녁으로 마시거나, 가루나 환(丸)으로 만들어 복용한다. 외용할 때는 적당량을 가루 내어 환부에 붙인다.

주의사항

임신부에게는 쓰지 않는다.

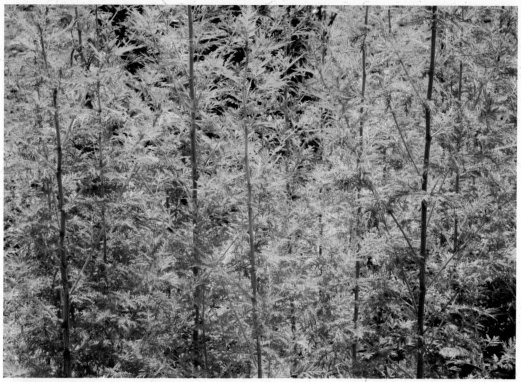

>>> 개똥쑥 지상부

개똥쑥

약재명 청호(靑蒿)

식물명 및 학명 개똥쑥 *Artemisia annua* Linné

과 명 국화과(Compositae)

약용부위 지상부

🌾 식약처의 법정 기원식물과 약용부위

약재 청호(靑蒿)는 개똥쑥 *Artemisia annua* Linné 또는 개사철쑥 *Artemisia apiacea* Hance(국화과 Compositae)의 지상부이다.

한방 효능 분류

개똥쑥 지상부인 약재 청호(靑蒿)의 한방 효능 분류군은 청열약(淸熱藥, 열을 식히는 약)이며 청열약 중에서 청허열약(淸虛熱藥, 허약해서 나는 열을 식혀주는 약)에 속한다.

한방 효능

열기를 식힌다(청열, 淸熱). 더위를 풀어준다(해서, 解暑). 찌듯이 열이 나는 골증열(骨蒸熱)을 없앤다(제증, 除蒸). 말라리아[瘧疾]를 억제한다(절학, 截瘧).

약효 해설

밤에 열이 나고 아침에 추위를 타는 증상에 유효하다. 기침, 미열이 나고 식은땀이 나며

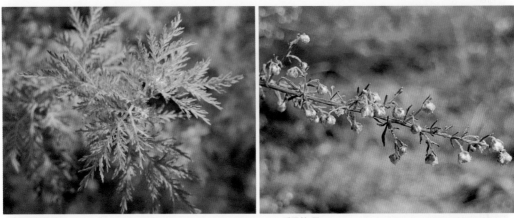

>>> 개똥쑥 잎   >>> 개똥쑥 꽃

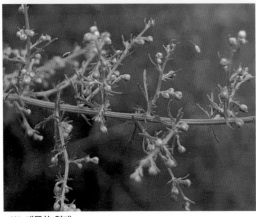   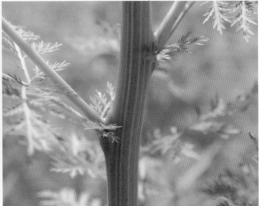

>>> 개똥쑥 열매   >>> 개똥쑥 줄기

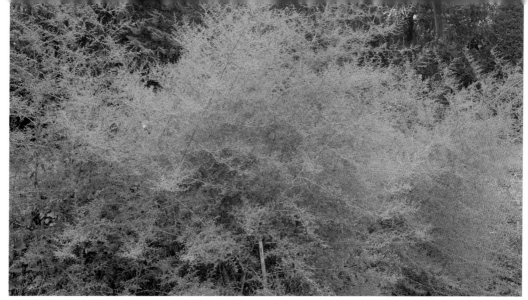

>>> 개똥쑥 재배지

몸이 점차 여위는 병증에 사용한
다. 말라리아로 인한 오한, 발열이
나는 증상을 치료한다. 황달 치료
에 도움이 된다.

임상 응용

항말라리아, 해열약으로, 잘 때 땀
이 많이 나는 증상, 발열, 오한, 기
침, 구갈, 두통, 오심, 하리, 말라
리아, 황달에 쓴다.

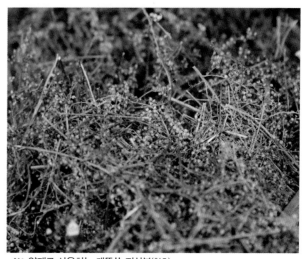

>>> 약재로 사용하는 개똥쑥 지상부(청호)

약용법

지상부 6~15g을 물 800mL에 넣고 달여서 반으로 나누어 아침저녁으로 마신다. 신선한
재료는 두 배를 사용한다. 또는 가루나 환(丸)으로 만들어 복용한다. 외용할 때는 적당량
을 가루 내어 환부에 뿌리며 신선한 재료는 짓찧어서 붙인다.

주의사항

너무 오래 끓이지 않는다.

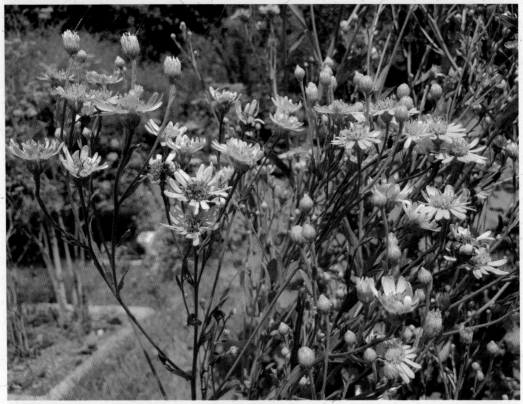

>>> 개미취 지상부

개미취

산약초

약재명 자완(紫菀)

식물명 및 학명 개미취 *Aster tataricus* Linné fil.

과 명 국화과(Compositae)

약용부위 뿌리 및 뿌리줄기

🌾 **식약처의 법정 기원식물과 약용부위**

약재 자완(紫菀)은 개미취 *Aster tataricus* Linné fil.(국화과 Compositae)의 뿌리 및 뿌리줄기이다.

한방 효능 분류

개미취 뿌리 및 뿌리줄기인 약재 자완(紫菀)의 한방 효능 분류군은 화담지해평천약(化痰止咳平喘藥, 담음을 없애고 기침을 멈추며 천식을 안정시키는 약)이며 화담지해평천약 중에서 지해평천약(止咳平喘藥, 기침을 멈추고 천식을 안정시키는 약)에 속한다.

한방 효능

폐를 촉촉하게 하고 기운을 끌어 내린다(윤폐하기, 潤肺下氣). 담(痰)을 삭이고 기침을 멎게 한다(소담지해, 消痰止咳).

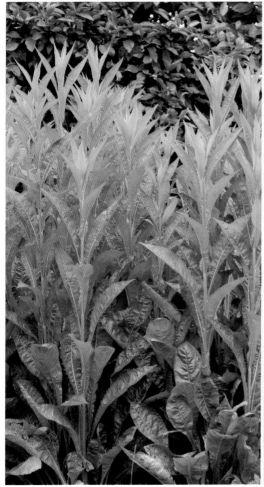

>>> 개미취 잎과 줄기

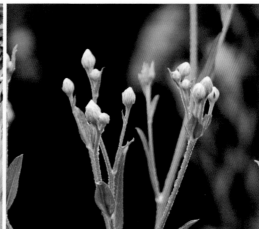

>>> 개미취 꽃봉오리

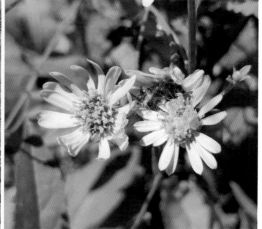

>>> 개미취 꽃

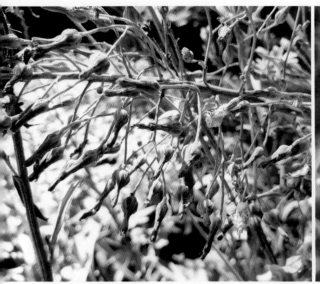

>>> 개미취 덜 익은 열매   >>> 개미취 익은 열매

약효 해설

오래된 기침과 가래 제거에 유
효하다. 해수(咳嗽)가 오래되어
폐를 손상시켜 가래에 피가 섞
여 나오는 증상을 치료한다. 소
변이 잘 나오지 않는 증상에 사
용한다.

임상 응용

진해, 거담약으로, 기침, 천식
에 쓴다.

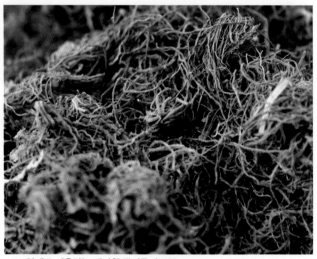

>>> 약재로 사용하는 개미취 뿌리줄기(자완)

약용법

뿌리 및 뿌리줄기 5~10g을 물 800mL에 넣고 달여서 반으로 나누어 아침저녁으로 마
신다.

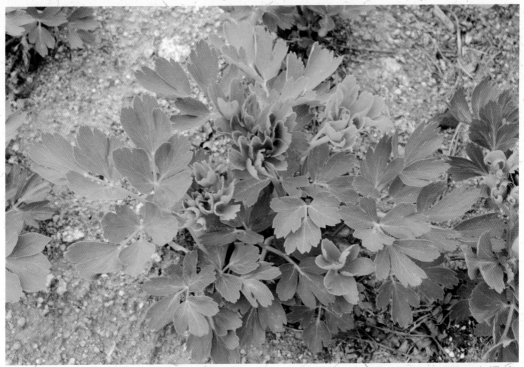

》》 갯기름나물 지상부(서울 경복궁 내 향원정). '방풍나물'로 불리며 잎을 식용한다. 갯기름나물은 풍사(風邪)를 없애주는 방풍(防風)과 다른 식물이다.

갯기름나물

약재명 식방풍(植防風)

식물명 및 학명 갯기름나물 *Peucedanum japonicum* Thunberg

과 명 산형과(Umbelliferae)

약용부위 뿌리

식약처의 법정 기원식물과 약용부위

약재 식방풍(植防風)은 갯기름나물 *Peucedanum japonicum* Thunberg(산형과 Umbelliferae)의 뿌리이다.

한방 효능 분류

갯기름나물 뿌리인 약재 식방풍(植防風)의 한방 효능 분류군은 화담지해평천약(化痰止咳平喘藥, 담음을 없애고 기침을 멈추며 천식을 안정시키는 약)이며 화담지해평천약 중에서 청화열담약(淸化熱痰藥, 뜨거운 담음을 없애는 약)에 속한다.

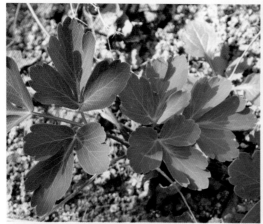

≫≫ 갯기름나물 잎

≫≫ 갯기름나물 꽃봉오리

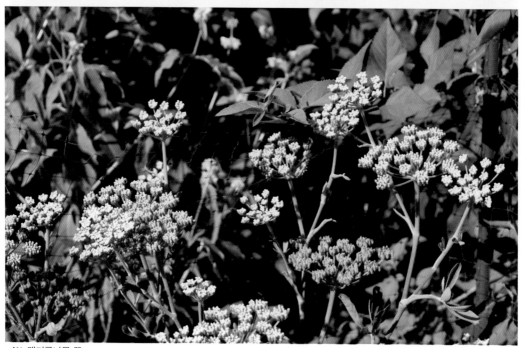

≫≫ 갯기름나물 꽃

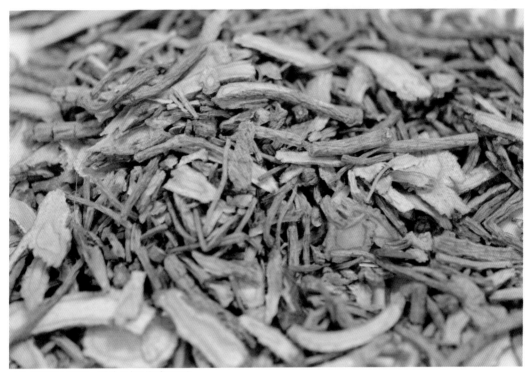

>>> 약재로 사용하는 갯기름나물 뿌리(식방풍)

한방 효능

열기를 식히고 기침을 멎게 한다(청열지해, 淸熱止咳). 소변을 잘 나오게 하고 독을 풀어
준다(이뇨해독, 利尿解毒).

약효 해설

폐에 생긴 열증(熱證)으로 기침이 나는 증상을 없앤다. 이뇨, 해독 작용이 있다. 요로 감
염증 치료에 도움이 된다.

약용법

뿌리 6~15g을 물 800mL에 넣고 달여서 반으로 나누어 아침저녁으로 마시거나 외용으
로 적당량 사용한다.

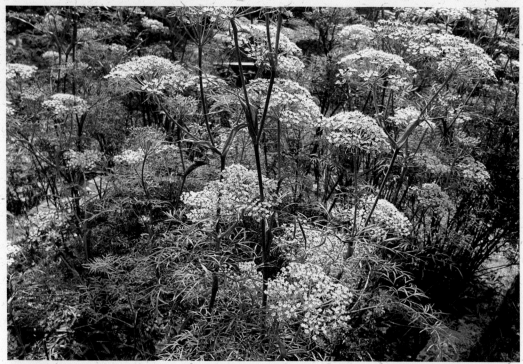

>>> 고본 지상부

고본

약재명 고본(藁本)

식물명 및 학명 고본 *Ligusticum tenuissimum* Kitagawa

과 명 산형과(Umbelliferae)

약용부위 뿌리줄기 및 뿌리

🌾 식약처의 법정 기원식물과 약용부위

약재 고본(藁本)은 고본 *Ligusticum tenuissimum* Kitagawa, 중국고본(中國藁本) *Ligusticum sinense* Oliv. 또는 요고본(遼藁本) *Ligusticum jeholense* Nakai et Kitagawa(산형과 Umbelliferae)의 뿌리줄기 및 뿌리이다.

한방 효능 분류

고본 뿌리줄기 및 뿌리인 약재 고본(藁本)의 한방 효능 분류군은 해표약[解表藥, (땀을 내어) 체표를 풀어주는 약]이며 해표약 중에서 발산풍한약(發散風寒藥, 체표에 머물러 있는 차가운 기운을 발산시키는 약)에 속한다.

한방 효능

풍사(風邪)를 흩어지게 하고 축축하고 습한 기운을 없앤다(소풍제습, 疏風除濕). 한사(寒邪)를 없애고 통증을 멎게 한다(산한지통, 散寒止痛).

약효 해설

팔다리를 잘 쓰지 못하고 마비되며 아픈 증상에 사용한다. 눈이 갑자기 붓고 붉어지며

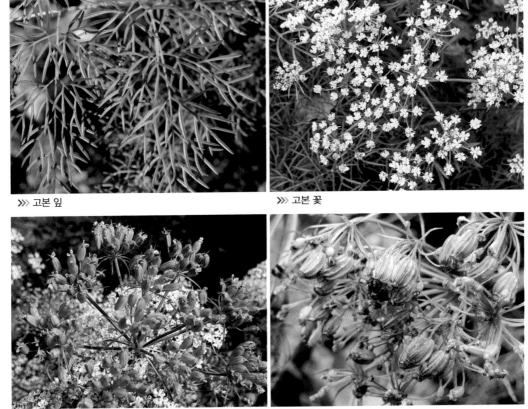

≫ 고본 잎

≫ 고본 꽃

≫ 고본 덜 익은 열매

≫ 고본 익은 열매

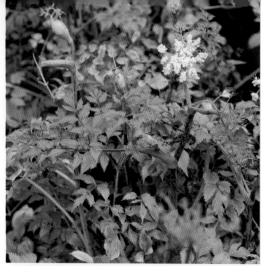

≫ 중국고본 지상부(일본 도쿄도 도쿄도약용식물원). 중국고본의 뿌리줄기 및 뿌리도 약재 고본(藁本)으로 쓸 수 있다.

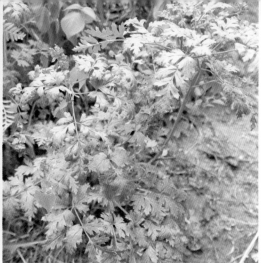

≫ 요고본 지상부(중국 라오닝성 선양시). 요고본의 뿌리줄기 및 뿌리도 약재 고본(藁本)으로 쓸 수 있다.

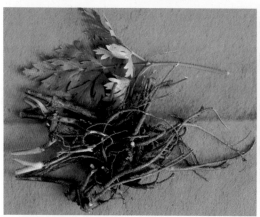

≫ 요고본 뿌리줄기와 잎(채취품, 중국)

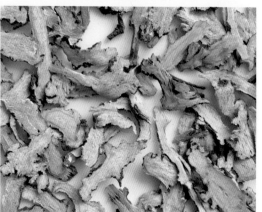

≫ 약재로 사용하는 고본 뿌리줄기

아픈 증상에 쓰인다. 피부 진균을 억제하는 작용이 있다. 두통, 발열, 콧물 증상에 유효하다.

임상 응용

진통, 진경약으로, 두통, 복통 등에 쓴다.

약용법

뿌리줄기 및 뿌리 3~10g을 물 800mL에 넣고 달여서 반으로 나누어 아침저녁으로 마신다.

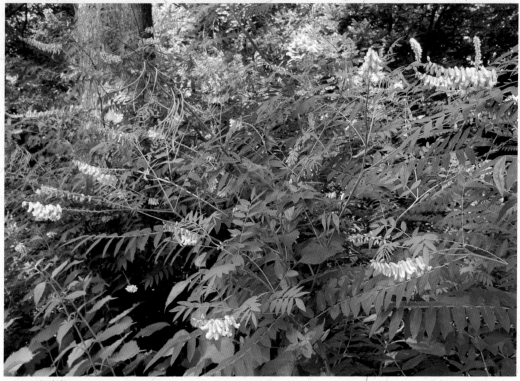

>>> 고삼 지상부

고삼

약재명 고삼(苦參)

식물명 및 학명 고삼 *Sophora flavescens* Solander ex Aiton

과 명 콩과(Leguminosae)

약용부위 뿌리로서 그대로 또는 주피를 제거한 것

🌾 식약처의 법정 기원식물과 약용부위

약재 고삼(苦參)은 고삼 *Sophora flavescens* Solander ex Aiton(콩과 Leguminosae)의 뿌리로서 그대로 또는 주피를 제거한 것이다.

한방 효능 분류

고삼 뿌리인 약재 고삼(苦參)의 한방 효능 분류군은 청열약(清熱藥, 열을 식히는 약)이며 청열약 중에서 청열 조습약(清熱燥濕藥, 습열을 없애는 약)에 속한다.

한방 효능

열기를 식히고 습기를 말린다(청열 조습, 清熱燥濕). 풍(風)을 제거하고 벌레를 죽인다(거풍살충, 祛風殺蟲).

약효 해설

피부 가려움증, 화상 치료에 도움이 된다. 자궁에서 분비물이 나오는 증상에 유효하다. 음부(陰部)가 붓고 가려운 증상을 낫게 한다. 황달, 어린아이의 폐렴에 사용한다. 혈변(血便), 세균성 이질 치료에 쓰인다.

임상 응용

고미건위, 해열, 이뇨, 이담, 소염, 지사약으로, 구내염, 세균성 하리, 장염, 배뇨곤란에 쓴다.

약용법

뿌리 4.5~9g을 물 800mL에 넣고 달여서 반으로 나누어 아침저녁으로 마시거나 외용으로 적당량 사용한다.

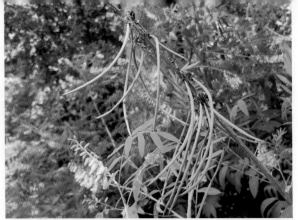

>>> 고삼 덜 익은 열매

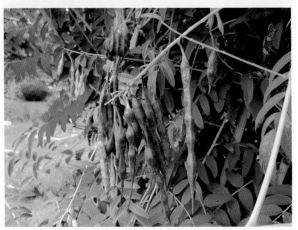

>>> 고삼 익은 열매

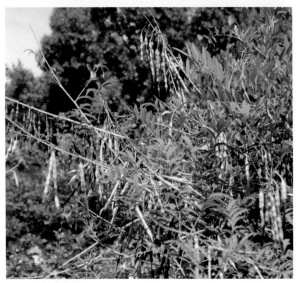

>>> 고삼 지상부(열매)

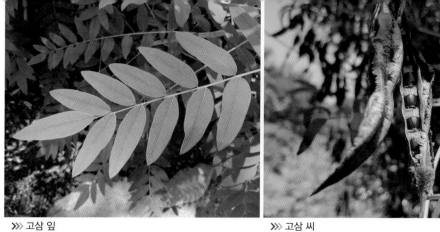

>>> 고삼 잎

>>> 고삼 씨

>>> 고삼 꽃봉오리

>>> 고삼 꽃

주의사항

여로(藜蘆)와 함께 사용하면 안 된다.

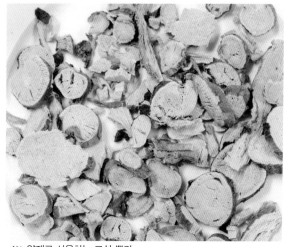

>>> 약재로 사용하는 고삼 뿌리

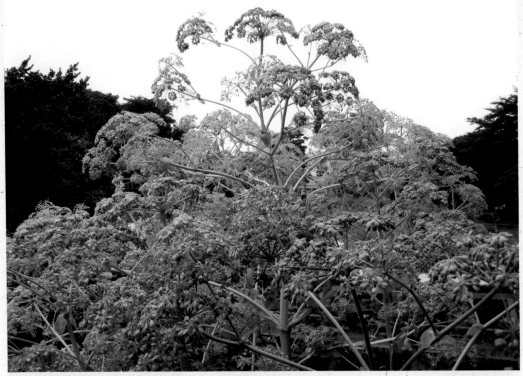

>>> 구릿대 지상부

구릿대

약재명 백지(白芷)

식물명 및 학명 구릿대 *Angelica dahurica* Bentham et Hooker f.

과 명 산형과(Umbelliferae)

약용부위 뿌리

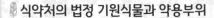 **식약처의 법정 기원식물과 약용부위**

약재 백지(白芷)는 구릿대 *Angelica dahurica* Bentham et Hooker f. 또는 항백지(杭白芷) *Angelica dahurica* Bentham et Hooker f. var. *formosana* Shan et Yuan(산형과 Umbelliferae)의 뿌리이다.

한방 효능 분류

구릿대 뿌리인 약재 백지(白芷)의 한방
효능 분류군은 해표약[解表藥, (땀을 내
어) 체표를 풀어주는 약]이며 해표약 중
에서 발산풍한약(發散風寒藥, 체표에 머
물러 있는 차가운 기운을 발산시키는 약)
에 속한다.

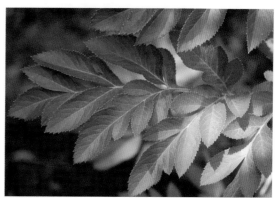

>>> 구릿대 잎

한방 효능

땀을 내어 체표에 있는 사기(邪氣)를 내
보내고 추위를 없앤다(해표산한, 解表
散寒). 풍(風)으로 인한 통증을 멎게 한
다(거풍지통, 祛風止痛). 코가 막힌 것을
잘 통하게 한다(선통비규, 宣通鼻竅). 습
기를 말리고 냉을 멎게 한다(조습지대,
燥濕止帶). 종기를 가라앉히고 고름을
배출시킨다(소종배농, 消腫排膿).

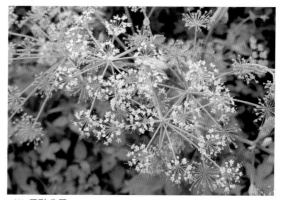

>>> 구릿대 꽃

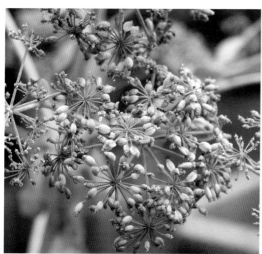

>>> 구릿대 덜 익은 열매

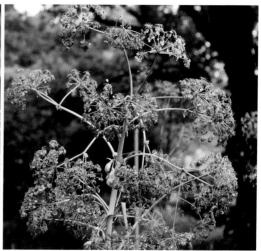

>>> 구릿대 익은 열매

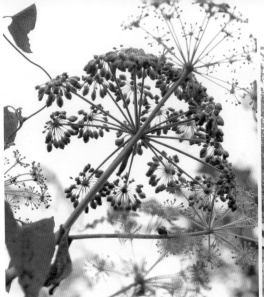

>>> 항백지 열매(중국). 항백지의 뿌리도 구릿대와 마찬가지로
약재 백지(白芷)로 쓸 수 있다.

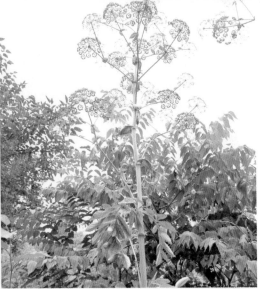

>>> 항백지 지상부(중국)

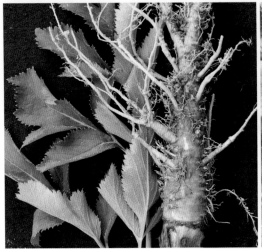

>>> 구릿대 뿌리(채취품, 중국 허난성)

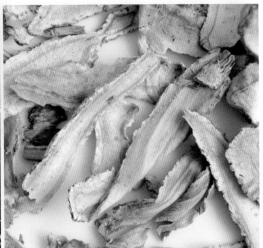

>>> 약재로 사용하는 구릿대 뿌리(백지)

약효 해설

축농증 치료에 도움이 된다. 류머티즘성 관절염을 치료한다. 자궁에서 분비물이 나오는
증상에 사용한다. 두통, 치통, 복통을 없앤다. 새로운 피부 조직의 재생을 촉진시킨다.

약용법

뿌리 3~10g을 물 800mL에 넣고 달여서 반으로 나누어 아침저녁으로 마신다.

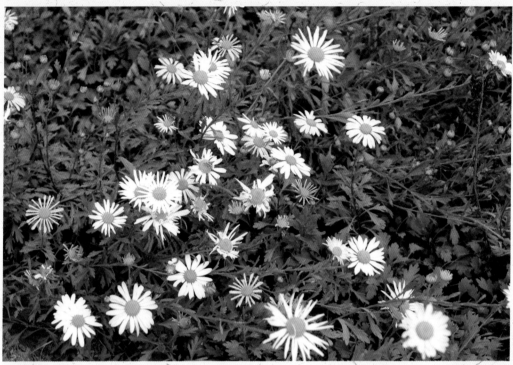

>>> 구절초 지상부

구절초

약재명 구절초(九折草)

식물명 및 학명 구절초 *Chrysanthemum zawadskii* Herbich var. *latilobum* (Maxim.) Kitamura

과 명 국화과(Compositae)

약용부위 전초

🌾식약처의 법정 기원식물과 약용부위

약재 구절초(九折草)는 구절초 *Chrysanthemum zawadskii* Herbich var. *latilobum* (Maxim.) Kitamura 또는 산구절초 *Chrysanthemum zawadskii* var. *coreanum* (Nakai)(국화과 Compositae)의 전초이다.

한방 효능 분류

구절초 전초인 약재 구절초(九折草)의 한방 효능 분류군은 온리약(溫裏藥, 속을 따뜻하게 하는 약)에 속한다.

한방 효능

배 속을 따뜻하게 한다(온중, 溫中). 월경을 순조롭게 한다(조경, 調經). 음식물을 흡수할 수 있는 형태로 분해한다(소화, 消化).

약효 해설

월경불순, 자궁 냉증, 불임증을 치료한다. 소화불량에 사용한다. 진정, 간보호 작용이 있다.

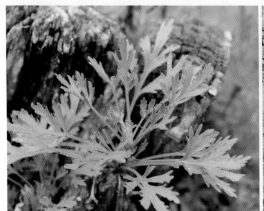
≫≫ 구절초 잎

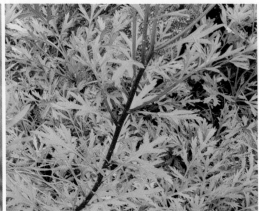
≫≫ 구절초 줄기

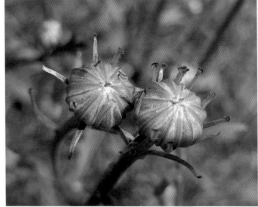
≫≫ 구절초 꽃봉오리

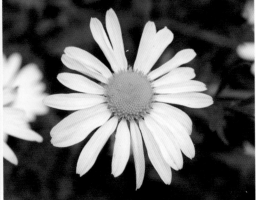
≫≫ 구절초 꽃

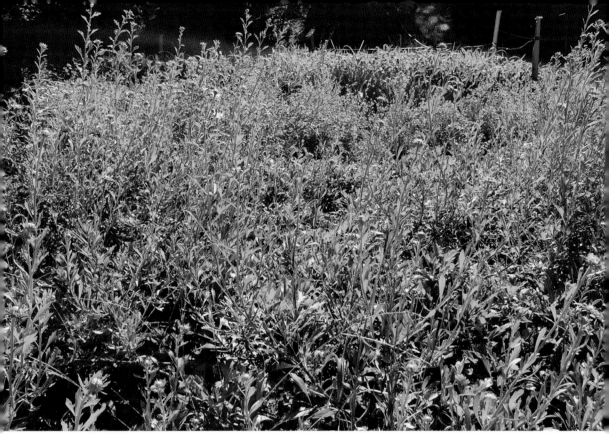
>>> 구절초 재배지

약용법

전초 30~60g을 물 800mL
에 넣고 달여서 반으로 나누
어 아침저녁으로 마신다.

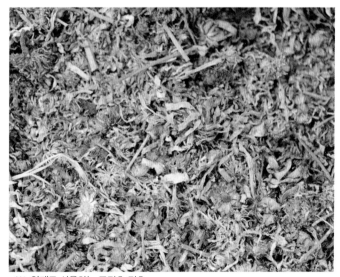
>>> 약재로 사용하는 구절초 전초

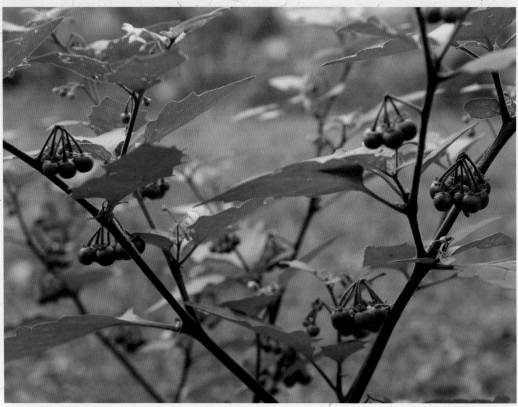

>>> 까마중 지상부

까마중

약재명 용규(龍葵)

식물명 및 학명 까마중 *Solanum nigrum* Linné

과 명 가지과(Solanaceae)

약용부위 지상부

🌿 **식약처의 법정 기원식물과 약용부위**

약재 용규(龍葵)는 까마중 *Solanum nigrum* Linné(가지과 Solanaceae)의 지상부이다.

한방 효능 분류

까마중 지상부인 약재 용규(龍葵)의 한방 효능 분류군은 청열약(淸熱藥, 열을 식히는 약)이며 청열약 중에서 청열해독약(淸熱解毒藥, 열독을 없애는 약)에 속한다.

한방 효능

열독(熱毒)을 해소한다(청열해독, 淸熱解毒). 혈액순환을 촉진하고 종기를 가라앉힌다(활혈소종, 活血消腫).

약효 해설

만성 기관지염과 신염(腎炎)으로 몸이 붓는 증상을 치료한다. 혈압강하 약리작용이 있다.

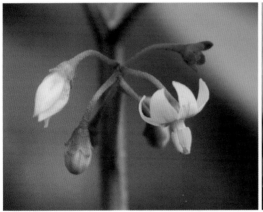

>>> 까마중 꽃봉오리

>>> 까마중 꽃

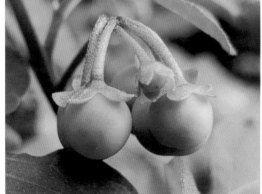

>>> 까마중 덜 익은 열매

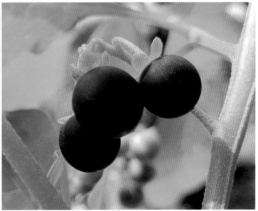

>>> 까마중 익은 열매

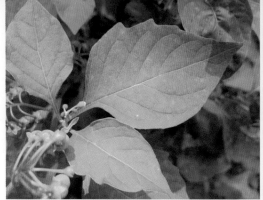

>>> 까마중 잎

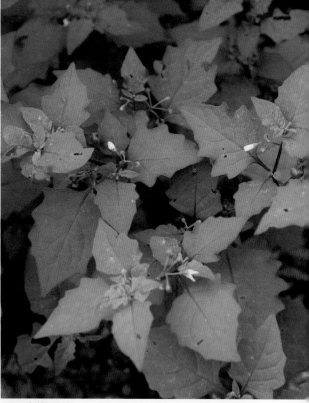

>>> 까마중 무리

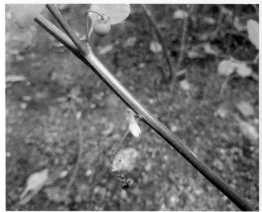

>>> 까마중 줄기

열을 내리고 해독한다.

약용법

지상부 15~30g을 물 800mL
에 넣고 달여서 반으로 나누
어 아침저녁으로 마신다. 외
용할 때는 적당량을 짓찧어
서 환부에 붙인다.

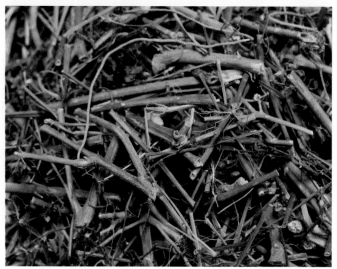

>>> 약재로 사용하는 까마중 지상부(용규)

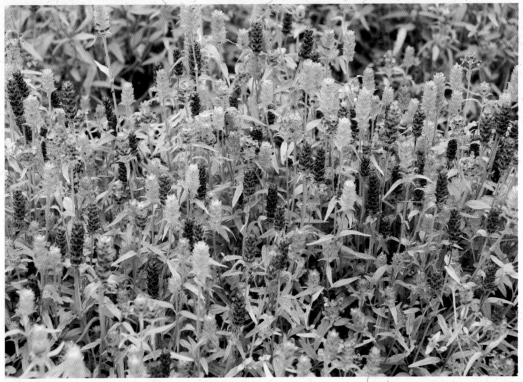

>» 꿀풀 무리

꿀풀

약재명 하고초(夏枯草)

식물명 및 학명 꿀풀 *Prunella vulgaris* Linné var. *lilacina* Nakai

과 명 꿀풀과(Labiatae)

약용부위 꽃대[花穗, 한 개의 꽃대에 무리 지어 이삭 모양으로 피는 꽃]

🌾 식약처의 법정 기원식물과 약용부위

약재 하고초(夏枯草)는 꿀풀 *Prunella vulgaris* Linné var. *lilacina* Nakai 또는 하고초(夏枯草) *Prunella vulgaris* Linné(꿀풀과 Labiatae)의 꽃대[花穗, 한 개의 꽃대에 무리 지어 이삭 모양으로 피는 꽃]이다.

한방 효능 분류

꿀풀 꽃대인 약재 하고초(夏枯草)의 한방 효능 분류군은 청열약(淸熱藥, 열을 식히는 약)이며 청열약 중에서 청열사화약(淸熱瀉火藥, 불처럼 달아오른 열을 식히는 약)에 속한다.

한방 효능

간화(肝火)를 식힌다(청간사화, 淸肝瀉火). 눈을 밝게 한다(명목, 明目). 뭉친 것을 풀어주고 종기를 가라앉힌다(산결소종, 散結消腫).

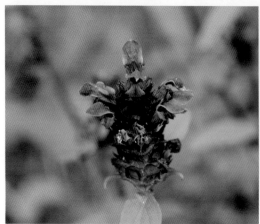

>>> 꿀풀 꽃

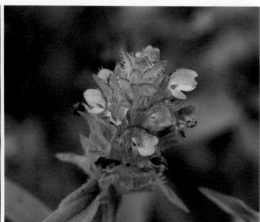

>>> 하고초(두메꿀풀) 꽃(중국). 하고초(두메꿀풀)의 꽃대도 꿀풀과 마찬가지로 약재 하고초(夏枯草)로 쓸 수 있다.

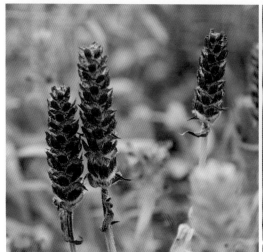

>>> 꿀풀 꽃대

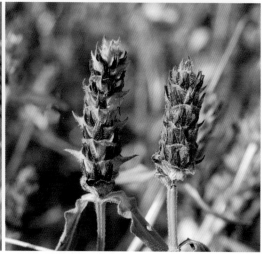

>>> 하고초(두메꿀풀) 꽃대(중국)

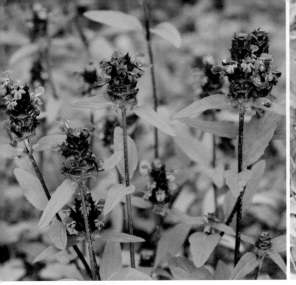

»» 꿀풀 지상부

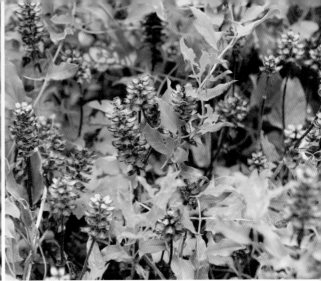

»» 하고초(두메꿀풀) 지상부(프랑스)

약효 해설

눈이 충혈되면서 붓고 아픈 증상에 유
효하다. 머리가 아프며 정신이 흐리
고 혼미해지는 증상을 없앤다. 유방
이 팽창하면서 터질 듯이 아픈 병증에
사용한다. 각혈과 자궁에서 분비물이
나오는 증상을 치료한다.

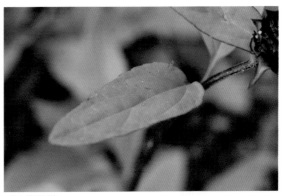

»» 꿀풀 잎

임상 응용

혈압강하, 이뇨, 소염약으로, 눈 충
혈, 두통, 현기증, 갑상샘염, 림프샘
염, 수종(水腫), 배뇨곤란에 쓴다.

약용법

꽃대 9~15g을 물 800mL에 넣고 달
여서 반으로 나누어 아침저녁으로 마
신다.

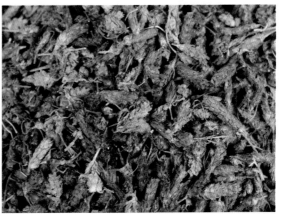

»» 약재로 사용하는 꿀풀 꽃대(하고초)

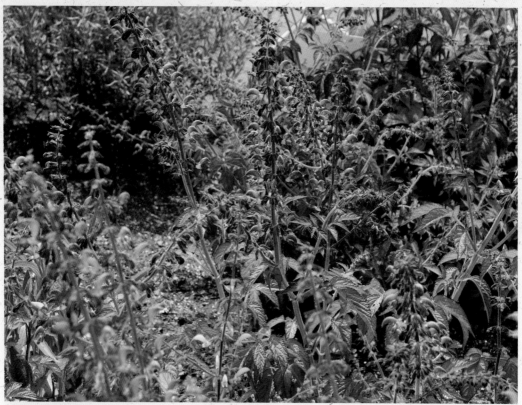

>>> 단삼 지상부

단삼

약재명 단삼(丹參)

식물명 및 학명 단삼 *Salvia miltiorrhiza* Bunge

과 명 꿀풀과(Labiatae)

약용부위 뿌리

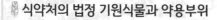

🌾 **식약처의 법정 기원식물과 약용부위**

약재 단삼(丹參)은 단삼 *Salvia miltiorrhiza* Bunge(꿀풀과 Labiatae)의 뿌리이다.

48

한방 효능 분류

단삼 뿌리인 약재 단삼(丹參)의 한방 효능 분류군은 활혈거어약(活血祛瘀藥, 혈액순환을 촉진하고 어혈을 제거하는 약)에 속한다.

한방 효능

혈액순환을 촉진하고 어혈을 없앤다(활혈거어, 活血祛瘀). 경락을 잘 통하게 하여 통증을 멎게 한다(통경지통, 通經止痛). 심열(心熱)을 식히고 마음이 답답한 것을 없앤다(청심제번, 淸心除煩). 혈열(血熱)을 식히고 종기를 가라앉힌다(양혈소옹, 凉血消癰).

약효 해설

가슴이 답답하여 잠을 못 자는 증상에 사용한다. 가슴 속이 달아오르면서 초조 불안한 증상을 낫게 한다. 가슴이 막히는 듯하면서 아픈 증상을 치료한다. 관절이 벌겋게 붓고

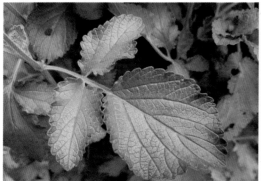

≫ 단삼 잎

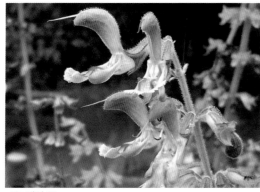

≫ 단삼 꽃

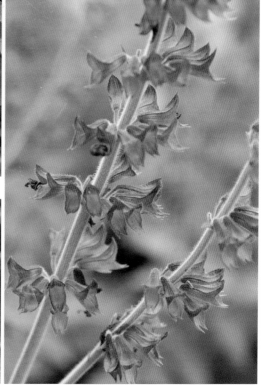

≫ 단삼 꽃받침

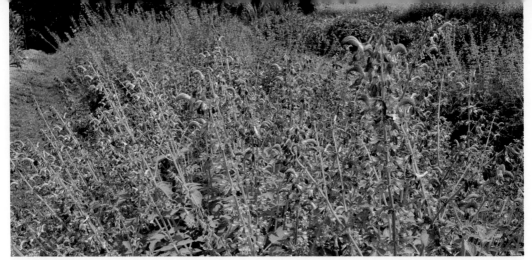

>>> 단삼 재배지

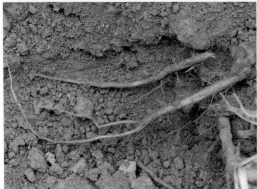

>>> 단삼 뿌리(채취품, 중국 허난성 신샹시 위안양현 농장)

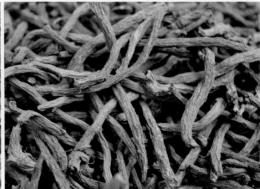

>>> 약재로 사용하는 단삼 뿌리

달아오르면서 온몸에 열이 나고 아픈 증상에 유효하다. 월경불순 치료에 도움이 된다. 산후 어혈복통에 쓰인다.

임상 응용

활혈(活血), 조경(調経), 소종(消腫), 진통약으로, 월경불순, 복통, 류머티즘에 쓴다.

약용법

뿌리 10~15g을 물 800mL에 넣고 달여서 반으로 나누어 아침저녁으로 마신다.

주의사항

여로(藜蘆)와 함께 사용하는 것은 적절하지 않다.

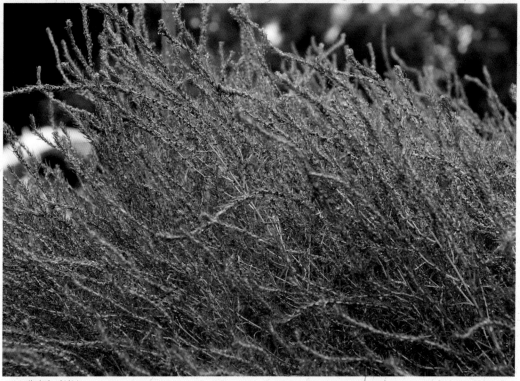

>>> 댑싸리 지상부

댑싸리

약재명 지부자(地膚子)

식물명 및 학명 댑싸리 *Kochia scoparia* Schrader

과 명 명아주과(Chenopodiaceae)

약용부위 잘 익은 열매

🌾 식약처의 법정 기원식물과 약용부위

약재 지부자(地膚子)는 댑싸리 *Kochia scoparia* Schrader(명아주과 Chenopodiaceae)의 잘 익은 열매이다.

한방 효능 분류

댑싸리 잘 익은 열매인 약재 지부자(地膚子)의 한방 효능 분류군은 이수삼습약(利水滲濕藥, 소변을 잘 나가게 하는 약)이며 이수삼습약 중에서 이뇨통림약(利尿通淋藥, 소변을 잘 나가게 하고 요로 염증을 해소하는 약)에 속한다.

한방 효능

열기를 식히고 습기를 배출한다(청열이습, 淸熱利濕). 풍(風)으로 인한 가려움증을 멎게 한다(거풍지양, 袪風止癢).

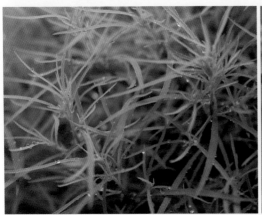

>>> 댑싸리 잎

>>> 댑싸리 꽃

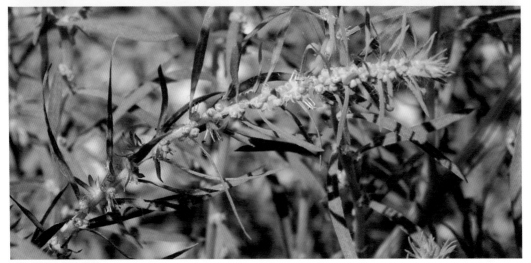

>>> 댑싸리 어린 열매

52

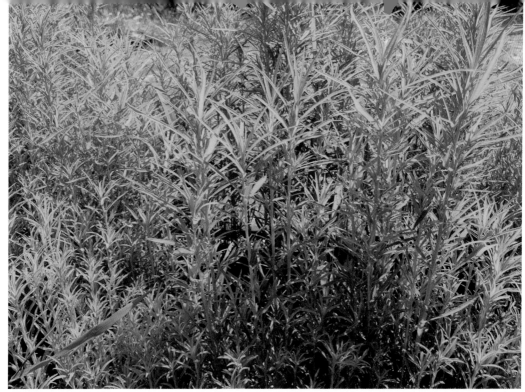
>>> 댑싸리 어린 지상부

약효 해설

소변이 잘 나오지 않는 증상
에 유효하다. 습진, 피부 가
려움증을 치료한다. 자궁에
서 분비물이 나오는 증상을
치료한다.

임상 응용

해독, 이뇨약으로, 배뇨곤
란, 배뇨통, 질염, 각기(脚
氣), 수종(水腫)에 쓴다.

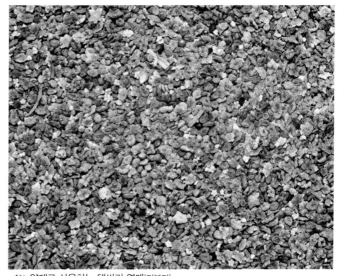
>>> 약재로 사용하는 댑싸리 열매(지부자)

약용법

열매 9~15g을 물 800mL에 넣고 달여서 반으로 나누어 아침저녁으로 마신다.

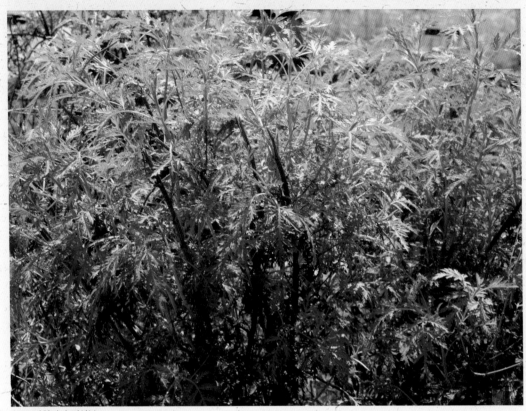

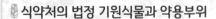

더위지기

약재명 한인진(韓茵蔯)

식물명 및 학명 더위지기 *Artemisia iwayomogi* Kitamura

과 명 국화과(Compositae)

약용부위 지상부

🌿 식약처의 법정 기원식물과 약용부위

약재 한인진(韓茵蔯)은 더위지기 *Artemisia iwayomogi* Kitamura(국화과 Compositae)의 지상부이다.

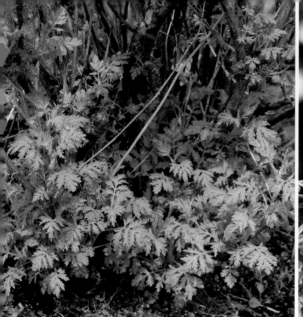

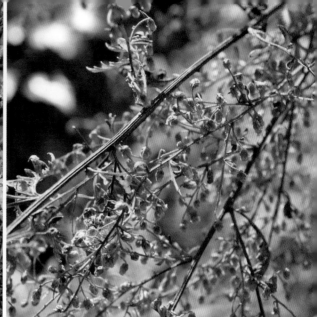

>>> 더위지기 어린잎   >>> 더위지기 열매

한방 효능 분류

더위지기 지상부인 약재 한인진 (韓茵蔯)의 한방 효능 분류군은 이수삼습약(利水滲濕藥, 소변을 잘 나가게 하는 약)이며 이수삼습약 중에서 이뇨통림약(利尿通淋藥, 소변을 잘 나가게 하고 요로 염증을 해소하는 약)에 속한다.

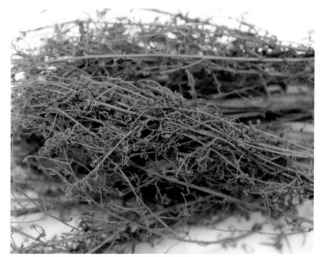

>>> 약재로 사용하는 더위지기 지상부(한인진)

약효 해설

황달, 소변이 잘 나오지 않는 증상을 치료한다. 이담(利膽) 작용이 있다. 인진호(茵蔯蒿)의 대용으로 쓰인다.

약용법

지상부 6~15g을 물 800mL에 넣고 달여서 반으로 나누어 아침저녁으로 마시거나 외용으로 적당량 사용한다.

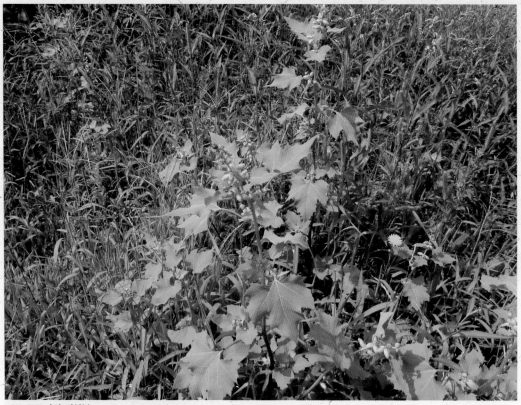

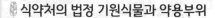 도꼬마리 지상부

도꼬마리

약재명 창이자(蒼耳子)

식물명 및 학명 도꼬마리 *Xanthium strumarium* Linné

과 명 국화과(Compositae)

약용부위 잘 익은 열매

🌾 식약처의 법정 기원식물과 약용부위

약재 창이자(蒼耳子)는 도꼬마리 *Xanthium strumarium* Linné(국화과 Compositae)의 잘 익은 열매이다.

한방 효능 분류

도꼬마리 잘 익은 열매인 약재 창이자(蒼耳子)의 한방 효능 분류군은 해표약[解表藥, (땀을 내어) 체표를 풀어주는 약]이며 해표약 중에서 발산풍한약(發散風寒藥, 체표에 머물러 있는 차가운 기운을 발산시키는 약)에 속한다.

한방 효능

풍한(風寒)을 없앤다(산풍한, 散風寒). 코가 막힌 것을 잘 통하게 한다(통비규, 通鼻竅). 풍사(風邪)와 습사(濕邪)를 없앤다(거풍습, 祛風濕). 가려움증을 멎게 한다(지양, 止痒).

약효 해설

코가 막히고 호흡이 불편한 증상에 사용한다. 팔다리를 잘 쓰지 못하고 마비되며 아픈 증상을 치료한다. 감기로 인한 두통, 치통을 없애준다. 습진, 개선(疥癬)에 유효하다.

임상 응용

해열, 발한, 진경약으로, 두통, 축농증, 관절통, 류머티즘, 개선(疥癬)에 쓴다.

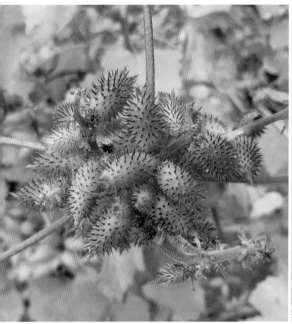

≫≫ 도꼬마리 덜 익은 열매

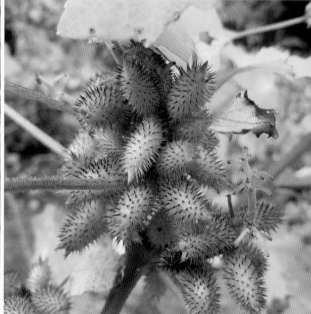

≫≫ 도꼬마리 익은 열매

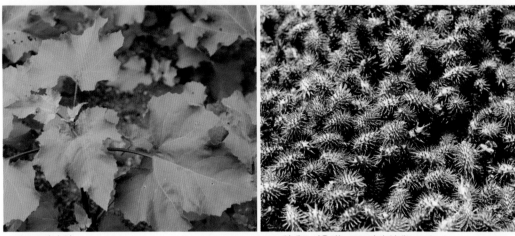

>>> 도꼬마리 잎

>>> 약재로 사용하는 도꼬마리 열매(창이자)

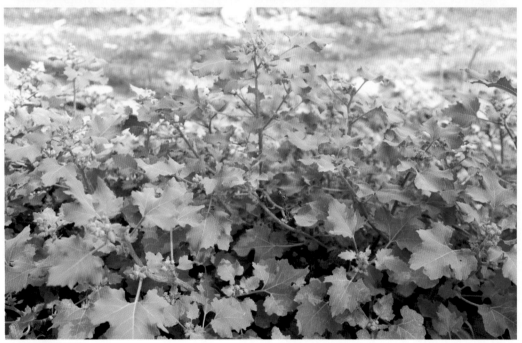

>>> 도꼬마리 무리

약용법

열매 3~10g을 물 800mL에 넣고 달여서 반으로 나누어 아침저녁으로 마시거나, 가루나 환(丸)으로 만들어 복용한다. 외용할 때는 적당량을 짓찧어서 환부에 붙인다.

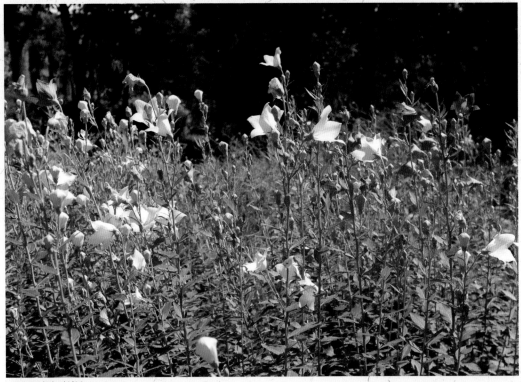

⋙ 도라지 지상부

도라지

산약초

약재명 길경(桔梗)

식물명 및 학명 도라지 *Platycodon grandiflorum* A. De Candolle

과 명 초롱꽃과(Campanulaceae)

약용부위 뿌리로서 그대로 또는 주피를 제거한 것

🌾 **식약처의 법정 기원식물과 약용부위**

약재 길경(桔梗)은 도라지 *Platycodon grandiflorum* A. De Candolle(초롱꽃과 Campanulaceae)의 뿌리로서 그대로 또는 주피를 제거한 것이다.

한방 효능 분류

도라지 뿌리인 약재 길경(桔梗)의 한방 효능 분류군은 화담지해평천약(化痰止咳平喘藥, 담음을 없애고 기침을 멈추며 천식을 안정시키는 약)이며 화담지해평천약 중에서 청화열담약(淸化熱痰藥, 뜨거운 담음을 없애는 약)에 속한다.

한방 효능

폐의 기능을 정상화한다(선폐, 宣肺). 목구멍을 편안하게 한다(이인, 利咽). 담(痰)을 제거한다(거담, 祛痰). 고름이 잘 배출되게 한다(배농, 排膿).

약효 해설

가래가 많은 기침을 낮게 하고 인후를 편하게 한다. 목구멍이 붓고 아픈 증상에 유효하

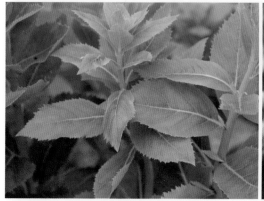

≫≫ 도라지 잎. 잎 가장자리에 예리한 톱니가 있다.

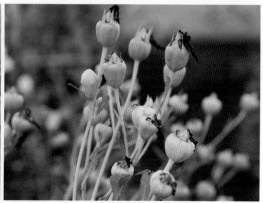

≫≫ 도라지 열매

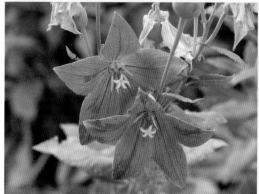

≫≫ 도라지 꽃(보라색)

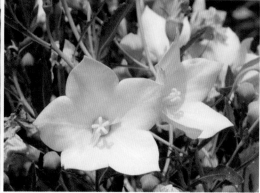

≫≫ 도라지 꽃(흰색)

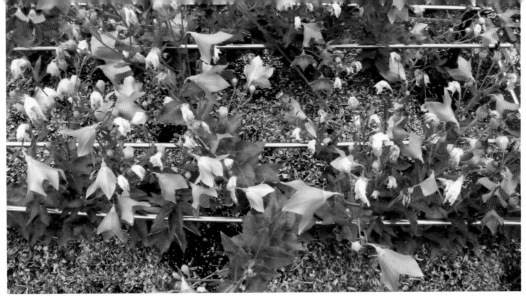

>>> 도라지 재배지(일본 도쿄도 호시약과대학약용식물원)

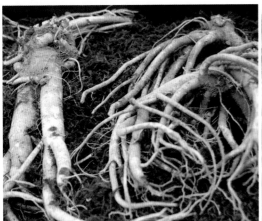

>>> 도라지 뿌리(전시품)

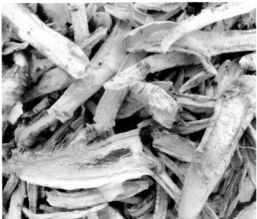

>>> 약재로 사용하는 도라지 뿌리(길경)

다. 가슴이 답답하고 초조한 증상에 쓰인다. 이질에 의한 복통을 치료한다.

임상 응용

거담, 진해약으로, 기침, 기관지염에 쓴다. 배농약으로, 화농성 질환, 편도선염, 인후통에도 사용한다.

약용법

뿌리 3~10g을 물 800mL에 넣고 달여서 반으로 나누어 아침저녁으로 마신다.

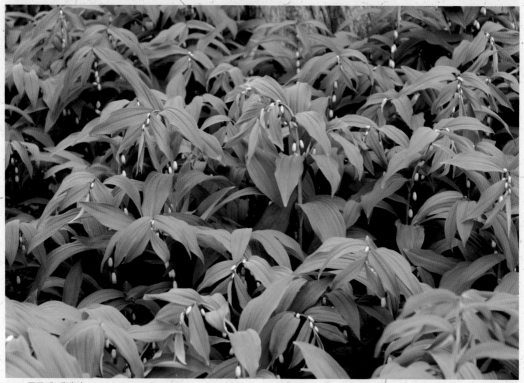

>>> 둥굴레 재배지

둥굴레

약재명 옥죽(玉竹)

식물명 및 학명 둥굴레 *Polygonatum odoratum* Druce var. *pluriflorum* Ohwi

과 명 백합과(Liliaceae)

약용부위 뿌리줄기

🌾 식약처의 법정 기원식물과 약용부위

약재 옥죽(玉竹)은 둥굴레 *Polygonatum odoratum* Druce var. *pluriflorum* Ohwi 또는 기타 동속 근연식물(백합과 Liliaceae)의 뿌리줄기이다.

한방 효능 분류

둥굴레 뿌리줄기인 약재 옥죽(玉竹)의 한방 효능 분류군은 보익약(補益藥, 보약)이며 보익약 중에서 보음약(補陰藥, 진액을 보하는 약)에 속한다.

한방 효능

진액을 보충하여 건조한 것을 촉촉하게 한다(양음윤조, 養陰潤燥). 진액 생성을 촉진하고 갈증을 멎게 한다(생진지갈, 生津止渴).

약효 해설

마른기침에 사용한다. 인후가 건조하고 입안이 마르는 증상을 치료한다. 머리가 어지럽고 정신이 아찔아찔하여 어지러운 증상에 유효하다.

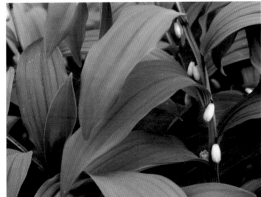

>>> 둥굴레 잎

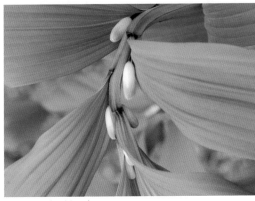

>>> 둥굴레 꽃봉오리

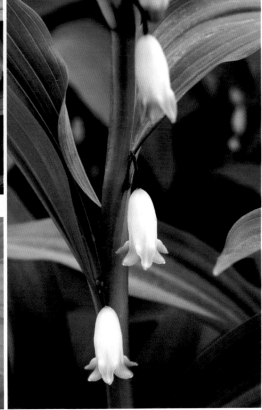

>>> 둥굴레 꽃

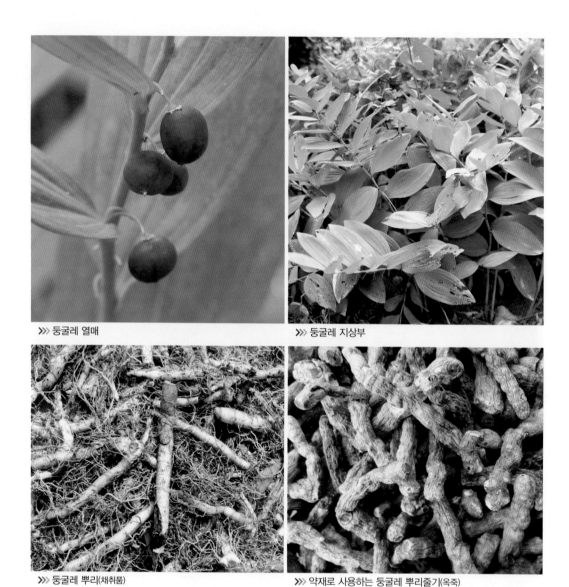

»» 둥굴레 열매

»» 둥굴레 지상부

»» 둥굴레 뿌리(채취품)

»» 약재로 사용하는 둥굴레 뿌리줄기(옥죽)

임상 응용

소염성 자양, 강장약으로, 기침, 구갈, 다뇨(多尿), 발열, 허약체질에 쓴다.

약용법

뿌리줄기 6~12g을 물 800mL에 넣고 달여서 반으로 나누어 아침저녁으로 마신다.

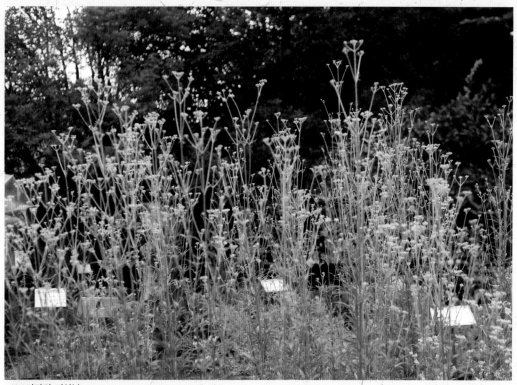
>>> 마타리 지상부

마타리

약재명 패장(敗醬)

식물명 및 학명 마타리 *Patrinia scabiosaefolia* Fischer ex Link

과 명 마타리과(Valerianaceae)

약용부위 뿌리

🌾 식약처의 법정 기원식물과 약용부위

약재 패장(敗醬)은 뚝갈 *Patrinia villosa* Jussieu 또는 마타리 *Patrinia scabiosaefolia* Fischer ex Link(마타리과 Valerianaceae)의 뿌리이다.

한방 효능 분류

마타리 뿌리인 약재 패장(敗醬)의 한방 효능 분류군은 청열약(淸熱藥, 열을 식히는 약)이며 청열약 중에서 청열해독약(淸熱解毒藥, 열독을 없애는 약)에 속한다.

한방 효능

열독(熱毒)을 해소한다(청열해독, 淸熱解毒). 혈액순환을 촉진하고 고름을 배출한다(활혈배농, 活血排膿).

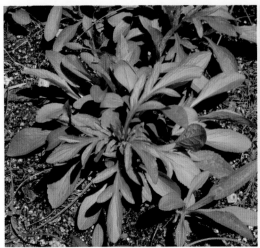

≫≫ 마타리 어린잎

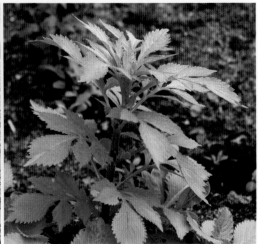

≫≫ 뚝갈 어린잎. 뚝갈의 뿌리도 마타리와 마찬가지로 약재 패장(敗醬)으로 쓸 수 있다.

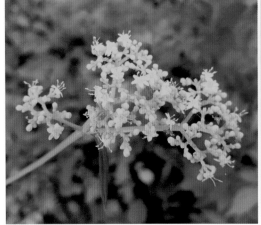

≫≫ 마타리 꽃

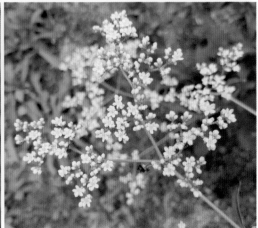

≫≫ 뚝갈 꽃

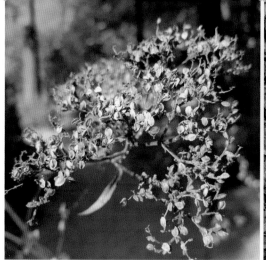
>>> 마타리 열매

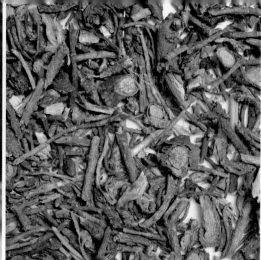
>>> 약재로 사용하는 마타리 뿌리(패장)

약효 해설

산후의 어혈복통 치료에 좋다. 자궁에서 분비물이 나오는 증상과 설사에 유효하다. 눈이 충혈되면서 붓고 아픈 증상에 사용한다. 소염, 배농(排膿) 작용이 있다.

임상 응용

소염, 배농, 구어혈약으로, 부종, 대하, 산후복통, 피부 화농증, 충수염에 쓴다.

약용법

뿌리 10~15g을 물 800mL에 넣고 달여서 반으로 나누어 아침저녁으로 마신다. 외용할 때는 신선한 재료 적당량을 짓찧어서 환부에 붙인다.

주의사항

임신부에게는 쓰지 않는다.

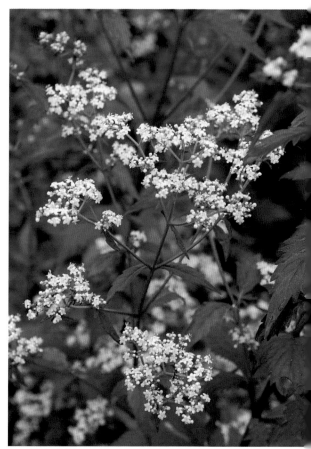
>>> 뚝갈 지상부

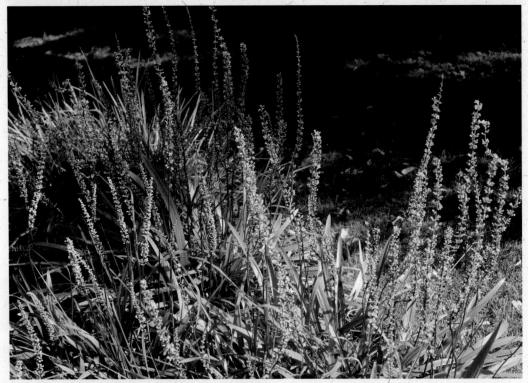

>>> 맥문동 지상부

맥문동

약재명 맥문동(麥門冬)

식물명 및 학명 맥문동 *Liriope platyphylla* Wang et Tang

과 명 백합과(Liliaceae)

약용부위 뿌리의 팽대부(膨大部)

🌾 식약처의 법정 기원식물과 약용부위

약재 맥문동(麥門冬)은 맥문동 *Liriope platyphylla* Wang et Tang 또는 소엽맥문동 *Ophiopogon japonicus* Ker–Gawler(백합과 Liliaceae)의 뿌리의 팽대부(膨大部)이다.

한방 효능 분류

맥문동 뿌리의 팽대부인 약재 맥문동(麥門冬)의 한방 효능 분류군은 보익약(補益藥, 보약)이며 보익약 중에서 보음약(補陰藥, 진액을 보하는 약)에 속한다.

한방 효능

진액을 보충한다(양음생진, 養陰生津). 폐를 촉촉하게 하고 심열(心熱)을 식힌다(윤폐청심, 潤肺淸心).

약효 해설

가슴이 답답하여 잠을 잘 못 자는 증상에 유효하다. 마른기침이 나고 가래가 없는 증상에 사용한다. 목 안이 벌겋게 붓고 아프며 막힌 감이 있는 증상을 치료한다. 음(陰)이 허해서 몸이 허약해지고 기침과 오한이 있으며 열나는 증상을 낮게 한다. 장(腸)의 진액이 부족하여 생기는 변비를 없애

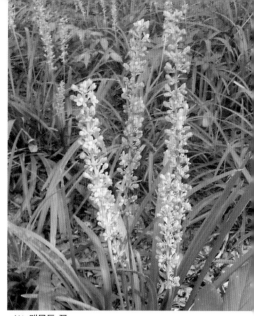

>>> 맥문동 꽃

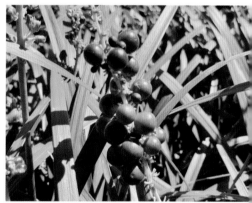

>>> 맥문동 덜 익은 열매

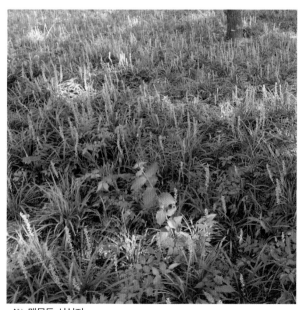

>>> 맥문동 서식지

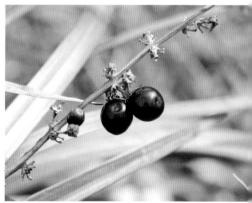

>>> 맥문동 익은 열매

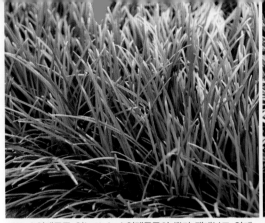

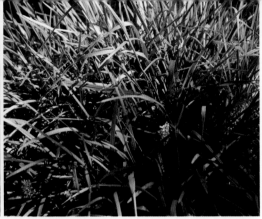

>>> 소엽맥문동 잎(스위스). 소엽맥문동의 뿌리 팽대부도 약재 맥문동(麥門冬)으로 쓸 수 있다.

>>> 소엽맥문동 지상부

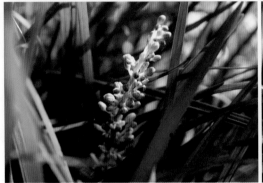

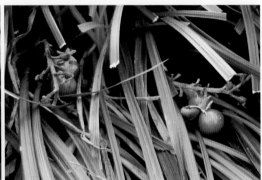

>>> 소엽맥문동 꽃봉오리

>>> 소엽맥문동 열매

준다. 각혈을 멎게 한다.

임상 응용

점활성(粘滑性) 소염, 자양, 강장, 진해, 거담, 이뇨약으로, 마른기침, 구갈, 기운이 없는 증상, 권태감, 불면증, 초조, 변비에 쓴다.

약용법

뿌리 6~12g을 물 800mL에 넣고 달여서 반으로 나누어 아침저녁으로 마신다.

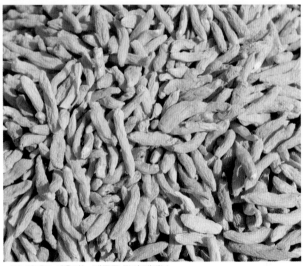

>>> 약재로 사용하는 맥문동 뿌리 팽대부

70

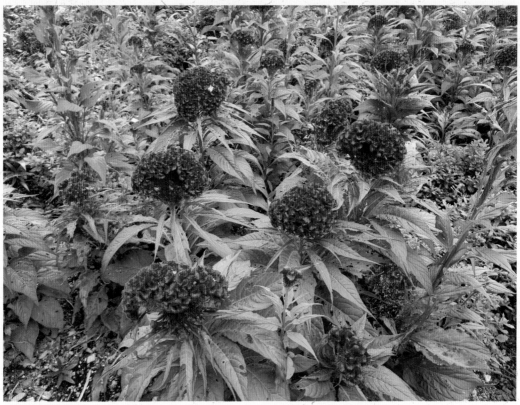

>>> 맨드라미 지상부

맨드라미

약재명 계관화(鷄冠花)

식물명 및 학명 맨드라미 *Celosia cristata* Linné

과 명 비름과(Amaranthaceae)

약용부위 화서(꽃차례)

🌾 **식약처의 법정 기원식물과 약용부위**

약재 계관화(鷄冠花)는 맨드라미 *Celosia cristata* Linné(비름과 Amaranthaceae)의 화서이다.

한방 효능 분류

맨드라미 화서인 약재 계관화(鷄冠花)의 한방 효능 분류군은 지혈약(止血藥, 출혈을 멈추는 약)이며 지혈약 중에서 수렴지혈약(收斂止血藥, 수렴작용으로 지혈하는 약)에 속한다.

한방 효능

상처를 아물게 하여 지혈한다(수렴지혈, 收斂止血). 냉을 멎게 한다(지대, 止帶). 이질을 멎게 한다(지리, 止痢).

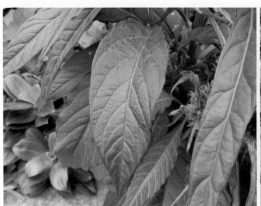

>>> 맨드라미 잎   >>> 맨드라미 꽃

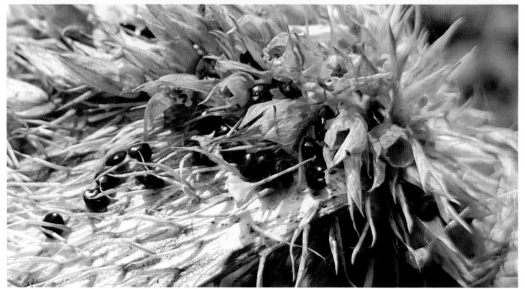

>>> 맨드라미 열매와 씨

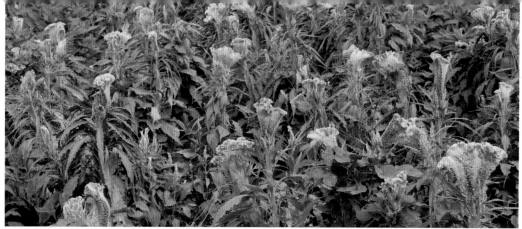

>>> 맨드라미 재배지(미성숙 꽃, 중국 허베이성 안궈시)

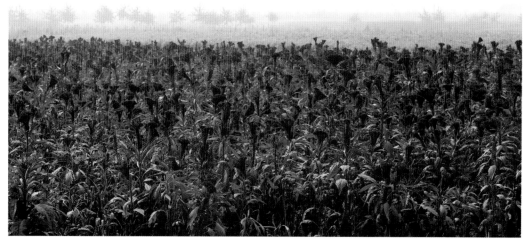

>>> 맨드라미 재배지(성숙 꽃, 중국 허베이성 안궈시)

약효 해설

여성의 부정기 자궁출혈, 자궁에서 분
비물이 나오는 증상에 사용한다. 혈변
(血便), 토혈, 치혈(痔血)을 멈추게 한
다. 오래된 이질(痢疾)로 설사가 그치
지 않는 병증에 쓰인다.

약용법

꽃 6~12g을 물 800mL에 넣고 달여서
반으로 나누어 아침저녁으로 마신다.

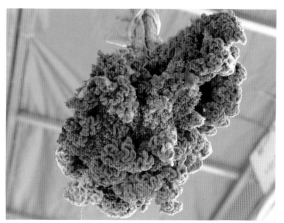

>>> 약재로 사용하는 맨드라미 화서(계관화)

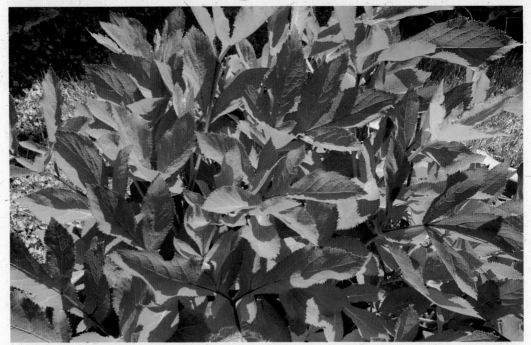

>>> 바디나물 어린 지상부

바디나물

약재명 전호(前胡)

식물명 및 학명 바디나물 *Angelica decursiva* (Miq.) Franch. et Sav. (= *Peucedanum decursivum* Maximowicz)

과 명 산형과(Umbelliferae)

약용부위 뿌리

🌿 식약처의 법정 기원식물과 약용부위

약재 전호(前胡)는 백화전호(白花前胡) *Peucedanum praeruptorum* Dunn 또는 바디나물 *Angelica decursiva* (Miq.) Franch. et Sav. (= *Peucedanum decursivum* Maximowicz)(산형과 Umbelliferae)의 뿌리이다.

한방 효능 분류

바디나물 뿌리인 약재 전호(前胡)의 한방 효능 분류군은 화담지해평천약(化痰止咳平喘藥, 담음을 없애고 기침을 멈추며 천식을 안정시키는 약)이며 화담지해평천약 중에서 청화열담약(淸化熱痰藥, 뜨거운 담음을 없애는 약)에 속한다.

한방 효능

치밀어 오른 기(氣)를 내리고 담(痰)을 녹인다(강기화담, 降氣化痰). 풍열(風熱)을 없앤다(산풍청열, 散風淸熱).

약효 해설

열독(熱毒)에 의한 기침을 제거한다. 가래가 많은 기침에 쓰인다. 해열, 진통 작용이 있다.

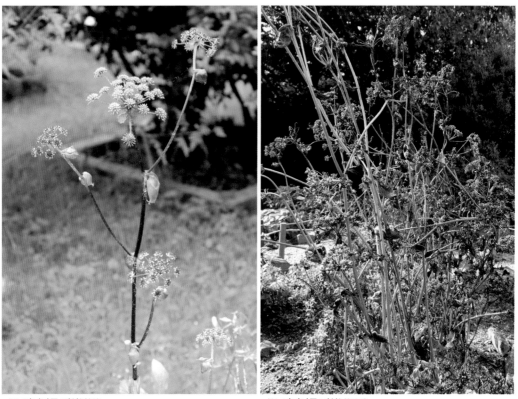

≫ 바디나물 지상부(꽃)   ≫ 바디나물 지상부(열매)

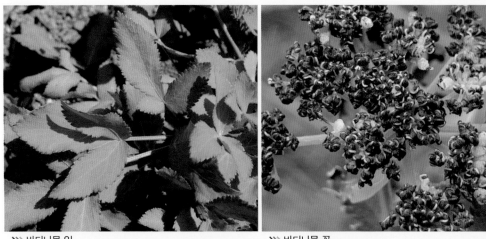

>>> 바디나물 잎

>>> 바디나물 꽃

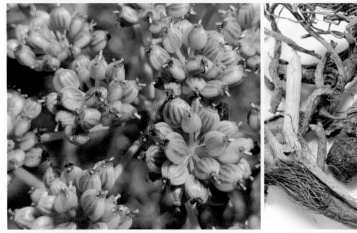

>>> 바디나물 열매

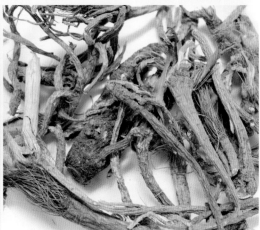

>>> 약재로 사용하는 백화전호 뿌리(전호)

임상 응용

해열, 진통, 진해, 거담약으로, 기침, 가래가 많은 증상, 호흡 촉박, 목구멍이 붓고 아픈
병증에 쓴다.

약용법

뿌리 3~10g을 물 800mL에 넣고 달여서 반으로 나누어 아침저녁으로 마신다.

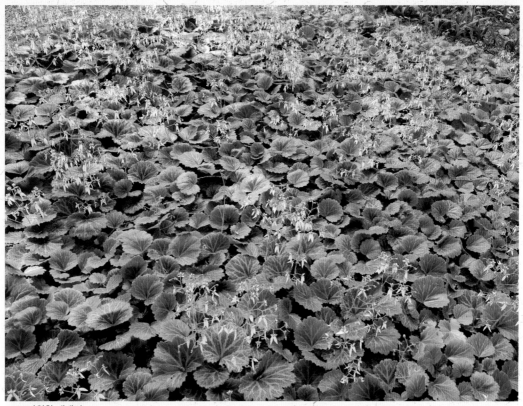

>>> 바위취 재배지

바위취

약재명 호이초(虎耳草)

식물명 및 학명 바위취 *Saxifraga stolonifera* Linné

과 명 범의귀과(Saxifragaceae)

약용부위 전초

🌾 식약처의 법정 기원식물과 약용부위

약재 호이초(虎耳草)는 바위취 *Saxifraga stolonifera* Linné(범의귀과 Saxifragaceae)의 전초이다.

한방 효능 분류

바위취 전초인 약재 호이초(虎耳草)의 한방 효능 분류군은 해표약[解表藥, (땀을 내어) 체표를 풀어주는 약]이며 해표약 중에서 발산풍한약(發散風寒藥, 체표에 머물러 있는 차가운 기운을 발산시키는 약)에 속한다.

한방 효능

풍사(風邪)를 흩어지게 한다(소풍, 疏風). 열기를 식힌다(청열, 淸熱). 혈열(血熱)을 식히고 독을 풀어준다(양혈해독, 凉血解毒).

약효 해설

귓속에서 온갖 고름이 흘러나오는 병에 쓰인다. 열이 나고 기침하며 가래가 나오는 증상을 낫게 한다. 풍진(風疹)으로 전신의 피부가 가려운 증상을 없애준다. 치통, 토혈, 외상 출혈에 유효하다.

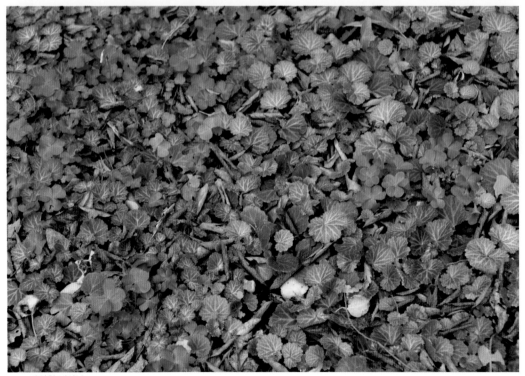

>>> 바위취 지상부

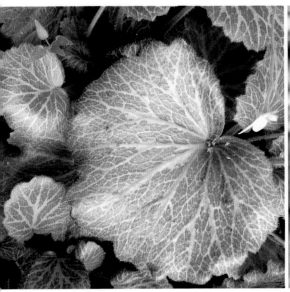

>>> 바위취 잎

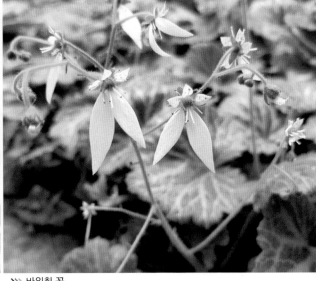

>>> 바위취 꽃

임상 응용

해열, 해독, 소염약으로, 감기, 피부 질환, 귀에서 고름이 나오는 증상에 쓴다.

약용법

전초 10~15g을 물 800mL에 넣고 달여서 반으로 나누어 아침 저녁으로 마신다.

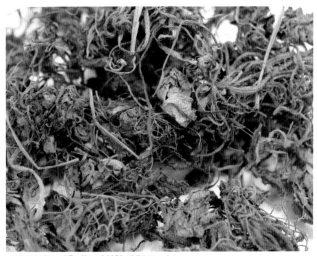

>>> 약재로 사용하는 바위취 전초(호이초)

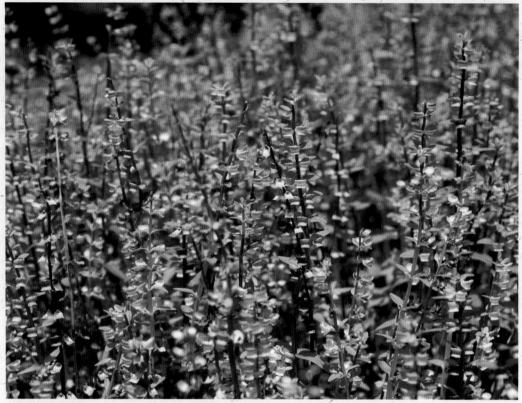

>>> 반지련(창골무꽃) 지상부

반지련(창골무꽃)

약재명 반지련(半枝蓮)

식물명 및 학명 반지련(창골무꽃) *Scutellaria barbata* D. Don

과 명 꿀풀과(Labiatae)

약용부위 전초

🌿 **식약처의 법정 기원식물과 약용부위**

약재 반지련(半枝蓮)은 반지련(半枝蓮) *Scutellaria barbata* D. Don(꿀풀과 Labiatae)의 전초이다.

80

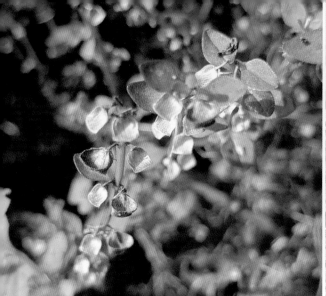

>>> 반지련(창골무꽃) 열매

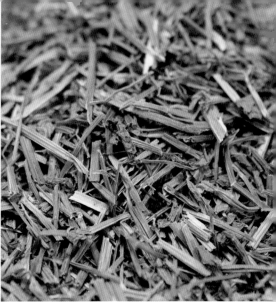

>>> 약재로 사용하는 반지련(창골무꽃) 전초

한방 효능 분류

반지련(창골무꽃) 전초인 약재 반지련(半枝蓮)의 한방 효능 분류군은 청열약(淸熱藥, 열을 식히는 약)이며 청열약 중에서 청열해독약(淸熱解毒藥, 열독을 없애는 약)에 속한다.

한방 효능

열독(熱毒)을 해소한다(청열해독, 淸熱解毒). 어혈을 없애고 소변을 잘 나오게 한다(화어이 뇨, 化瘀利尿).

약효 해설

목 안이 붓고 아픈 증상에 사용한다. 황달, 몸이 붓는 증상을 낫게 한다. 토혈, 코피를 멎게 한다. 어혈(瘀血)을 풀어준다.

임상 응용

해열, 해독, 진통, 지혈, 소염약으로, 간염, 간경변증, 출혈, 배뇨곤란, 인후통, 황달에 쓴다.

약용법

전초 15~30g을 물 800mL에 넣고 달여서 반으로 나누어 아침저녁으로 마신다.

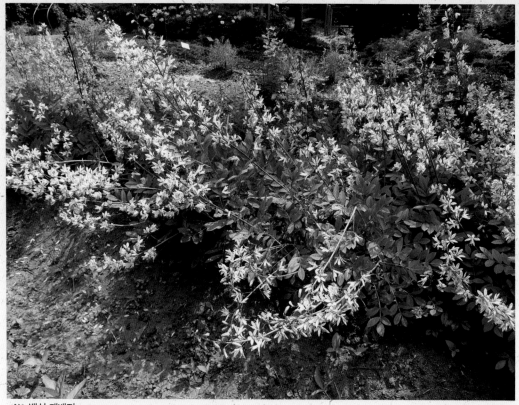

>>> 백선 재배지

백선

약재명 백선피(白鮮皮)

식물명 및 학명 백선 *Dictamnus dasycarpus* Turcz.

과 명 운향과(Rutaceae)

약용부위 뿌리껍질

🌱 **식약처의 법정 기원식물과 약용부위**

약재 백선피(白鮮皮)는 백선 *Dictamnus dasycarpus* Turcz.(운향과 Rutaceae)의 뿌리껍질이다.

한방 효능 분류

백선 뿌리껍질인 약재 백선피(白鮮皮)의 한방 효능 분류군은 청열약(淸熱藥, 열을 식히는 약)이며 청열약 중에서 청열조습약(淸熱燥濕藥, 습열을 없애는 약)에 속한다.

한방 효능

열기를 식히고 습기를 말린다(청열조습, 淸熱燥濕). 풍(風)을 제거하고 독성을 풀어준다(거풍해독, 祛風解毒).

약효 해설

팔다리를 잘 쓰지 못하고 마비되며 아픈 증상을 낫게 한다. 얼굴과 몸에 발진(發疹)이 나

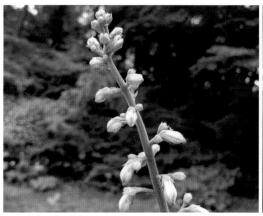

≫≫≫ 백선 꽃봉오리

백선 꽃

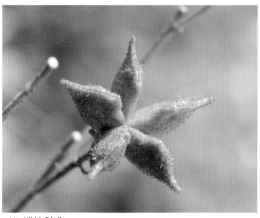

≫≫≫ 백선 열매

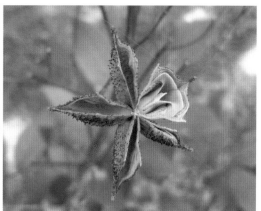

≫≫≫ 백선 열매껍질

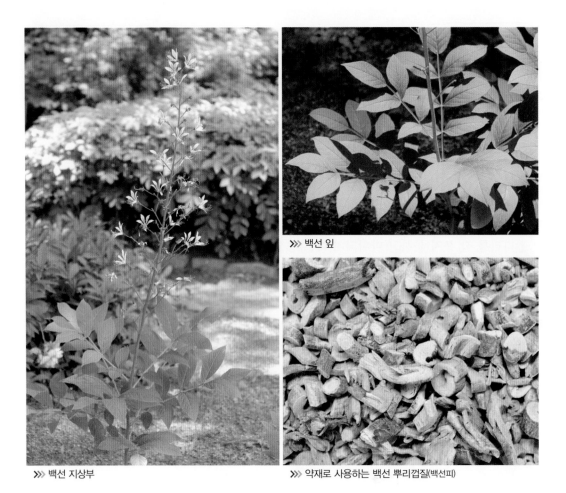

>>> 백선 잎

>>> 백선 지상부

>>> 약재로 사용하는 백선 뿌리껍질(백선피)

타나는 증상에 유효하다. 황달을 치료한다. 병원성 진균의 성장을 억제한다. 백반증(白斑症, 피부의 한 부분에 흰색 반점이 생기는 병) 치유 작용이 있다.

임상 응용

해열, 해독, 진통, 이담약으로, 류머티즘, 신경통, 황달, 습진, 혈뇨에 쓴다.

약용법

뿌리껍질 5~10g을 물 800mL에 넣고 달여서 반으로 나누어 아침저녁으로 마신다.

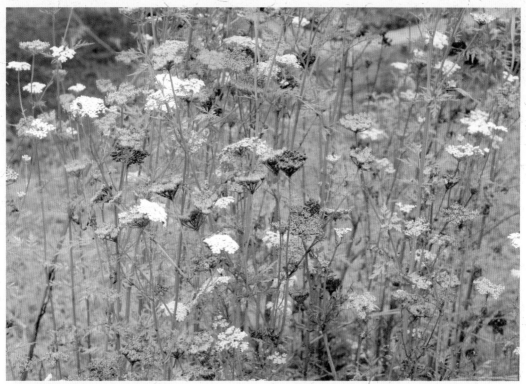

벌사상자

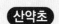

산약초

약재명 사상자(蛇床子)

식물명 및 학명 벌사상자 *Cnidium monnieri* (L.) Cusson

과 명 산형과(Umbelliferae)

약용부위 열매

🌾 **식약처의 법정 기원식물과 약용부위**

약재 사상자(蛇床子)는 벌사상자 *Cnidium monnieri* (L.) Cusson 또는 사상자 *Torilis japonica* (Houtt.) DC.(산형과 Umbelliferae)의 열매이다.

한방 효능 분류

벌사상자 열매인 약재 사상자(蛇床子)의 한방 효능 분류군은 보익약(補益藥, 보약)이며 보익약 중에서 보양약(補陽藥, 양기를 보하는 약)에 속한다.

한방 효능

습기를 말리고 풍(風)을 없앤다(조습거풍, 燥濕祛風). 기생충을 죽이고 가려움증을 멎게 한다(살충지양, 殺蟲止痒). 신양(腎陽)을 보충한다(온신장양, 溫腎壯陽).

약효 해설

발기부전을 치료한다. 양기(陽氣)를 강건하게 하는 효능이 있다. 자궁에서 분비물이 나오

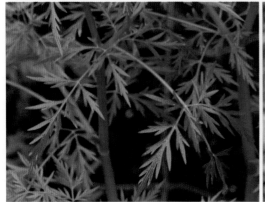

>>> 벌사상자 잎

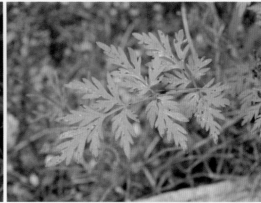

>>> 사상자 잎. 사상자의 열매도 벌사상자와 마찬가지로 약재 사상자(蛇床子)로 쓸 수 있다.

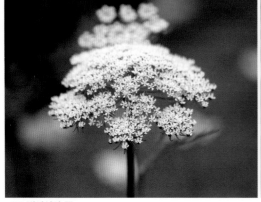

>>> 벌사상자 꽃

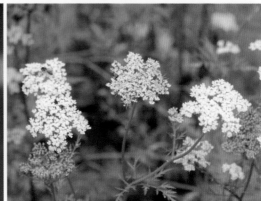

>>> 사상자 꽃

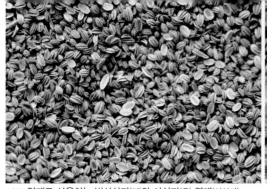
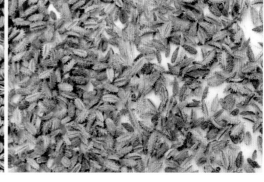

>>> 약재로 사용하는 벌사상자(좌)와 사상자(우) 열매(사상자)

는 것과 음부 소양증을 치료한다. 자궁이 차서 임신하지 못하는 증상에 활용한다. 몸과 팔다리가 무겁고 부으며 피부 감각이 둔해지고 관절이 아픈 증상을 치료한다. 살충 작용이 있다.

임상 응용

수렴성 소염약으로, 여성의 음부가 가려운 증상, 불임, 남성의 발기부전, 음낭(陰囊)이 축축하고 가려운 병증, 요통, 대하, 습진에 쓴다.

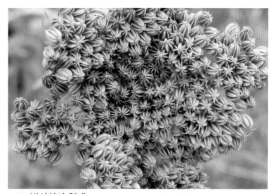

>>> 벌사상자 열매

약용법

열매 3~10g을 물 800mL에 넣고 달여서 반으로 나누어 아침저녁으로 마신다.

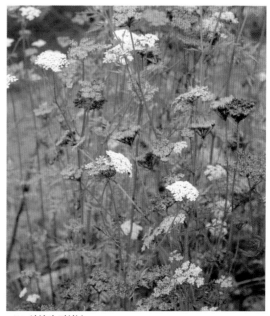

>>> 사상자 지상부

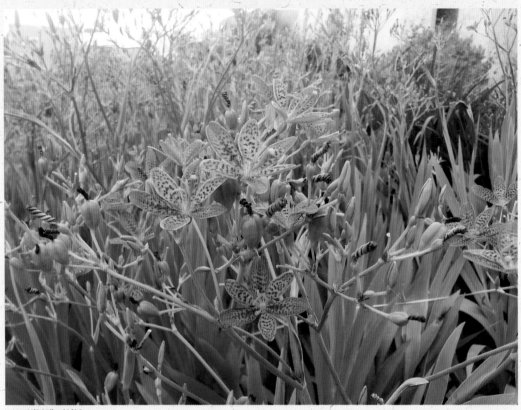

>>> 범부채 지상부

범부채

약재명 사간(射干)

식물명 및 학명 범부채 *Belamcanda chinensis* Leman.

과 명 붓꽃과(Iridaceae)

약용부위 뿌리줄기

🌾 식약처의 법정 기원식물과 약용부위

약재 사간(射干)은 범부채 *Belamcanda chinensis* Leman.(붓꽃과 Iridaceae)의 뿌리줄기이다.

한방 효능 분류

범부채 뿌리줄기인 약재 사간(射干)의 한방 효능 분류군은 청열약(淸熱藥, 열을 식히는 약)
이며 청열약 중에서 청열해독약(淸熱解毒藥, 열독을 없애는 약)에 속한다.

한방 효능

열독(熱毒)을 해소한다(청열해독, 淸熱解毒). 담(痰)을 삭인다(소담, 消痰). 목구멍을 편안하
게 한다(이인, 利咽).

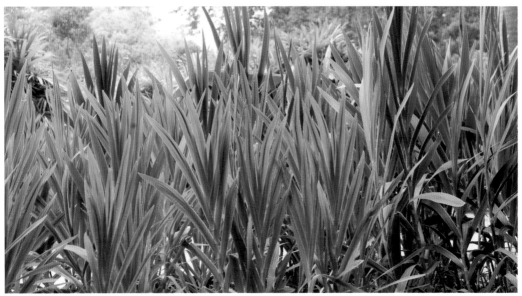

>>> 범부채 잎

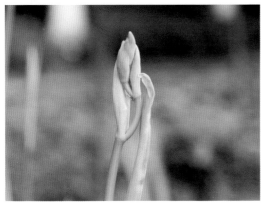

>>> 범부채 꽃봉오리

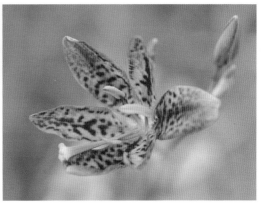

>>> 범부채 꽃

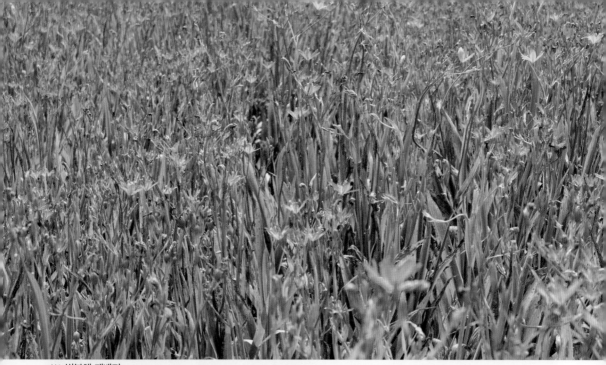

>>> 범부채 재배지

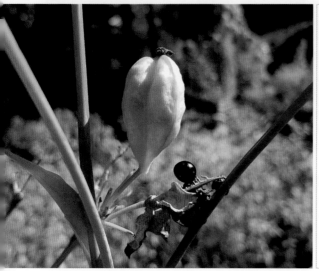

>>> 범부채 열매와 씨

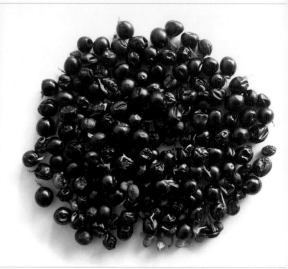

>>> 범부채 씨(채취품)

약효 해설

목이 붓고 아픈 병증을 치료한다. 기침할 때 숨은 가쁘나 가래 끓는 소리가 없는 증상을
낫게 한다. 가래나 침이 가슴에 몰려 있는 증상을 풀어준다. 혈압강하의 약리작용이 있다.

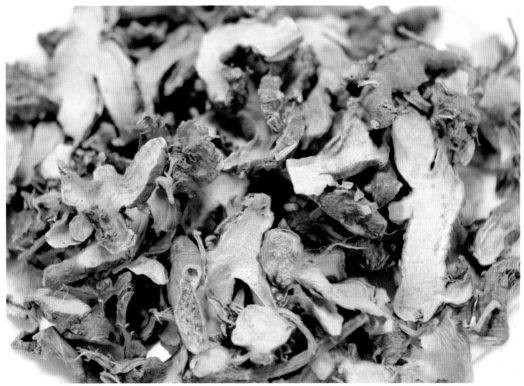

>>> 약재로 사용하는 범부채 **뿌리줄기**(사간)

임상 응용

소염, 진해, 거담약으로, 기침, 가래가 많은 증상, 호흡곤란, 목구멍이 붓고 아픈 병증, 편도염에 쓴다.

약용법

뿌리줄기 3~10g을 물 800mL에 넣고 달여서 반으로 나누어 아침저녁으로 마신다.

주의사항

임신부는 복용을 피하거나 삼간다.

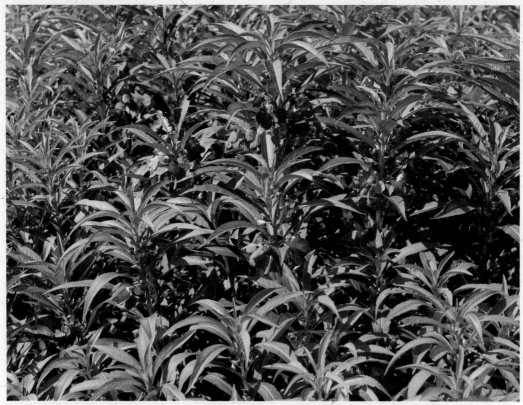

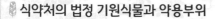
>>> 봉선화 지상부

봉선화

약재명 급성자(急性子)

식물명 및 학명 봉선화 *Impatiens balsamina* Linné

과 명 봉선화과(Balsaminaceae)

약용부위 씨

🌿 **식약처의 법정 기원식물과 약용부위**

약재 급성자(急性子)는 봉선화 *Impatiens balsamina* Linné(봉선화과 Balsaminaceae)의 씨이다.

92

한방 효능 분류

봉선화 씨인 약재 급성자(急性子)의 한방 효능 분류군은 활혈거어약(活血祛瘀藥, 혈액순환을 촉진하고 어혈을 제거하는 약)에 속한다.

한방 효능

어혈을 없애고 기운을 끌어 내린다(행어강기, 行瘀降氣). 단단한 것을 부드럽게 하고 뭉친 것을 풀어준다(연견산결, 軟堅散結).

약효 해설

어혈(瘀血)을 깨뜨린다. 배가 더부룩하거나 아픈 병증을 제거한다. 무월경과 식도암 치료

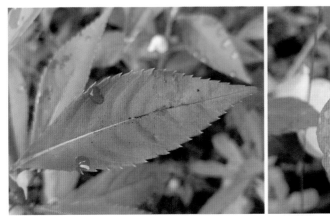
>>> 봉선화 잎

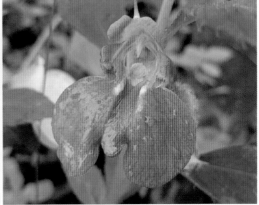
>>> 봉선화 꽃

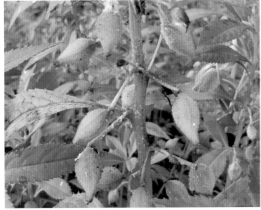
>>> 봉선화 열매

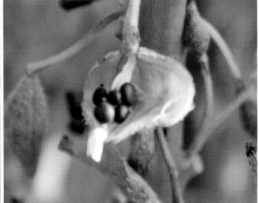
>>> 봉선화 열매와 씨

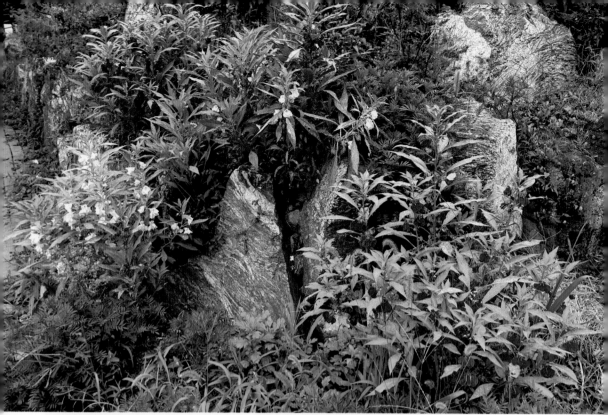

>>> 봉선화 무리

에 도움이 된다. 피부 질환으로
생긴 종기에서 나오는 독을 없앤
다. 독성이 있으므로 주의해야
한다.

약용법

씨 3~5g을 물 800mL에 넣고 달
여서 반으로 나누어 아침저녁으
로 마시거나 외용으로 적당량 사
용한다.

주의사항

임신부는 사용을 삼간다.

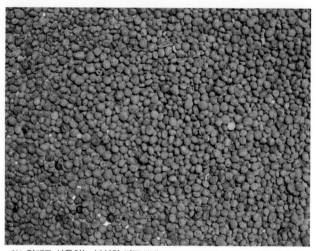

>>> 약재로 사용하는 봉선화 씨(급성자)

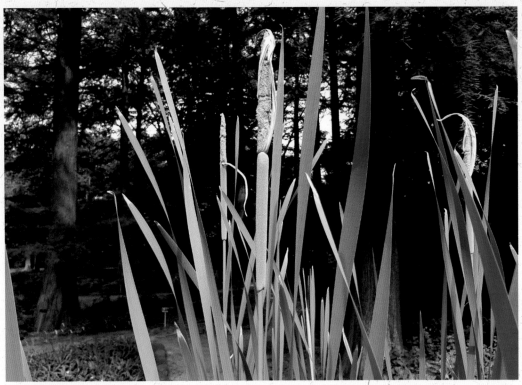

>>> 부들 지상부

부들

약재명 포황(蒲黃)

식물명 및 학명 부들 *Typha orientalis* C.Presl

과 명 부들과(Typhaceae)

약용부위 꽃가루

🌾 식약처의 법정 기원식물과 약용부위

약재 포황(蒲黃)은 부들 *Typha orientalis* C.Presl 또는 기타 동속식물(부들과 Typhaceae)의 꽃가루이다.

한방 효능 분류

부들 꽃가루인 약재 포황(蒲黃)의 한방 효능 분류군은 지혈약(止血藥, 출혈을 멈추는 약)이며 지혈약 중에서 화어지혈약(化瘀止血藥, 어혈로 인한 출혈을 멈추는 약)에 속한다.

한방 효능

출혈을 멎게 한다(지혈, 止血). 어혈을 없앤다(화어, 化瘀). 배뇨장애를 해소한다(통림, 通淋).

약효 해설

소변을 볼 때 껄끄럽고 아프면서 피가 섞여 나오는 증상에 유효하다. 여성의 부정기 자궁출혈을 멎게 한다. 토혈, 각혈, 외상출혈에 활용한다. 외상으로 붓고 통증이 생기는 증상을 치료한다.

임상 응용

지혈, 통경, 이뇨약으로, 토혈, 코피, 객혈, 위통, 복통, 타박상, 배뇨곤란에 쓴다.

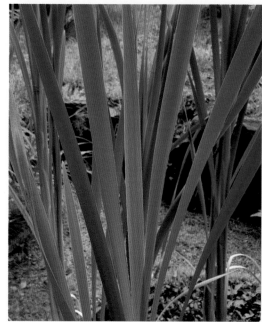

≫≫ 부들 잎

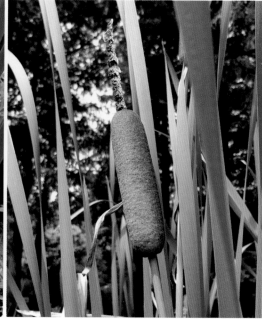

≫≫ 부들 수꽃(상)과 암꽃(하). 암꽃이삭과 수꽃이삭이 붙어 있다.

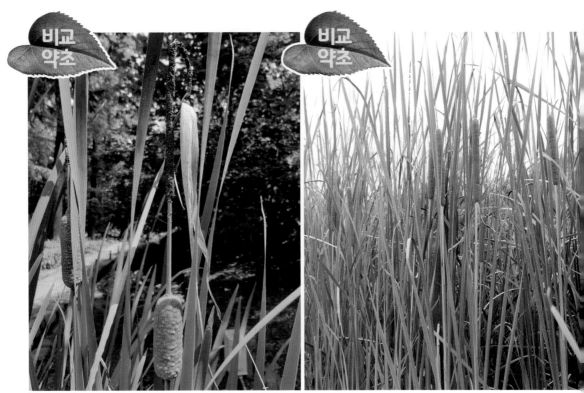

비교
약초

비교
약초

>>> 애기부들 시든 수꽃(상)과 암꽃(하). 수꽃과 열매가 떨어져 있다.

>>> 애기부들 지상부

약용법

꽃가루 9~15g을 거즈에 싸서 물 800mL로 달여서 반으로 나누어 아침저녁으로 마시거나, 가루나 환(丸)으로 복용한다. 외용할 때는 적당량의 가루를 환부에 붙인다.

주의사항

임신부는 사용을 삼간다.

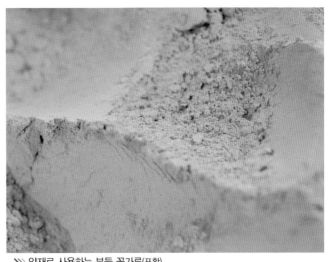

>>> 약재로 사용하는 부들 꽃가루(포황)

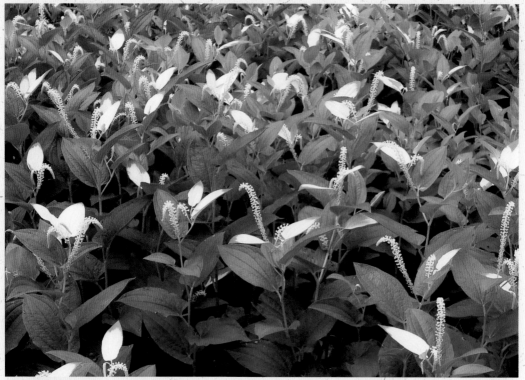

>>> 삼백초 무리

삼백초

약재명 삼백초(三白草)

식물명 및 학명 삼백초 *Saururus chinensis* (Loureiro) Baillon

과 명 삼백초과(Saururaceae)

약용부위 지상부

🌾 식약처의 법정 기원식물과 약용부위

약재 삼백초(三白草)는 삼백초 *Saururus chinensis* (Loureiro) Baillon(삼백초과 Saururaceae)의 지상부
이다.

한방 효능 분류

삼백초 지상부인 약재 삼백초(三白草)의 한방 효능 분류군은 이수삼습약(利水滲濕藥, 소변을 잘 나가게 하는 약)이며 이수삼습약 중에서 이뇨통림약(利尿通淋藥, 소변을 잘 나가게 하고 요로 염증을 해소하는 약)에 속한다.

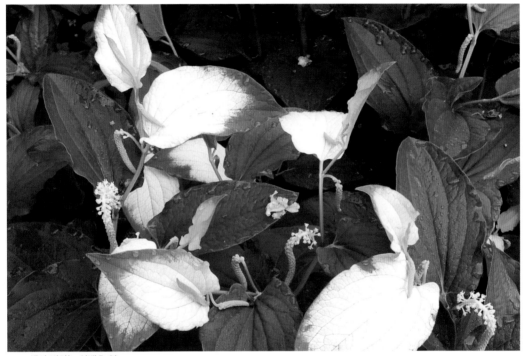

≫≫ 색이 변하는 삼백초 잎

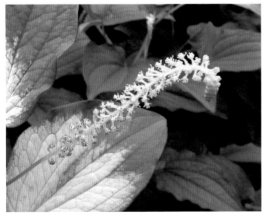

≫≫ 삼백초 꽃

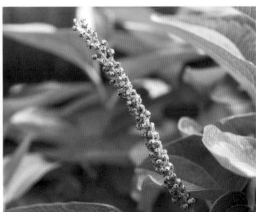

≫≫ 삼백초 열매

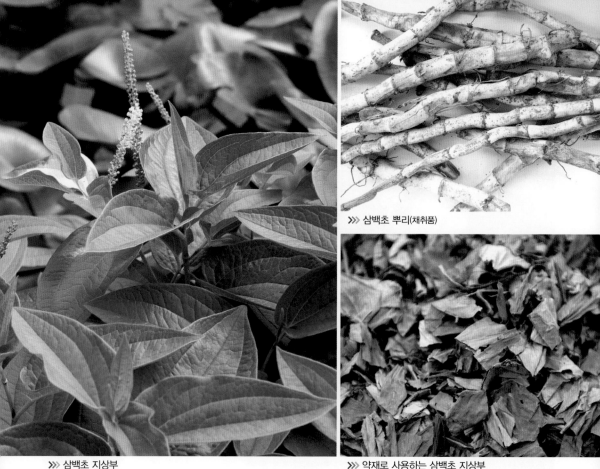

>>> 삼백초 뿌리(채취품)

>>> 삼백초 지상부

>>> 약재로 사용하는 삼백초 지상부

한방 효능

소변을 잘 나오게 하고 부종을 가라앉힌다(이뇨소종, 利尿消腫). 열독(熱毒)을 해소한다(청열해독, 淸熱解毒).

약효 해설

소변량이 줄거나 잘 나오지 않는 증상에 사용한다. 소변에 피가 섞여 나오는 임증(淋證)에 유효하다. 몸이 붓는 증상에 쓰인다. 자궁에서 분비물이 나오는 증상 치료에 효과가 있다. 황달, 치질 치료에 도움이 된다. 습진 치료에 외용(外用)한다.

약용법

지상부 15~30g을 물 800mL에 넣고 달여서 반으로 나누어 아침저녁으로 마신다.

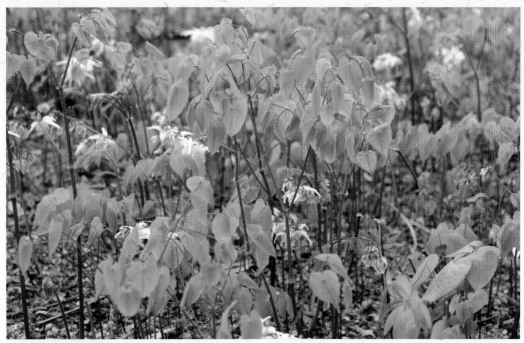

>>> 삼지구엽초 지상부

삼지구엽초

약재명 음양곽(淫羊藿)

식물명 및 학명 삼지구엽초 *Epimedium koreanum* Nakai

과 명 매자나무과(Berberidaceae)

약용부위 지상부

🌾 식약처의 법정 기원식물과 약용부위

약재 음양곽(淫羊藿)은 삼지구엽초 *Epimedium koreanum* Nakai, 음양곽(淫羊藿) *Epimedium brevicornu* Maxim., 유모음양곽(柔毛淫羊藿) *Epimedium pubescens* Maxim., 무산음양곽(巫山淫羊藿) *Epimedium wushanense* T.S.Ying 또는 전엽음양곽(箭葉淫羊藿) *Epimedium sagittatum* Maxim.(매자나무과 Berberidaceae)의 지상부이다.

한방 효능 분류

삼지구엽초 지상부인 약재 음양곽(淫羊藿)의 한방 효능 분류군은 보익약(補益藥, 보약)이며 보익약 중에서 보양약(補陽藥, 양기를 보하는 약)에 속한다.

한방 효능

신(腎)의 양기(陽氣)를 보한다(보신양, 補腎陽). 근육과 뼈를 튼튼하게 한다(강근골, 強筋骨). 풍사(風邪)와 습사(濕邪)를 없앤다(거풍습, 祛風濕).

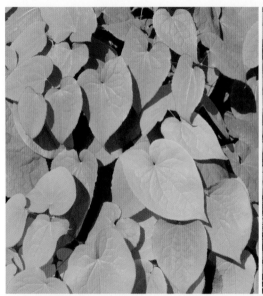

≫≫ 삼지구엽초 잎

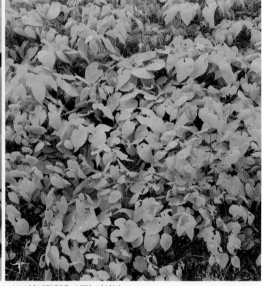

≫≫ 삼지구엽초 어린 지상부

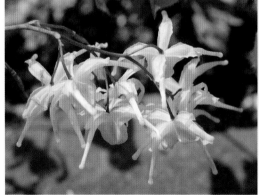

≫≫ 삼지구엽초 꽃

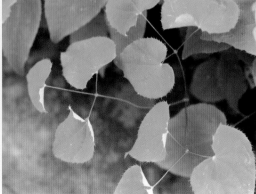

≫≫ 삼지구엽초 줄기. 3개로 갈라진다.

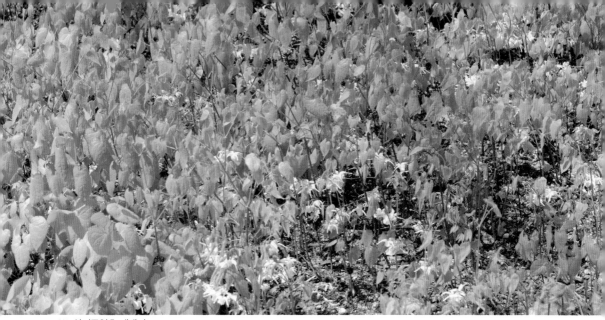

>>> 삼지구엽초 재배지

약효 해설

발기부전과 무의식중에 정액이 몸 밖으로 나오는 증상에 사용한다. 근육과 뼈를 강하고 튼튼하게 한다. 반신불수 치료에 도움이 된다. 팔다리를 잘 쓰지 못하고 마비되며 아픈 증상을 낫게 한다.

임상 응용

강정, 강장약으로, 발기부전, 불임증, 반신불수, 류머티즘, 근육경련, 동통(疼痛)에 쓴다.

약용법

지상부 3~9g을 물 800mL에 넣고 달여서 반으로 나누어 아침저녁으로 마신다. 또는 술로 담그거나 가루나 환(丸)으로 만들어 복용한다. 외용할 때는 적당량을 사용한다.

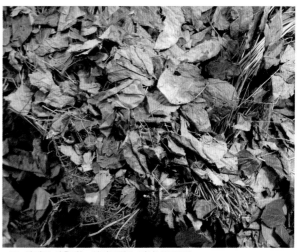

>>> 약재로 사용하는 삼지구엽초 지상부(음양곽)

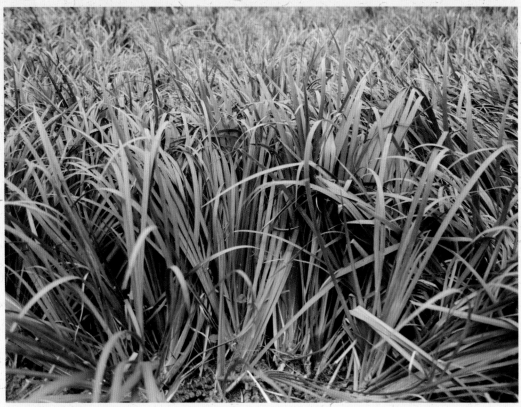

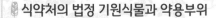 석창포 지상부(제주특별자치도)

석창포

약재명 석창포(石菖蒲)

식물명 및 학명 석창포 *Acorus gramineus* Solander

과 명 천남성과(Araceae)

약용부위 뿌리줄기

🌾 식약처의 법정 기원식물과 약용부위

약재 석창포(石菖蒲)는 석창포 *Acorus gramineus* Solander(천남성과 Araceae)의 뿌리줄기이다.

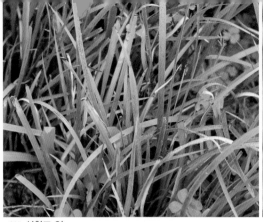
>>> 석창포 잎

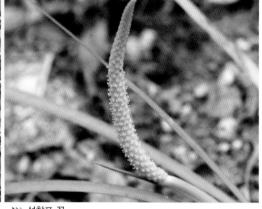
>>> 석창포 꽃

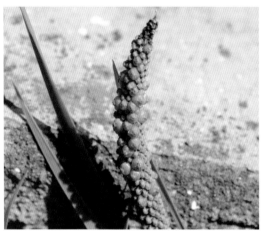
>>> 석창포 덜 익은 열매

>>> 석창포 익은 열매

한방 효능 분류

석창포 뿌리줄기인 약재 석창포(石菖蒲)의 한방 효능 분류군은 개규약(開竅藥, 기운이 막힌 것을 뚫어주는 약)에 속한다.

한방 효능

담음(痰飮)을 제거하여 정신을 맑게 한다(개규활담, 開竅豁痰). 정신을 차리게 하고 인지 기능을 개선한다(성신익지, 醒神益智). 습기를 없애고 위장 기능을 정상화한다(화습개위, 化濕開胃).

약효 해설

정신이 혼미하거나 정신을 잃고 아픈 증상에 쓰인다. 건망증과 숙면을 이루지 못하는 증

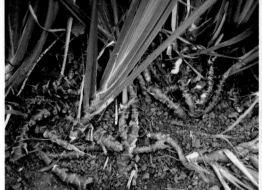

>>> 석창포 뿌리줄기와 잎(제주특별자치도)

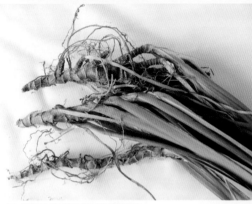

>>> 석창포 뿌리줄기와 뿌리(채취품)

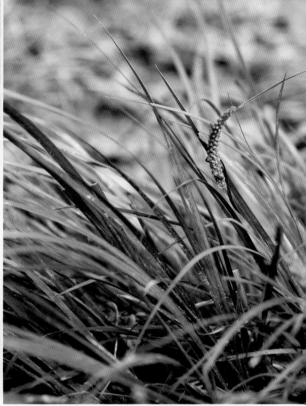

>>> 석창포 열매와 잎

상에 유효하다. 이명(耳鳴)과 소리를 잘 듣지 못하는 증상에 사용한다. 위통, 복통을 치료한다.

임상 응용

진정, 진통, 건위, 구충약으로, 의식장애, 두통, 불면증, 건망증, 난청, 이명, 식욕부진, 복부가 비정상적으로 불룩 나온 증상, 복통, 하리에 쓴다.

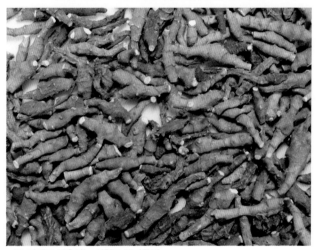

>>> 약재로 사용하는 석창포 뿌리줄기

약용법

뿌리줄기 3~10g을 물 800mL에 넣고 달여서 반으로 나누어 아침저녁으로 마신다.

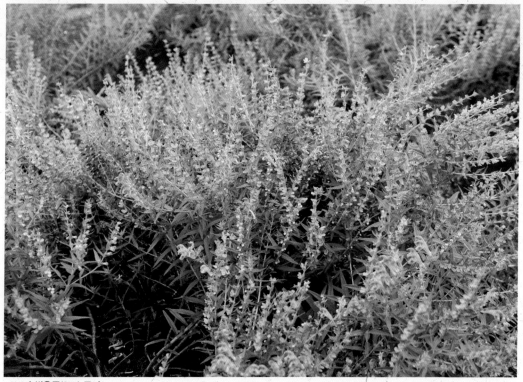

>>> 속썩은풀(황금) 무리

속썩은풀(황금)

약재명 황금(黃芩)

식물명 및 학명 속썩은풀(황금) *Scutellaria baicalensis* Georgi

과 명 꿀풀과(Labiatae)

약용부위 뿌리로서 그대로 또는 주피를 제거한 것

🌾 **식약처의 법정 기원식물과 약용부위**

약재 황금(黃芩)은 속썩은풀 *Scutellaria baicalensis* Georgi(꿀풀과 Labiatae)의 뿌리로서 그대로 또는 주피를 제거한 것이다.

한방 효능 분류

속썩은풀(황금) 뿌리인 약재 황금(黃芩)의 한방 효능 분류군은 청열약(淸熱藥, 열을 식히는 약)이며 청열약 중에서 청열조습약(淸熱燥濕藥, 습열을 없애는 약)에 속한다.

한방 효능

열기를 식히고 습기를 말린다(청열조습, 淸熱燥濕). 화독(火毒)을 없앤다(사화해독, 瀉火解毒). 출혈을 멎게 한다(지혈, 止血). 태아를 안정시킨다(안태, 安胎).

약효 해설

심한 열로 인해 가슴이 답답하고 갈증이 나는 증상을 치료한다. 폐열로 기침이 나는 증

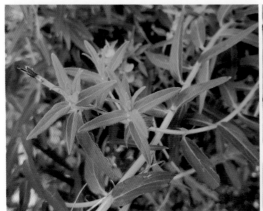

≫≫ 속썩은풀(황금) 잎

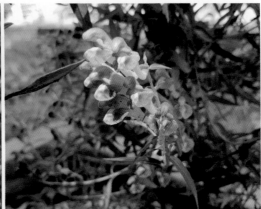

≫≫ 속썩은풀(황금) 꽃

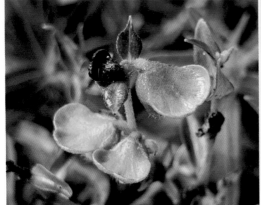

≫≫ 속썩은풀(황금) 덜 익은 열매

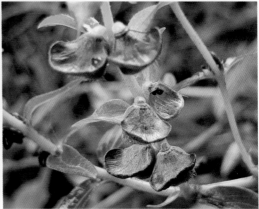

≫≫ 속썩은풀(황금) 익은 열매

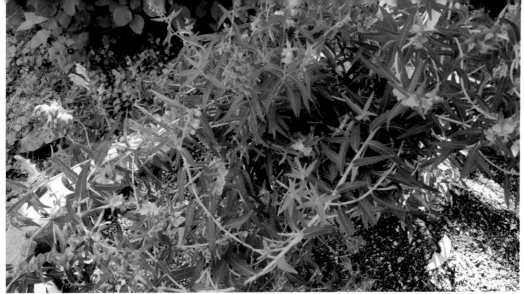

>>> 속썩은풀(황금) 지상부

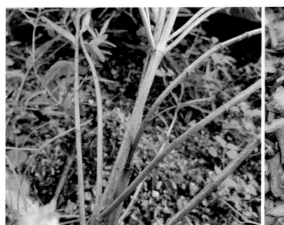

>>> 속썩은풀(황금) 줄기

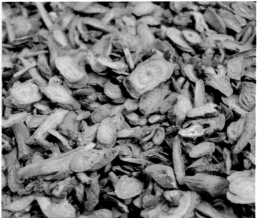

>>> 약재로 사용하는 속썩은풀(황금) 뿌리(황금)

상을 제거한다. 황달, 설사에 유효하다. 임신부와 태아를 안정시킨다.

임상 응용

소염, 해열약으로, 구토, 복부가 비정상적으로 나온 증상, 하리, 기침, 고열, 목구멍이
붓고 아픈 증상, 태동불안(胎動不安), 토혈, 피부 화농증에 쓴다.

약용법

뿌리 3~10g을 물 800mL에 넣고 달여서 반으로 나누어 아침저녁으로 마신다.

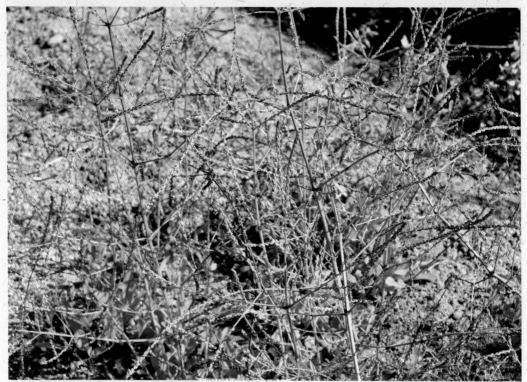

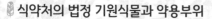
≫≫ 쇠무릎 지상부(줄기)

쇠무릎

약재명	우슬(牛膝)
식물명 및 학명	쇠무릎 *Achyranthes japonica* Nakai
과 명	비름과(Amaranthaceae)
약용부위	뿌리

🌾 식약처의 법정 기원식물과 약용부위

약재 우슬(牛膝)은 쇠무릎 *Achyranthes japonica* Nakai 또는 우슬(牛膝) *Achyranthes bidentata* Blume(비름과 Amaranthaceae)의 뿌리이다.

한방 효능 분류

쇠무릎 뿌리인 약재 우슬(牛膝)의 한방 효능 분류군은 활혈거어약(活血祛瘀藥, 혈액순환을 촉진하고 어혈을 제거하는 약)에 속한다.

한방 효능

어혈을 제거하여 월경이 잘 나오게 한다(축어통경, 逐瘀通經). 간(肝)과 신(腎)을 보한다(보간신, 補肝腎). 근육과 뼈를 튼튼하게 한다(강근골, 强筋骨). 소변을 잘 나오게 하고 배뇨장애를 해소한다(이뇨통림, 利尿通淋). 위로 치솟아 오르는 혈액을 끌어당겨 아래로 내려가게 한다(인혈하행, 引血下行).

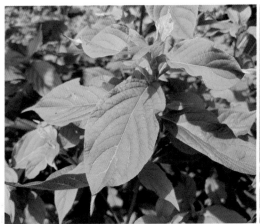

>>> 쇠무릎 잎

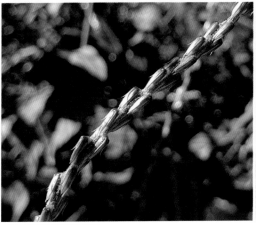

>>> 쇠무릎 덜 익은 열매

>>> 쇠무릎 꽃

>>> 쇠무릎 익은 열매
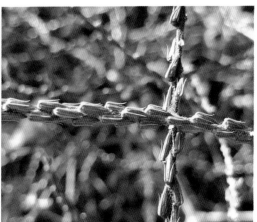

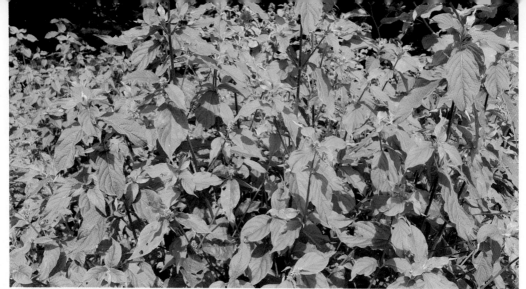

≫≫ 쇠무릎 지상부(잎)

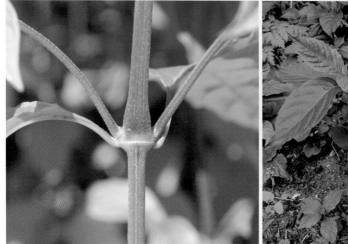

≫≫ 쇠무릎 줄기

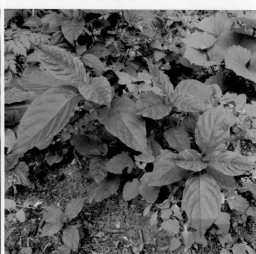

≫≫ 쇠무릎 어린 지상부

약효 해설

근육과 뼈를 강하고 튼튼하게 한다. 허리와 무릎 부위가 시큰거리고 아픈 병증에 사용한
다. 소변볼 때 아프거나 시원하게 나가지 않는 병증을 낫게 한다. 산후 어혈에 의한 부종
을 치료한다. 두통, 치통, 어지럼증 치료에 효과가 있다.

임상 응용

구어혈, 통경, 이뇨, 진통약으로, 월경통, 무월경, 난산, 요통, 수종(水腫), 배뇨통, 배뇨

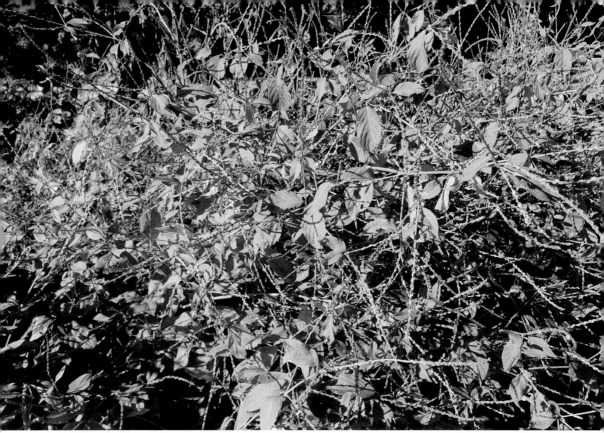

>>> 쇠무릎 지상부(열매)

곤란, 혈뇨, 구내염, 잇몸출혈, 두
통, 어지러움에 쓴다.

약용법

뿌리 5~12g을 물 800mL에 넣고 달
여서 반으로 나누어 아침저녁으로
마신다.

주의사항

임신부는 사용에 주의한다.

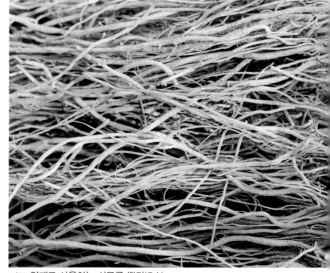

>>> 약재로 사용하는 쇠무릎 뿌리(우슬)

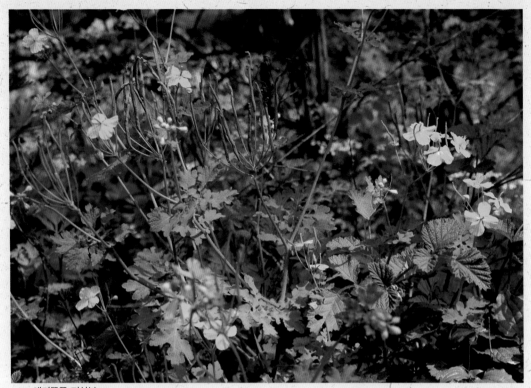

>>> 애기똥풀 지상부

애기똥풀

약재명 백굴채(白屈菜)

식물명 및 학명 애기똥풀 *Chelidonium majus* Linné var. *asiaticum* Ohwi

과 명 양귀비과(Papaveraceae)

약용부위 지상부

식약처의 법정 기원식물과 약용부위

약재 백굴채(白屈菜)는 애기똥풀 *Chelidonium majus* Linné var. *asiaticum* Ohwi(양귀비과 Papaveraceae)의 지상부이다.

114

한방 효능 분류

애기똥풀 지상부인 약재 백굴채(白屈菜)의 한방 효능 분류군은 화담지해평천약(化痰止咳平喘藥, 담음을 없애고 기침을 멈추며 천식을 안정시키는 약)이며 화담지해평천약 중에서 지해평천약(止咳平喘藥, 기침을 멈추고 천식을 안정시키는 약)에 속한다.

한방 효능

경련을 해소하고 통증을 가라앉힌다(해경정통, 解痙定痛). 기침과 천식을 멎게 한다(지해평천, 止咳平喘).

약효 해설

사지 경련을 풀어주고 통증을 없애준다. 기침할 때 숨은 가쁘나 가래 끓는 소리가 없는

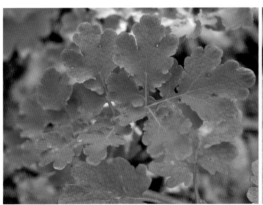
>>> 애기똥풀 잎

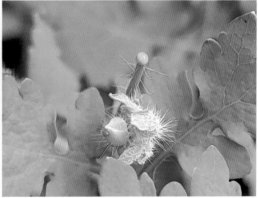
>>> 애기똥풀 줄기에서 나온 액

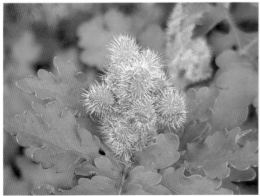
>>> 애기똥풀 꽃봉오리

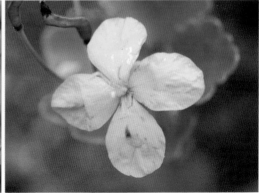
>>> 애기똥풀 꽃

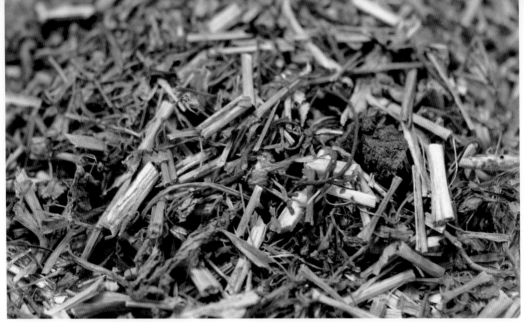

증상에 유효하다. 장염, 위통, 복통, 황달을 치료한다. 만성 기관지염을 낫게 한다. 몸이 붓는 증상을 제거한다.

약용법

지상부 9~18g을 물 800mL에 넣고 달여서 반으로 나누어 아침저녁으로 마신다.

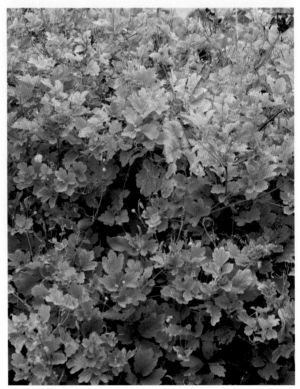

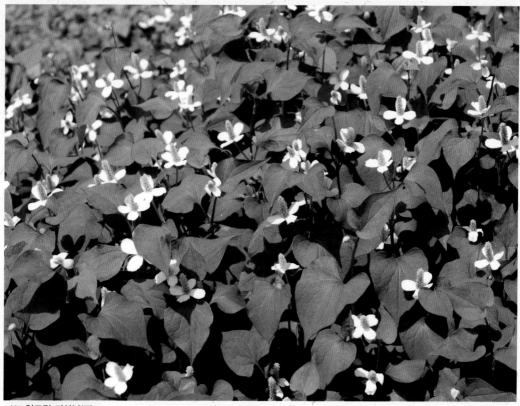
>> 약모밀 지상부(꽃)

약모밀

약재명 어성초(魚腥草)

식물명 및 학명 약모밀 *Houttuynia cordata* Thunberg

과 명 삼백초과(Saururaceae)

약용부위 지상부

🌾 **식약처의 법정 기원식물과 약용부위**

약재 어성초(魚腥草)는 약모밀 *Houttuynia cordata* Thunberg(삼백초과 Saururaceae)의 지상부이다.

한방 효능 분류

약모밀 지상부인 약재 어성초(魚腥草)의 한방 효능 분류군은 청열약(淸熱藥, 열을 식히는 약)이며 청열약 중에서 청열해독약(淸熱解毒藥, 열독을 없애는 약)에 속한다.

한방 효능

열독(熱毒)을 해소한다(청열해독, 淸熱解毒). 종기를 가라앉히고 고름을 배출시킨다(소옹배농, 消癰排膿). 소변을 잘 나오게 하고 배뇨장애를 해소한다(이뇨통림, 利尿通淋).

약효 해설

기관지염, 폐렴, 폐농양을 치료한다. 담열(痰熱)로 인해서 숨이 가쁘고 기침이 나오는 증

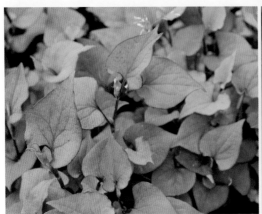
>>> 약모밀 잎

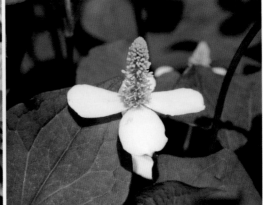
>>> 약모밀 꽃

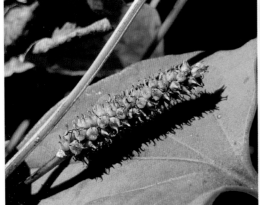
>>> 약모밀 덜 익은 열매

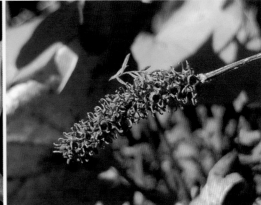
>>> 약모밀 익은 열매

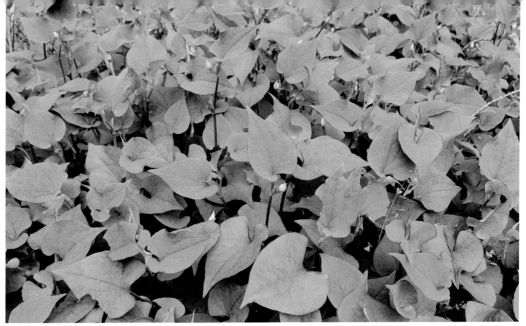

>>> 약모밀 지상부(잎)

상에 사용한다. 습진 치료에 도움이 된다. 소변볼 때 아프거나 시원하게 나가지 않는 병증을 제거한다.

임상 응용

해열, 해독, 소염, 이뇨약으로, 피부 화농증, 치질, 배뇨곤란, 배뇨통, 하리에 쓴다.

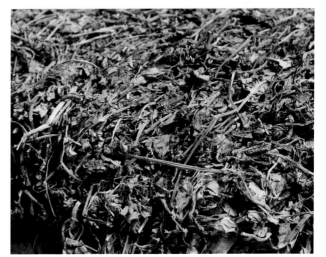

>>> 약재로 사용하는 약모밀 지상부(어성초)

약용법

지상부 15~25g을 물 800mL에 넣고 달여서 반으로 나누어 아침저녁으로 마신다. 오래 달이지 않으며 신선한 재료는 30~50g을 사용한다. 외용할 때는 적당량을 짓찧어서 환부에 붙인다.

주의사항

오래 달이면 안 되고, 신선품을 쓸 때에는 두 배로 늘려서 쓴다.

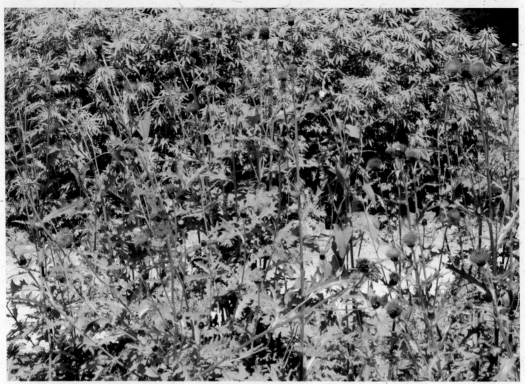

≫≫ 엉겅퀴 무리

엉겅퀴

약재명 대계(大薊)

식물명 및 학명 엉겅퀴 *Cirsium japonicum* DC. var. *ussuriense* (Regel) Kitamura

과 명 국화과(Compositae)

약용부위 전초

🌿 식약처의 법정 기원식물과 약용부위

약재 대계(大薊)는 엉겅퀴 *Cirsium japonicum* DC. var. *ussuriense* (Regel) Kitamura 또는 기타 동속 근연식물(국화과 Compositae)의 전초이다.

한방 효능 분류

엉겅퀴 전초인 약재 대계(大薊)의 한방 효능 분류군은 지혈약(止血藥, 출혈을 멈추는 약)이
며 지혈약 중에서 양혈지혈약(涼血止血藥, 혈열을 식히고 지혈하는 약)에 속한다.

한방 효능

혈열(血熱)을 식히고 지혈한다(양혈지혈, 涼血止血). 어혈을 없애고 종기를 가라앉힌다(행
어소종, 行瘀消腫).

약효 해설

간염, 신염 치료에 효과가 있다. 부정기 자궁출혈에 쓰인다. 토혈, 각혈, 코피, 혈변(血
便), 혈뇨(血尿), 외상출혈을 멎게 한다. 피부 질환에서 붓고 아픈 것을 낫게 한다. 항염증

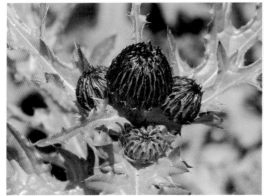

>>> 엉겅퀴 꽃봉오리

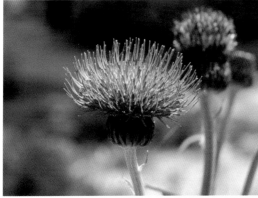

>>> 엉겅퀴 꽃

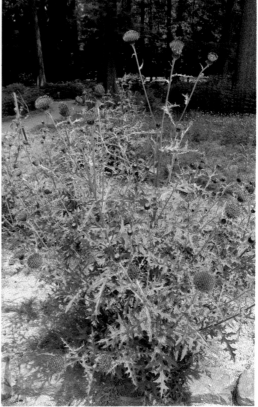

>>> 엉겅퀴 지상부

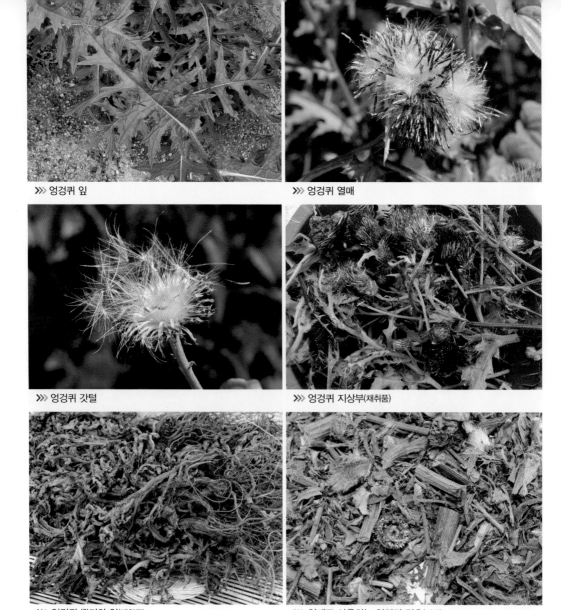

>>> 엉겅퀴 잎

>>> 엉겅퀴 열매

>>> 엉겅퀴 갓털

>>> 엉겅퀴 지상부(채취품)

>>> 엉겅퀴 뿌리와 잎(채취품)

>>> 약재로 사용하는 엉겅퀴 전초(대계)

작용과 알콜에 의한 간독성으로부터 간세포 보호 작용이 있다.

약용법

전초 5~10g을 물 800mL에 넣고 달여서 반으로 나누어 아침저녁으로 마신다. 신선한 재료는 30~60g을 사용한다. 외용할 때는 적당량을 짓찧어서 환부에 붙인다.

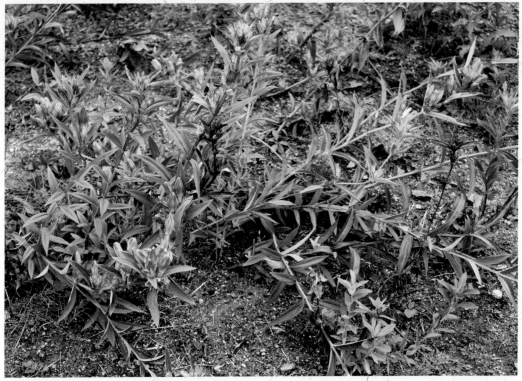

>>> 용담 지상부

용담

약재명 용담(龍膽)

식물명 및 학명 용담 *Gentiana scabra* Bunge

과 명 용담과(Gentianaceae)

약용부위 뿌리 및 뿌리줄기

🌾 **식약처의 법정 기원식물과 약용부위**

약재 용담(龍膽)은 용담 *Gentiana scabra* Bunge, 과남풀 *Gentiana triflora* Pallas 또는 조엽용담(條葉龍膽) *Gentiana manshurica* Kitagawa(용담과 Gentianaceae)의 뿌리 및 뿌리줄기이다.

한방 효능 분류

용담 뿌리 및 뿌리줄기인 약재 용담(龍膽)의 한방 효능 분류군은 청열약(淸熱藥, 열을 식히는 약)이며 청열약 중에서 청열조습약(淸熱燥濕藥, 습열을 없애는 약)에 속한다.

한방 효능

열기를 식히고 습기를 말린다(청열조습, 淸熱燥濕). 간과 담의 열을 떨어뜨린다(사간담화, 瀉肝膽火).

약효 해설

음낭이 붓거나 음부가 가려운 증상을 치료한다. 자궁에서 분비물이 나오는 증상에 유효하다. 황달, 습진 치료에 효과가 있다. 두통, 인후통에 사용한다.

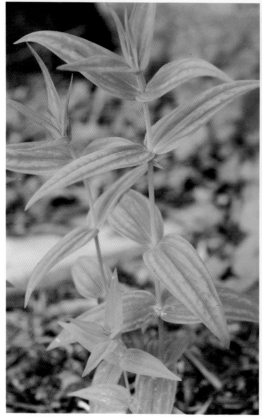

≫≫ 용담 잎

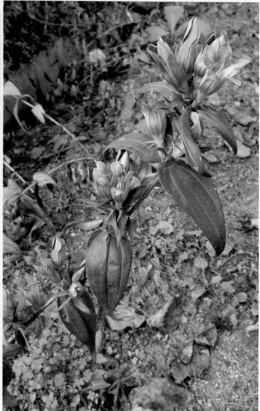

≫≫ 용담 꽃과 잎

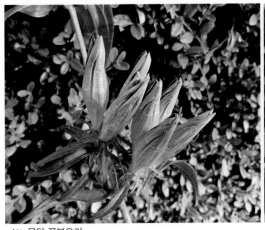
>>> 용담 꽃봉오리

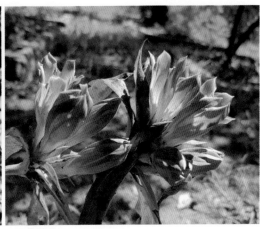
>>> 용담 꽃

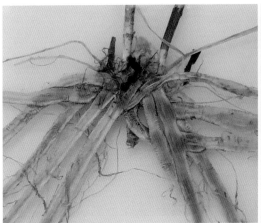
>>> 용담 뿌리줄기와 뿌리(표본, 경상남도수목원)

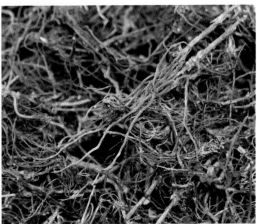
>>> 약재로 사용하는 용담 뿌리줄기

임상 응용

고미건위약으로, 겐티아나와 같은 용도로 사용한다. 황달, 배뇨곤란, 배뇨통, 음부(陰部)가 가려운 병, 대하, 눈 충혈, 흉통, 난청, 고열, 경련에 쓴다.

약용법

뿌리 및 뿌리줄기 3~6g을 물 800mL에 넣고 달여서 반으로 나누어 아침저녁으로 마신다.

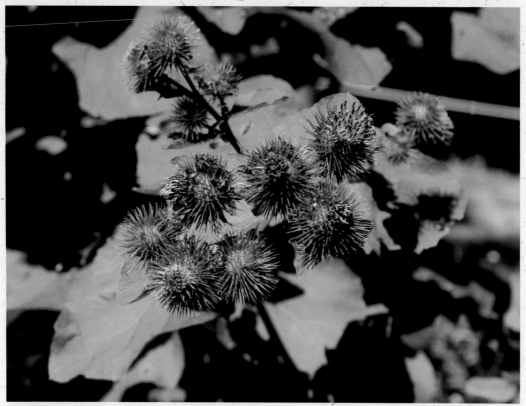

≫≫ 우엉 꽃 무리

우엉

약재명 우방근(牛蒡根)

식물명 및 학명 우엉 *Arctium lappa* Linné

과 명 국화과(Compositae)

약용부위 뿌리

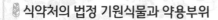

🌾 식약처의 법정 기원식물과 약용부위

약재 우방근(牛蒡根)은 우엉 *Arctium lappa* Linné(국화과 Compositae)의 뿌리이다.

한방 효능 분류

우엉 뿌리인 약재 우방근(牛蒡根)의 한방 효능 분류군은 청열약(淸熱藥, 열을 식히는 약)이며 청열약 중에서 청열해독약(淸熱解毒藥, 열독을 없애는 약)에 속한다.

한방 효능

풍사(風邪)와 열사(熱邪)가 겹친 증상을 없앤다(산풍열, 散風熱).

약효 해설

두통, 기침, 가래 제거에 효과가 있다. 목 안이 붓고 아픈 증상을 치료한다. 류머티즘성 관절염에 사용한다.

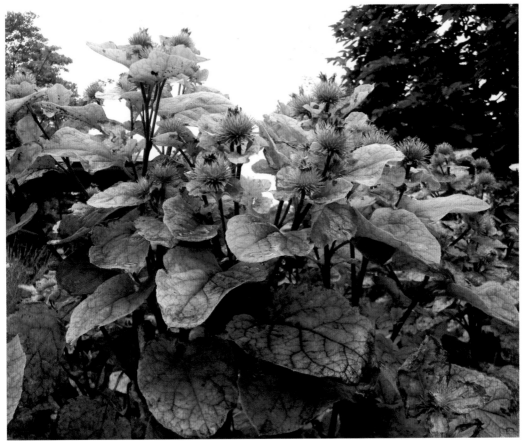

>>> 우엉 지상부

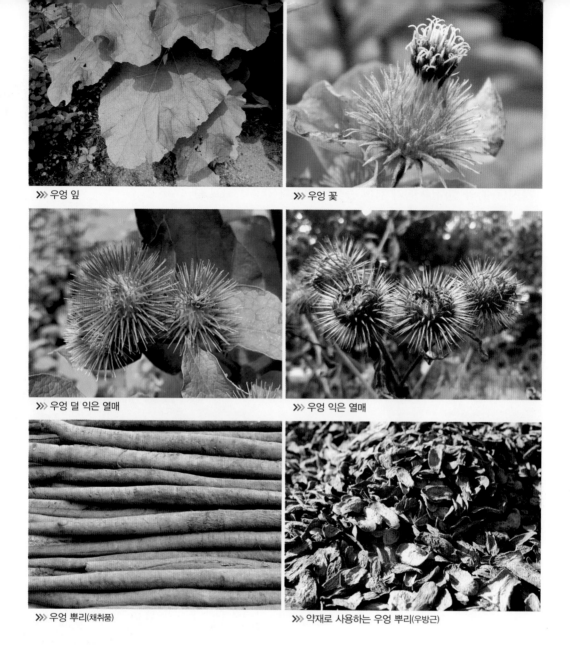

≫≫ 우엉 잎

≫≫ 우엉 꽃

≫≫ 우엉 덜 익은 열매

≫≫ 우엉 익은 열매

≫≫ 우엉 뿌리(채취품)

≫≫ 약재로 사용하는 우엉 뿌리(우방근)

약용법

뿌리 6~15g을 물 800mL에 넣고 달여서 반으로 나누어 아침저녁으로 마신다. 외용할 때
는 적당량을 짓찧거나 고약(膏藥)처럼 걸쭉하게 만들어 환부에 붙인다. 달인 물로 상처
부위를 씻기도 한다.

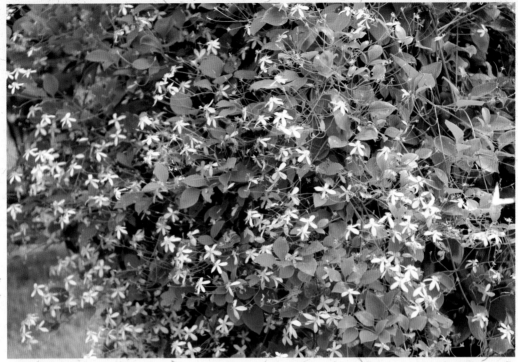

>>> 으아리 꽃 무리

으아리

약재명 위령선(威靈仙)

식물명 및 학명 으아리 *Clematis mandshurica* Ruprecht

과 명 미나리아재비과(Ranunculaceae)

약용부위 뿌리 및 뿌리줄기

🌾 식약처의 법정 기원식물과 약용부위

약재 위령선(威靈仙)은 으아리 *Clematis mandshurica* Ruprecht, 좁은잎사위질빵 *Clematis hexapetala* Pallas 또는 위령선(威靈仙) *Clematis chinensis* Osbeck(미나리아재비과 Ranunculaceae)의 뿌리 및 뿌리줄기이다.

한방 효능 분류

으아리 뿌리 및 뿌리줄기인 약재 위령선(威靈仙)의 한방 효능 분류군은 거풍습약(祛風濕藥, 저리고 아픈 것을 치료하는 약)이며 거풍습약 중에서 거풍습지비통약(祛風濕止痺痛藥, 풍습을 제거하며 저리고 아픈 것을 멈추는 약)에 속한다.

한방 효능

풍사(風邪)와 습사(濕邪)를 없앤다(거풍습, 祛風濕). 경락을 잘 통하게 한다(롱경락, 通經絡).

약효 해설

관절을 구부리고 펴는 것이 어려운 증상을 치료한다. 팔다리를 잘 쓰지 못하고 마비되며

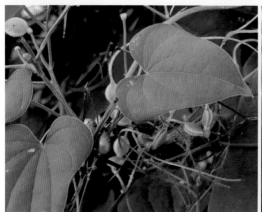

≫≫≫ 으아리 잎

≫≫≫ 으아리 열매

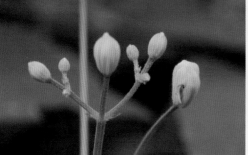

≫≫≫ 으아리 꽃봉오리

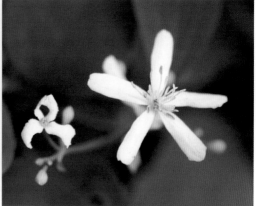

≫≫≫ 으아리 꽃

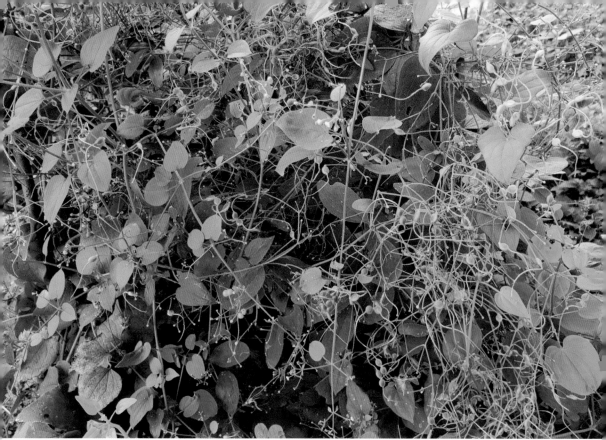

>>> 으아리 지상부

아픈 증상을 낫게 한다. 편도염, 각기병에 유효하다.

임상 응용

거풍습(祛風濕), 진통약으로, 반신불수, 요통, 류머티즘, 신경통, 통풍에 쓴다.

약용법

뿌리 및 뿌리줄기 6~10g을 물 800mL에 넣고 달여서 반으로 나누어 아침저녁으로 마신다.

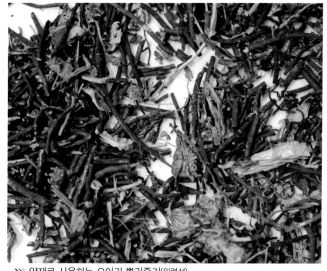

>>> 약재로 사용하는 으아리 뿌리줄기(위령선)

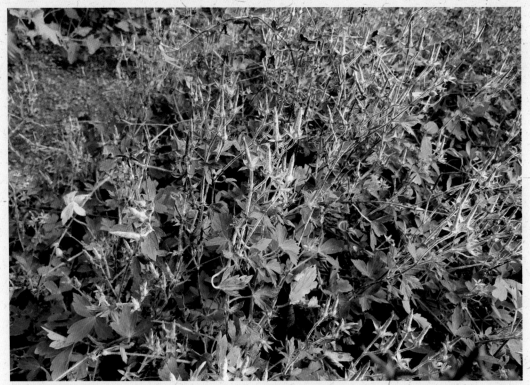

≫≫ 이질풀 열매 무리

이질풀

약재명 현초(玄草)

식물명 및 학명 이질풀 *Geranium thunbergii* Siebold et Zuccarini

과 명 쥐손이풀과(Geraniaceae)

약용부위 지상부로서 꽃이 피기 전 또는 꽃이 필 때 채취한 것

🌾 식약처의 법정 기원식물과 약용부위

약재 현초(玄草)는 이질풀 *Geranium thunbergii* Siebold et Zuccarini 또는 기타 동속 근연식물(쥐손
이풀과 Geraniaceae)의 지상부로서 꽃이 피기 전 또는 꽃이 필 때 채취한 것이다.

한방 효능 분류

이질풀 지상부인 약재 현초(玄草)의 한방 효능 분류군은 거풍습약(祛風濕藥, 풍습을 제거하는 약)이며 거풍습약 중에서 서근활락약(舒筋活絡藥, 근육을 이완시키고 경락을 원활하게 하는 약)에 속한다.

한방 효능

풍사(風邪)와 습사(濕邪)를 없앤다(거풍습, 祛風濕). 경락을 잘 통하게 한다(통경락, 通經絡).

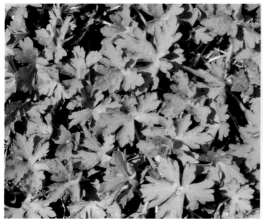
》》》 이질풀 어린잎

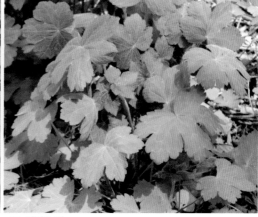
》》》 이질풀 잎

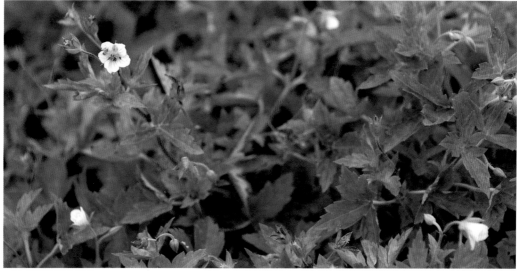
》》》 이질풀 꽃과 줄기

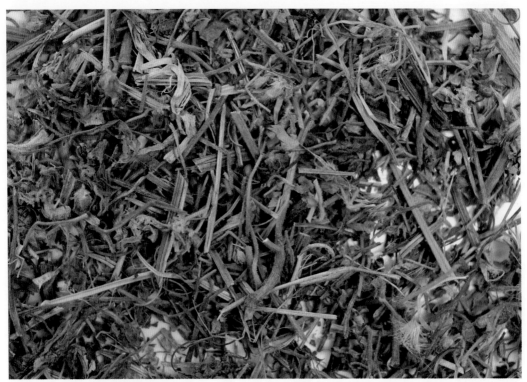

>>> 약재로 사용하는 이질풀 지상부(현초)

설사와 이질을 멎게 한다(지사리, 止瀉痢).

약효 해설

팔다리의 근육에 경련이 일어 당기면서 뻣뻣해 펴지 못하는 증상을 낫게 한다. 팔다리를 잘 쓰지 못하고 마비되며 아픈 증상에 사용한다. 근육과 뼈가 시큰거리고 아픈 증상에 쓰인다. 설사, 이질에 유효하다. 건위(健胃), 정장, 살균작용이 있다.

임상 응용

수렴, 지사약으로, 하리, 변비, 대장염, 복통, 대하에 쓴다.

약용법

지상부 9~15g을 물 800mL에 넣고 달여서 반으로 나누어 아침저녁으로 마신다.

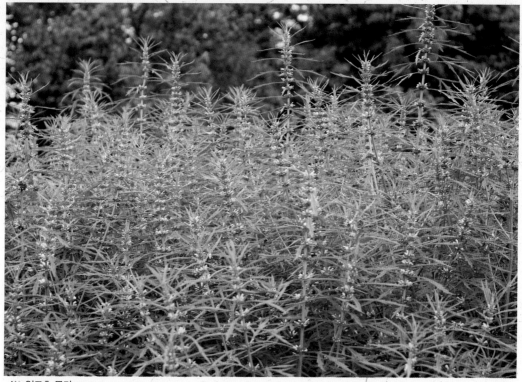

>>> 익모초 무리

익모초

약재명 익모초(益母草)

식물명 및 학명 익모초 *Leonurus japonicus* Houttuyn

과 명 꿀풀과(Labiatae)

약용부위 지상부로서 꽃이 피기 전 또는 꽃이 필 때 채취한 것

식약처의 법정 기원식물과 약용부위

약재 익모초(益母草)는 익모초 *Leonurus japonicus* Houttuyn(꿀풀과 Labiatae)의 지상부로서 꽃이 피기 전 또는 꽃이 필 때 채취한 것이다.

한방 효능 분류

익모초 지상부인 약재 익모초(益母草)의 한방 효능 분류군은 활혈거어약(活血祛瘀藥, 혈액순환을 촉진하고 어혈을 제거하는 약)에 속한다.

한방 효능

혈액순환을 촉진하고 월경을 순조롭게 한다(활혈조경, 活血調經). 소변을 잘 나오게 하고 부종을 가라앉힌다(이뇨소종, 利尿消腫). 열독(熱毒)을 해소한다(청열해독, 淸熱解毒).

약효 해설

월경불순, 어혈복통에 유효하다. 소변이 잘 나오지 않거나 몸이 붓는 증상에 사용한다. 혈뇨(血尿)를 치료한다.

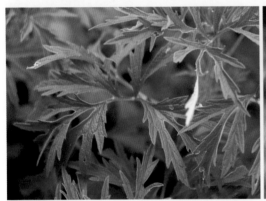
>>> 익모초 잎

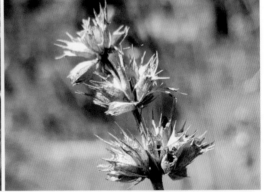
>>> 익모초 꽃받침

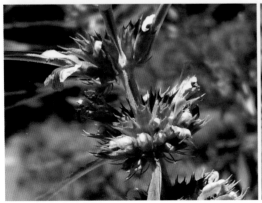
>>> 익모초 꽃봉오리

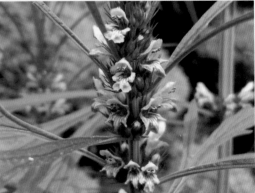
>>> 익모초 꽃

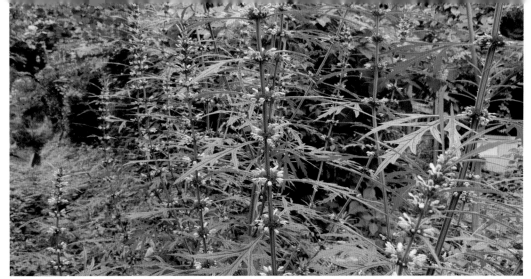

>>> 익모초 지상부

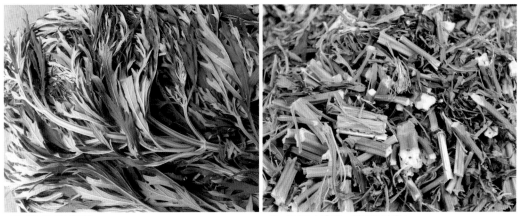

>>> 익모초 잎(채취품)   >>> 약재로 사용하는 익모초 지상부

임상 응용

조경(調經), 이뇨약으로, 월경불순, 월경통, 무월경, 난산, 고혈압, 급성 신염, 부종, 소변량 감소, 유선염(乳腺炎), 피부 화농증에 쓴다.

약용법

지상부 9~30g을 물 800mL에 넣고 달여서 반으로 나누어 아침저녁으로 마신다.

주의사항

임신부에게는 쓰지 않는다.

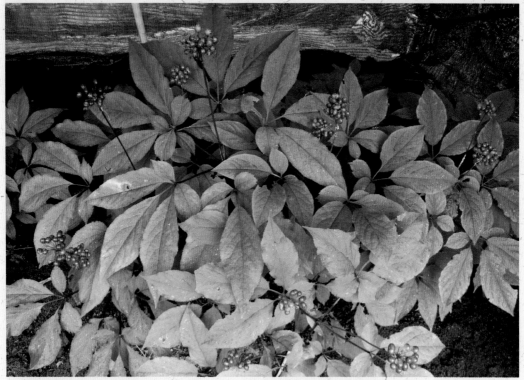

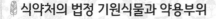 인삼 지상부

인삼

약재명 인삼(人蔘)

식물명 및 학명 인삼 *Panax ginseng* C. A. Meyer

과 명 두릅나무과(Araliaceae)

약용부위 뿌리로서 그대로 또는 가는 뿌리와 코르크층을 제거한 것

식약처의 법정 기원식물과 약용부위

약재 인삼(人蔘)은 인삼 *Panax ginseng* C. A. Meyer(두릅나무과 Araliaceae)의 뿌리로서 그대로 또는 가는 뿌리와 코르크층을 제거한 것이다.

한방 효능 분류

인삼 뿌리인 약재 인삼(人蔘)의 한방 효능 분류군은 보익약(補益藥, 보약)이며 보익약 중에서 보기약(補氣藥, 기운을 보하는 약)에 속한다.

한방 효능

인체의 원기를 크게 보한다(대보원기, 大補元氣). 탈진되어 맥이 끊어질 듯한 것을 회복시킨다(복맥고탈, 復脈固脫). 비(脾)를 보하고 위(胃)의 기능을 더한다(보비익위, 補脾益胃). 진액 생성을 촉진하고 혈열(血熱)을 식힌다(생진양혈, 生津凉血). 정신을 안정시키고 인지 기능을 개선한다(안신익지, 安神益智).

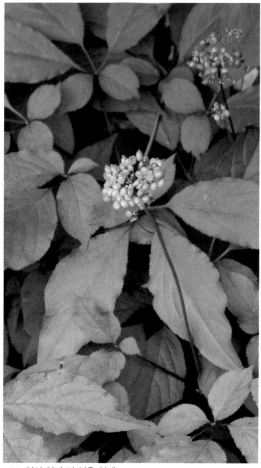

>>> 인삼 잎과 덜 익은 열매

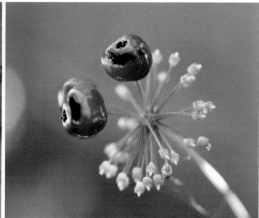

>>> 인삼 꽃

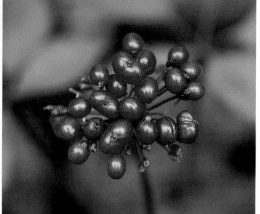

>>> 인삼 익은 열매

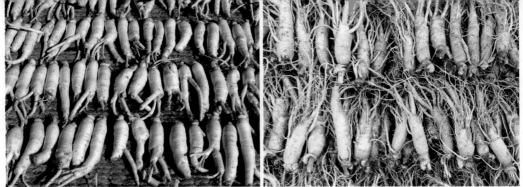

>>> 인삼(직삼, 약재)　　　　　>>> 인삼(수삼, 약재)

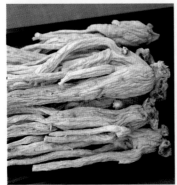

>>> 인삼(건삼, 약재)

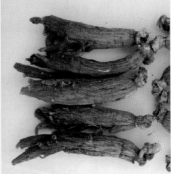

>>> 인삼(홍삼, 약재)

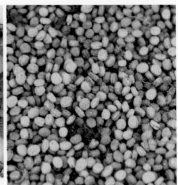

>>> 인삼 씨(채취품)

약효 해설

원기를 보충해주며 신체허약과 피로 증상에 유효하다. 마음을 안정시키며 건망증, 현기증을 치료한다. 빈뇨증, 자궁출혈에 사용한다. 자양강장, 면역증강 작용이 있다.

임상 응용

강장, 강심, 보정(補精), 진정, 건위, 항피로약으로, 피로감, 허약체질, 전신권태, 호흡곤란, 구갈, 건망증, 가슴이 두근거리는 증상, 불안감에 쓴다.

약용법

뿌리 3~9g을 물 800mL에 넣고 달여서 반으로 나누어 아침저녁으로 마신다.

주의사항

당뇨 치료제, 혈액 항응고제 등의 의약품을 복용할 때 인삼 섭취에 주의한다. 여로, 오령지와 함께 사용하지 않는다.

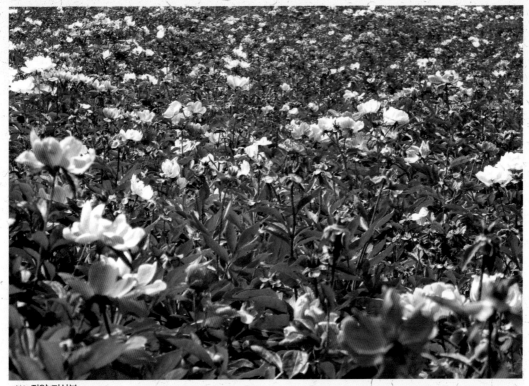

>>> 작약 지상부

작약

약재명 작약(芍藥)

식물명 및 학명 작약 *Paeonia lactiflora* Pallas

과 명 작약과(Paeoniaceae)

약용부위 뿌리

🌾 식약처의 법정 기원식물과 약용부위

약재 작약(芍藥)은 작약 *Paeonia lactiflora* Pallas 또는 기타 동속 근연식물(작약과 Paeoniaceae)의 뿌리이다.

작약(백작약)의 한방 효능 분류

작약(백작약) 뿌리인 약재 작약(芍藥)의 한방 효능 분류군은 보익약(補益藥, 보약)이며 보익약 중에서 보혈약(補血藥, 혈액을 보하는 약)에 속한다.

[참고] 적작약의 한방 효능 분류

적작약 뿌리인 약재 작약(芍藥)의 한방 효능 분류군은 청열약(淸熱藥, 열을 식히는 약)이며 청열약 중에서 청열양혈약[淸熱凉血藥, (출혈을 일으키는) 혈열을 식히는 약]에 속한다.

작약(백작약)의 한방 효능

혈열(血熱)을 식히고 월경을 순조롭게 한다(양혈조경, 凉血調經). 체액과 땀의 배출·배설을

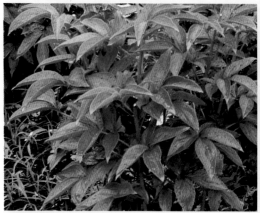

≫ 작약 잎

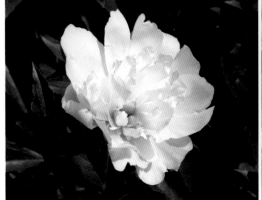

≫ 작약 꽃(흰색)

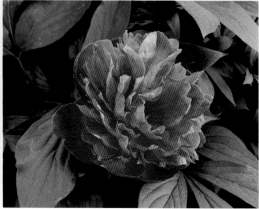

≫ 작약 열매

≫ 작약 꽃(붉은색)

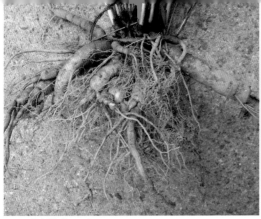

>>> 작약 뿌리(채취품)

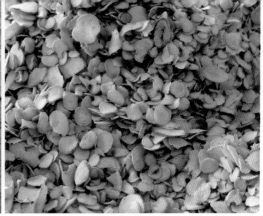

>>> 약재로 사용하는 작약 뿌리

억제한다(염음지한, 斂陰止汗). 간(肝)을 부드럽게 하여 통증을 멎게 한다(유간지통, 柔肝止痛). 간의 양기가 지나친 것을 억제한다(평억간양, 平抑肝陽).

작약(백작약)의 약효 해설

월경불순, 복통에 유효하다. 부정기 자궁출혈, 자궁에서 분비물이 나오는 증상에 사용한다. 몸이 허약하여 잠자는 사이 또는 깨어 있는 상태에서 저절로 땀이 많이 나는 증상을 치료한다. 정신이 아찔아찔하여 어지러운 증상을 낫게 한다. 진경, 진정, 혈소판응집 억제 작용이 있다.

임상 응용

진통, 진경약으로, 현기증, 눈이 침침한 증상, 월경불순, 잘 때 땀이 많이 나는 증상, 하리, 복통, 근육의 경련에 쓴다.

약용법

뿌리 6~15g을 물 800mL에 넣고 달여서 반으로 나누어 아침저녁으로 마신다.

주의사항

여로(藜蘆)와 함께 사용하면 안 된다.

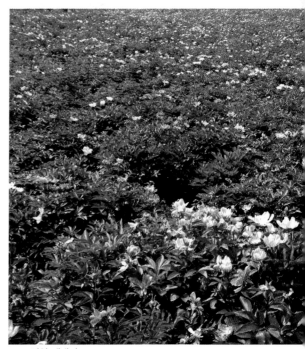

>>> 작약 재배지

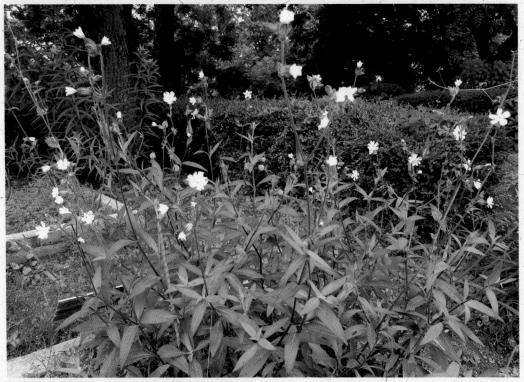

>>> 장구채 지상부

장구채

약재명 왕불류행(王不留行)

식물명 및 학명 장구채 *Melandrium firmum* Rohrbach

과 명 석죽과(Caryophyllaceae)

약용부위 열매가 익었을 때의 지상부

🌾 **식약처의 법정 기원식물과 약용부위**

약재 왕불류행(王不留行)은 장구채 *Melandrium firmum* Rohrbach(석죽과 Caryophyllaceae)의 열매가 익었을 때의 지상부이다.

144

한방 효능 분류

장구채 지상부인 약재 왕불류행(王不留行)의 한방 효능 분류군은 활혈거어약(活血祛瘀藥, 혈액순환을 촉진하고 어혈을 제거하는 약)에 속한다.

한방 효능

열독(熱毒)을 해소한다(청열해독, 淸熱解毒). 소변을 잘 나오게 한다(이뇨, 利尿). 월경을 순조롭게 한다(조경, 調經).

약효 해설

목 안이 붓고 아픈 증상을 치료한다. 소변량이 줄거나 잘 나오지 않는 병증에 유효하다.

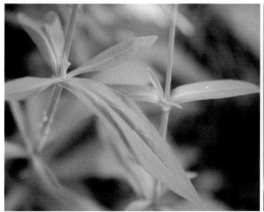

>>> 장구채 잎

>>> 장구채 꽃

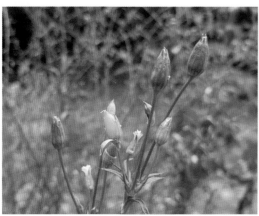

>>> 장구채 덜 익은 열매

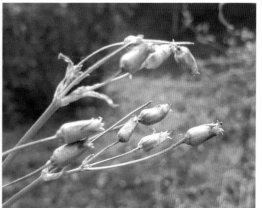

>>> 장구채 익은 열매

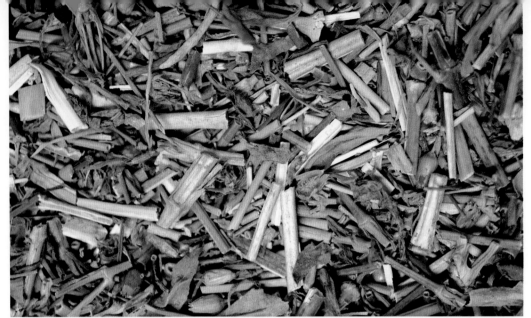

>>> 약재로 사용하는 장구채 지상부(왕불류행)

월경불순, 중이염을 낫게 한다.

약용법

지상부 6~12g을 물 800mL에 넣고 달여서 반으로 나누어 아침저녁으로 마신다.

주의사항

임신부에게는 쓰지 않는다.

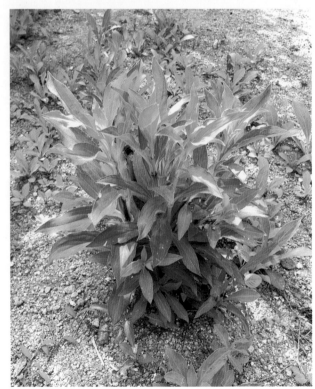

>>> 장구채 어린 지상부

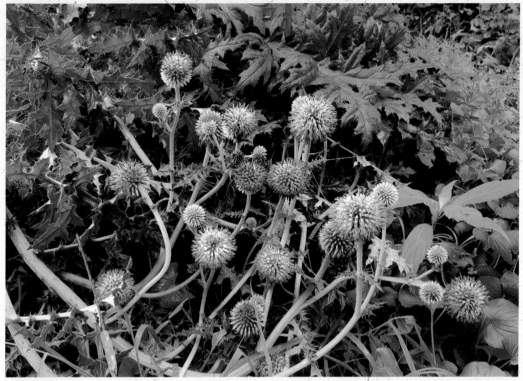

>>> 절굿대 지상부

절굿대

산약초

약재명 누로(漏蘆)

식물명 및 학명 절굿대 *Echinops setifer* Iljin

과 명 국화과(Compositae)

약용부위 뿌리

🌾 식약처의 법정 기원식물과 약용부위

약재 누로(漏蘆)는 뻐꾹채 *Rhaponticum uniflorum* (L.) DC., 절굿대 *Echinops setifer* Iljin 또는 큰절굿대 *Echinops latifolius* Tausch(국화과 Compositae)의 뿌리이다.

한방 효능 분류

절굿대 뿌리인 약재 누로(漏蘆)의 한
방 효능 분류군은 청열약(清熱藥, 열
을 식히는 약)이며 청열약 중에서 청
열해독약(清熱解毒藥, 열독을 없애는
약)에 속한다.

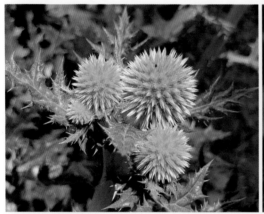
>>> 절굿대 잎

한방 효능

열독(熱毒)을 해소한다(청열해독, 清熱
解毒). 젖이 잘 나오게 한다(하유, 下乳). 종기를 가라앉힌다(소옹, 消癰).

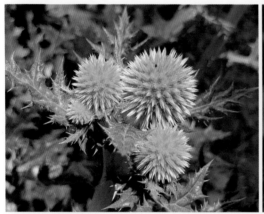
>>> 절굿대 꽃봉오리

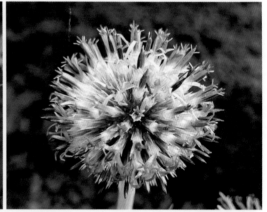
>>> 절굿대 꽃

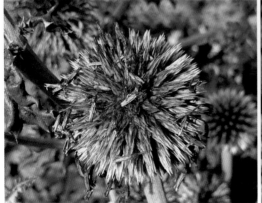
>>> 절굿대 덜 익은 열매

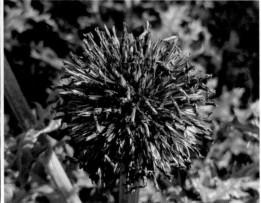
>>> 절굿대 익은 열매

약효 해설

팔다리가 저리고 관절이 아프며 근육이 오그라드는 증상을 낫게 한다. 산모의 젖을 잘 나오게 한다. 유방이 붓고 통증이 있는 증상에 사용한다. 치질로 인한 출혈을 멎게 한다.

임상 응용

해열, 해독, 소염, 배농, 최유약(催乳藥)으로, 젖멍울, 산후에 젖이 잘 나오지 않는 증상, 발열, 피부 화농증에 쓴다.

약용법

뿌리 5~9g을 물 800mL에 넣고 달여서 반으로 나누어 아침저녁으로 마신다.

주의사항

임신부는 사용을 삼간다.

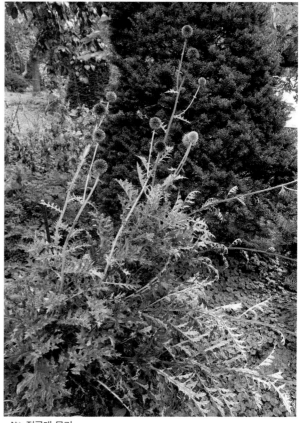

>>> 절굿대 무리

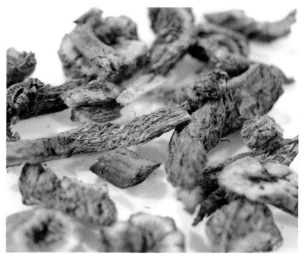

>>> 약재로 사용하는 절굿대 뿌리(누로)

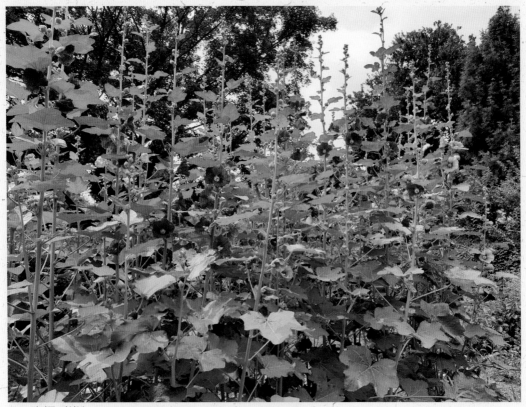

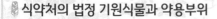 접시꽃 지상부

접시꽃

약재명 촉규화(蜀葵花)

식물명 및 학명 접시꽃 *Althaea rosea* Cavanil

과 명 아욱과(Malvaceae)

약용부위 꽃

🌾 **식약처의 법정 기원식물과 약용부위**

약재 촉규화(蜀葵花)는 접시꽃 *Althaea rosea* Cavanil(아욱과 Malvaceae)의 꽃이다.

한방 효능 분류

접시꽃 꽃인 약재 촉규화(蜀葵花)의 한방 효능 분류군은 지혈약(止血藥, 출혈을 멈추는 약)이며 지혈약 중에서 양혈지혈약(涼血止血藥, 혈열을 식히고 지혈하는 약)에 속한다.

한방 효능

혈액을 안정시켜 지혈한다(화혈지혈, 和血止血). 독성을 없애고 뭉친 것을 풀어준다(해독산결, 解毒散結).

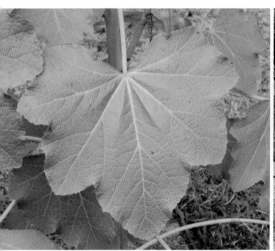

≫≫ 접시꽃 잎

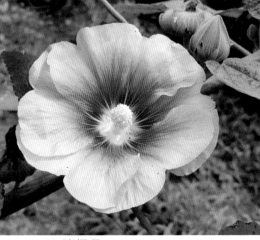

≫≫ 접시꽃 꽃

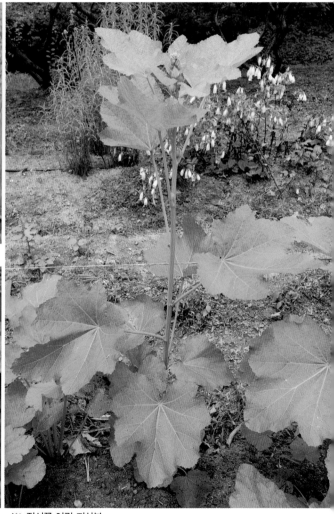

≫≫ 접시꽃 어린 지상부

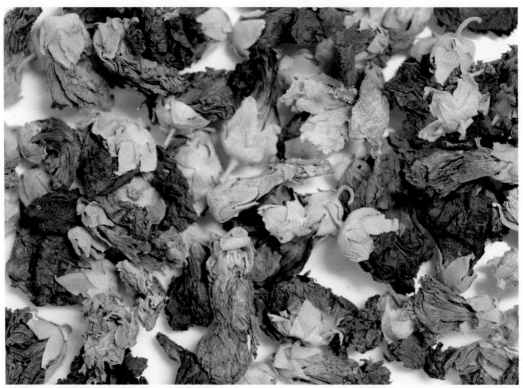

약효 해설

월경과다, 자궁에서 분비물이 나오는 증상을 치료한다. 토혈, 코피, 대소변 불통을 낫게 한다. 말라리아 치료에 도움이 된다.

약용법

꽃 3~9g을 물 800mL에 넣고 달여서 반으로 나누어 아침저녁으로 마시거나, 1~3g을 가루 내어 복용한다. 외용할 때는 적당량을 가루 내어 환부에 뿌리며 신선한 재료는 짓찧어서 상처 부위에 붙인다.

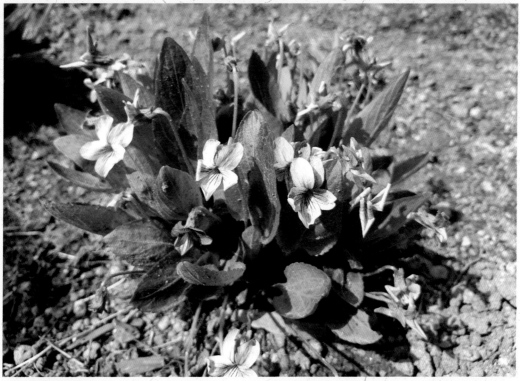

>>> 제비꽃 지상부

제비꽃

약재명 자화지정(紫花地丁)

식물명 및 학명 제비꽃 *Viola mandshurica* W.Becker

과 명 제비꽃과(Violaceae)

약용부위 전초

🌾 **식약처의 법정 기원식물과 약용부위**

약재 자화지정(紫花地丁)은 제비꽃 *Viola mandshurica* W.Becker 또는 호제비꽃 *Viola yedoensis* Makino(제비꽃과 Violaceae)의 전초이다.

한방 효능 분류

제비꽃 전초인 약재 자화지정(紫花地丁)의 한방 효능 분류군은 청열약(淸熱藥, 열을 식히는 약)이며 청열약 중에서 청열해독약(淸熱解毒藥, 열독을 없애는 약)에 속한다.

한방 효능

열독(熱毒)을 해소한다(청열해독, 淸熱解毒). 혈열(血熱)을 식히고 종기를 가라앉힌다(양혈소종, 凉血消腫).

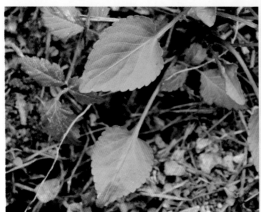
≫≫ 제비꽃 잎

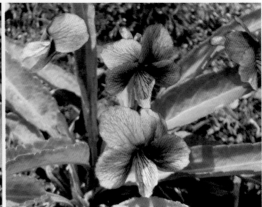
≫≫ 제비꽃 꽃

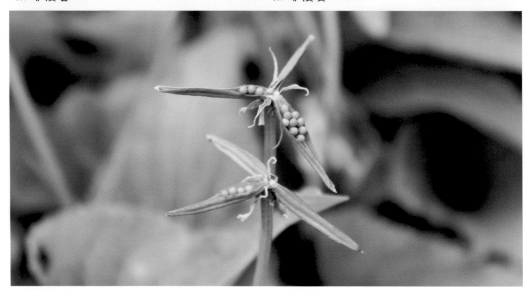
≫≫ 제비꽃 씨

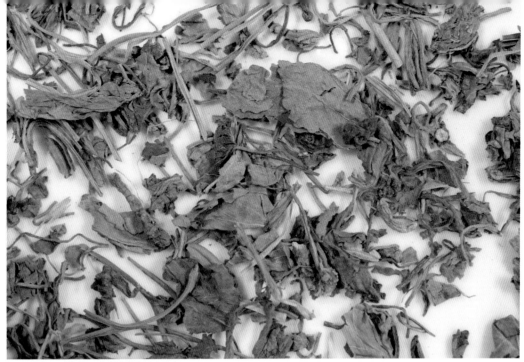

>>> 약재로 사용하는 제비꽃 전초(자화지정)

약효 해설

피부가 빨갛게 부어오르는 질환을 치료
한다. 눈이 충혈되면서 붓고 아픈 증상에
사용한다. 황달, 이질, 설사에 유효하다.

임상 응용

해독, 소염, 진경약으로, 경련, 화농성
질환에 쓴다.

약용법

전초 15~30g을 물 800mL에 넣고 달여
서 반으로 나누어 아침저녁으로 마신다.
외용할 때는 신선한 전초 적당량을 짓찧
어서 환부에 붙인다.

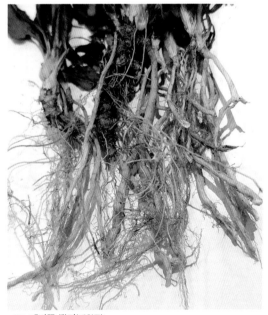

>>> 제비꽃 뿌리(채취품)

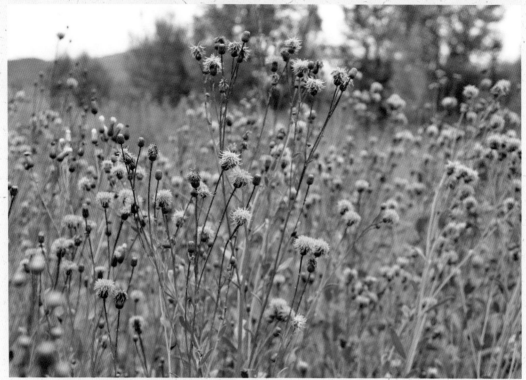

>>> 조뱅이 무리

조뱅이

약재명 소계(小薊)

식물명 및 학명 조뱅이 *Breea segeta* (Bunge) Kitam.

과 명 국화과(Compositae)

약용부위 전초

🌿 식약처의 법정 기원식물과 약용부위

약재 소계(小薊)는 조뱅이 *Breea segeta* (Bunge) Kitam. 또는 큰조뱅이 *Breea setosa* Kitam.(국화과 Compositae)의 전초이다.

한방 효능 분류

조뱅이 전초인 약재 소계(小薊)의 한방 효능 분류군은 지혈약(止血藥, 출혈을 멈추는 약)이며 지혈약 중에서 양혈지혈약(涼血止血藥, 혈열을 식히고 지혈하는 약)에 속한다.

한방 효능

혈열(血熱)을 식히고 지혈한다(양혈지혈, 涼血止血). 열기를 식히고 종기를 가라앉힌다(청열소종, 清熱消腫).

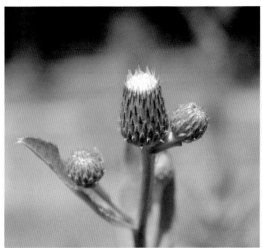

>>> 조뱅이 꽃봉오리

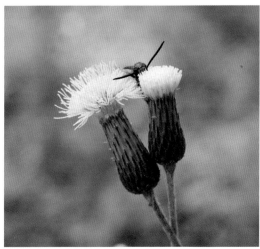

>>> 조뱅이 꽃

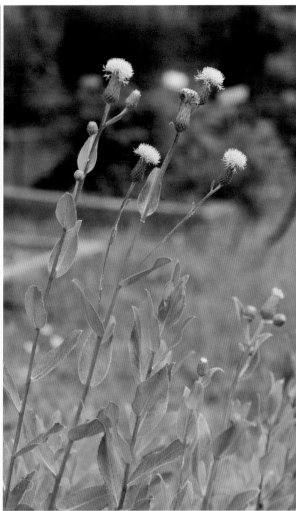

>>> 조뱅이 지상부

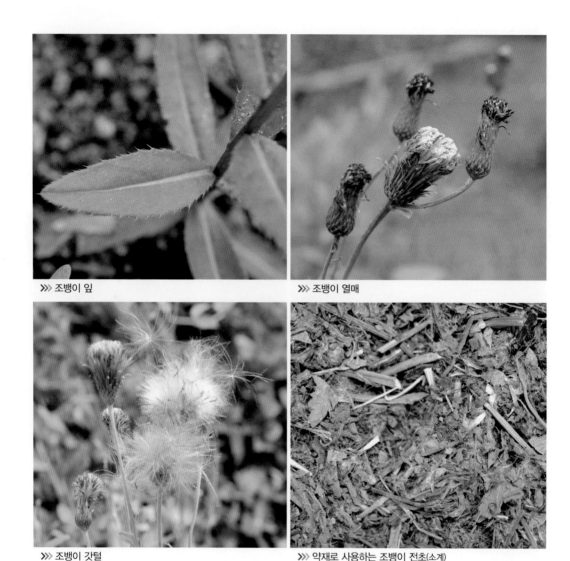

>>> 조뱅이 잎

>>> 조뱅이 열매

>>> 조뱅이 갓털

>>> 약재로 사용하는 조뱅이 전초(소계)

약효 해설

혈뇨(血尿), 혈변(血便), 토혈, 코피, 외상출혈을 치료한다. 간염, 황달에 유효하다. 여성의 부정기 자궁출혈에 쓰인다.

약용법

전초 5~12g을 물 800mL에 넣고 달여서 반으로 나누어 아침저녁으로 마신다.

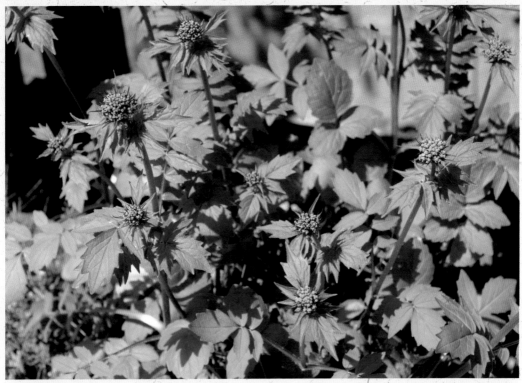

>>> 쥐오줌풀 지상부

쥐오줌풀

약재명 길초근(吉草根)

식물명 및 학명 쥐오줌풀 *Valeriana fauriei* Briquet

과 명 마타리과(Valerianaceae)

약용부위 뿌리 및 뿌리줄기

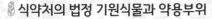

식약처의 법정 기원식물과 약용부위

약재 길초근(吉草根)은 쥐오줌풀 *Valeriana fauriei* Briquet 또는 기타 동속 근연식물(마타리과 Valerianaceae)의 뿌리 및 뿌리줄기이다.

한방 효능 분류

쥐오줌풀 뿌리 및 뿌리줄기인 약재 길초근(吉草根)의 한방 효능 분류군은 안신약(安神藥, 정신을 안정시키는 약)에 속한다.

한방 효능

정신을 안정시킨다(안심신, 安心神). 풍사(風邪)와 습사(濕邪)를 없앤다(거풍습, 祛風濕). 기운과 혈액을 잘 소통시킨다(행기혈, 行氣血). 통증을 멎게 한다(지통, 止痛).

약효 해설

히스테리 증상을 치료한다. 가슴이 두근거리면서 불안해하며 잠이 오지 않는 증상에 쓰

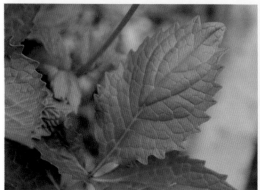
≫≫ 쥐오줌풀 잎

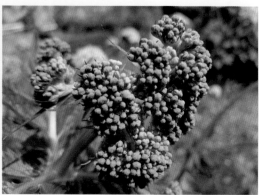
≫≫ 쥐오줌풀 꽃봉오리

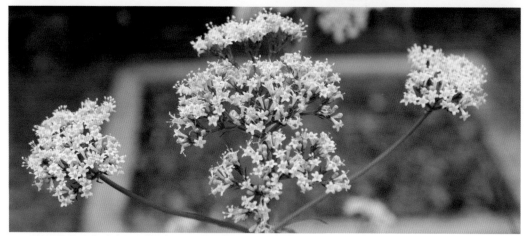
≫≫ 쥐오줌풀 꽃. 꽃은 가지 끝과 원줄기 끝에 산방(繖房) 꽃차례를 이루며 달린다.

160

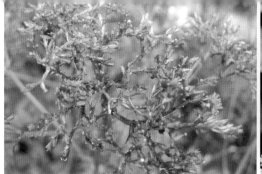
>>> 쥐오줌풀 덜 익은 열매

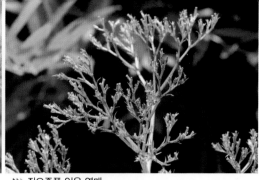
>>> 쥐오줌풀 익은 열매

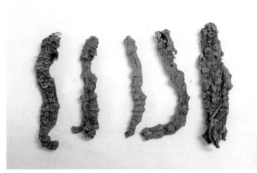
>>> 쥐오줌풀과 유사한 지주향(*Valeriana jatamansi* Jones)의 뿌
리줄기(약재)

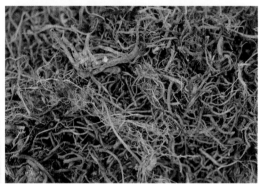
>>> 약재로 사용하는 쥐오줌풀 뿌리줄기(길초근)

인다. 팔다리를 잘 쓰지 못하고 마비되며 아픈
증상에 유효하다. 복부가 부르고 그득하며 통증
이 있는 증상에 사용한다. 요통(腰痛), 월경불순
치료에 좋다.

임상 응용

진정, 진경, 구풍약으로, 히스테리 증상에 쓴다.

약용법

뿌리 및 뿌리줄기 3~9g을 물 800mL에 넣고 달
여서 반으로 나누어 아침저녁으로 마신다. 또는
가루로 내거나 술로 담가 복용한다. 외용할 때는
적당량을 짓찧어서 환부에 붙인다.

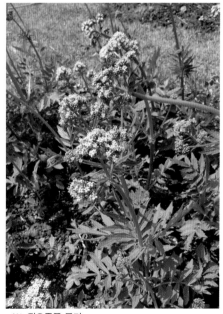
>>> 쥐오줌풀 무리

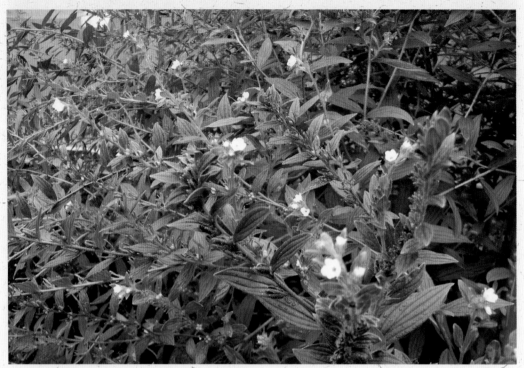

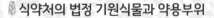 지치 지상부

지치

약재명 자근(紫根)

식물명 및 학명 지치 *Lithospermum erythrorhizon* Siebold et Zuccarini

과 명 지치과(Boraginaceae)

약용부위 뿌리

🌿 식약처의 법정 기원식물과 약용부위

약재 자근(紫根)은 지치 *Lithospermum erythrorhizon* Siebold et Zuccarini, 신강자초(新疆紫草) *Arnebia euchroma* Johnst. 또는 내몽자초(內蒙紫草) *Arnebia guttata* Bunge(지치과 Boraginaceae)의 뿌리이다.

한방 효능 분류

지치 뿌리인 약재 자근(紫根)의 한방 효능 분류군은 청열약(淸熱藥, 열을 식히는 약)이며 청열약 중에서 청열양혈약[淸熱凉血藥, (출혈을 일으키는) 혈열을 식히는 약]에 속한다.

한방 효능

열기로 인한 혈열(血熱)을 식힌다(청열양혈, 淸熱凉血). 혈액순환을 촉진하고 독을 풀어준다(활혈해독, 活血解毒).

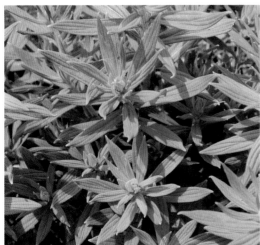

>>> 지치 잎

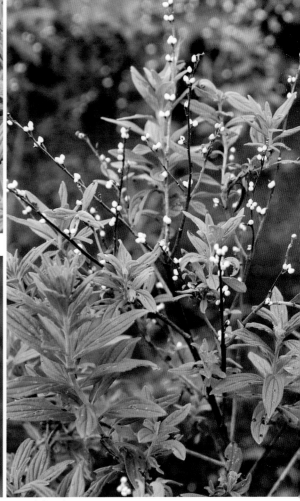

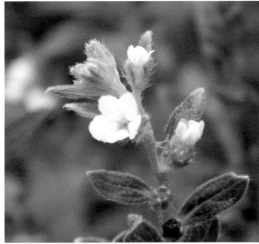

>>> 지치 꽃

>>> 지치 무리

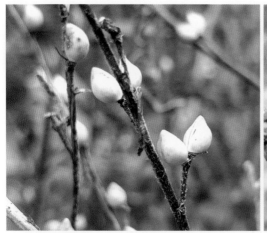
>>> 지치 덜 익은 열매

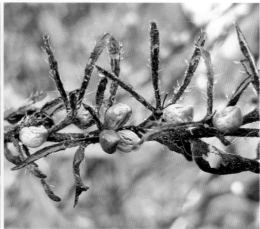
>>> 지치 익은 열매

약효 해설

혈뇨(血尿), 토혈, 코피에 유효하다.
습진, 화상, 피부가 빨갛게 부어오르
는 질환을 치료한다.

약용법

뿌리 5~10g을 물 800mL에 넣고 달
여서 반으로 나누어 아침저녁으로 마
시거나 외용으로 적당량 사용한다.

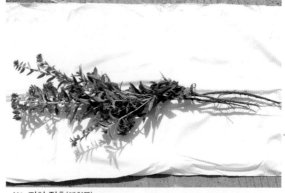
>>> 지치 전초(채취품)

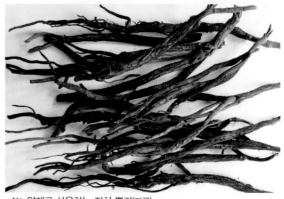
>>> 약재로 사용하는 지치 뿌리(자근)

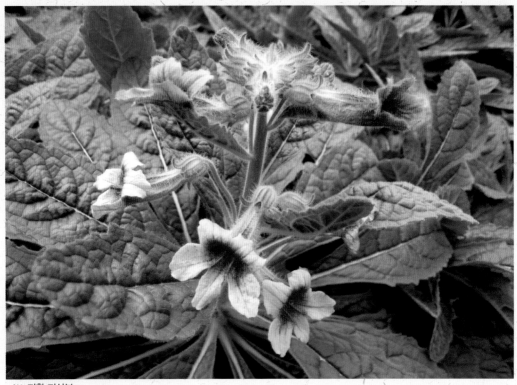

>>> 지황 지상부

지황

약재명 지황(地黃)

식물명 및 학명 지황 *Rehmannia glutinosa* Liboschitz ex Steudel

과 명 현삼과(Scrophulariaceae)

약용부위 뿌리

🌿 식약처의 법정 기원식물과 약용부위

약재 지황(地黃)은 지황 *Rehmannia glutinosa* Liboschitz ex Steudel(현삼과 Scrophulariaceae)의 뿌리
이다.

한방 효능 분류

지황 뿌리인 약재 지황(地黃)의 한방 효능 분류군은 청열약(淸熱藥, 열을 식히는 약)이며 청열약 중에서 청열양혈약[淸熱凉血藥, (출혈을 일으키는) 혈열을 식히는 약]에 속한다.

한방 효능

열기를 식히고 진액 생성을 촉진한다(청열생진, 淸熱生津). 혈열(血熱)을 식힌다(양혈, 凉血). 출혈을 멎게 한다(지혈, 止血).

약효 해설

몸이 허약하여 기침과 미열이 나고 식은땀이 흐르며 뼛속이 달아오르는 증상에 사용한

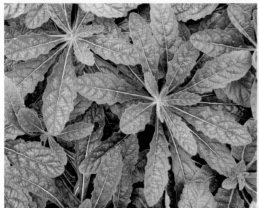

≫≫ 지황 잎

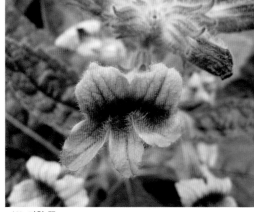

≫≫ 지황 꽃

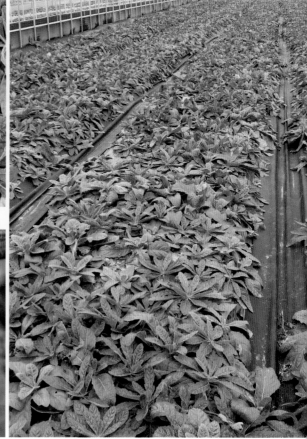

≫≫ 지황 재배지

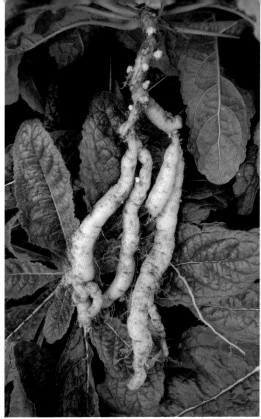

>>> 지황 뿌리(채취품)

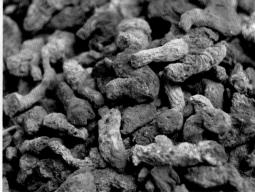

>>> 약재로 사용하는 지황 뿌리(건지황)

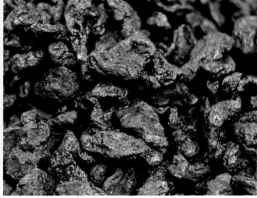

>>> 약재로 사용하는 지황 뿌리(숙지황)

다. 토혈, 하혈, 생리불순에 유효하다. 당뇨병과 변비 치료에 도움이 된다.

임상 응용

양혈(涼血), 보혈(補血), 강장, 청열약(淸熱藥)으로, 가슴 속이 답답하고 목이 마른 증세, 정신불안, 발열, 구갈, 변비, 토혈, 혈뇨, 혈변에 쓴다.

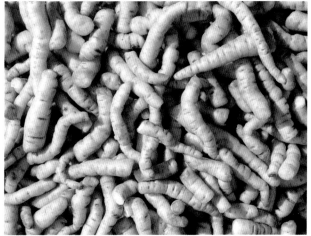

>>> 약재로 사용하는 지황 뿌리(생지황)

약용법

뿌리 10~15g을 물 800mL에 넣고 달여서 반으로 나누어 아침저녁으로 마신다.

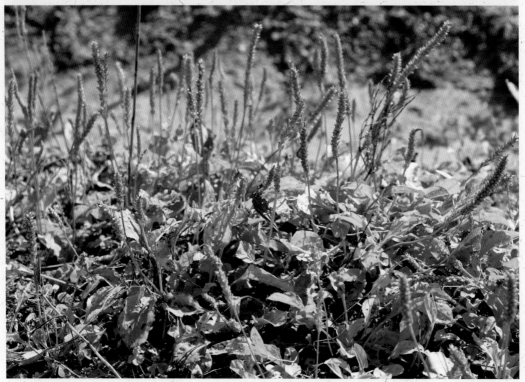

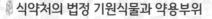 질경이 무리

질경이

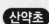 산약초

약재명 차전자(車前子)

식물명 및 학명 질경이 *Plantago asiatica* Linné

과 명 질경이과(Plantaginaceae)

약용부위 잘 익은 씨

🌾 식약처의 법정 기원식물과 약용부위

약재 차전자(車前子)는 질경이 *Plantago asiatica* Linné 또는 털질경이 *Plantago depressa* Willdenow(질경이과 Plantaginaceae)의 잘 익은 씨이다.

한방 효능 분류

질경이 잘 익은 씨인 약재 차전자(車前子)의 한방 효능 분류군은 이수삼습약(利水滲濕藥, 소변을 잘 나가게 하는 약)이며 이수삼습약 중에서 이뇨통림약(利尿通淋藥, 소변을 잘 나가게 하고 요로 염증을 해소하는 약)에 속한다.

한방 효능

열기를 식히고 배뇨장애를 해소하여 소변이 잘 나오게 한다(청열이뇨통림, 淸熱利尿通淋). 습기를 배출하고 설사를 멎게 한다(삼습지사, 滲濕止瀉). 눈을 밝게 한다(명목, 明目). 담(痰)을 제거한다(거담, 祛痰).

약효 해설

소변볼 때 아프거나 시원하게 나가지 않는 병증을 치료한다. 눈이 충혈되면서 붓고 아픈

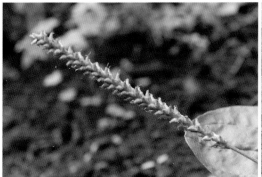
>>> 질경이 덜 익은 열매

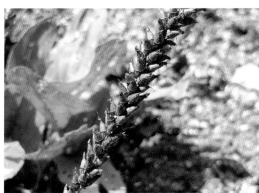
>>> 질경이 익은 열매

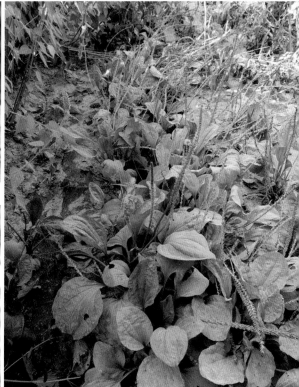
>>> 질경이 지상부

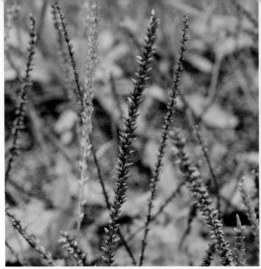

>>> 털질경이 열매. 털질경이의 씨도 질경이와 마찬가지로 약
재 차전자(車前子)로 쓸 수 있다.

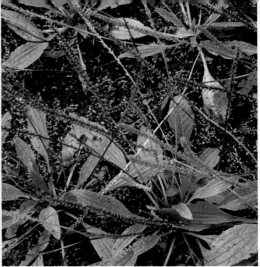

>>> 털질경이 지상부

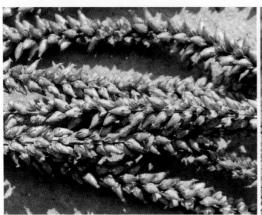

>>> 털질경이 열매(채취품)

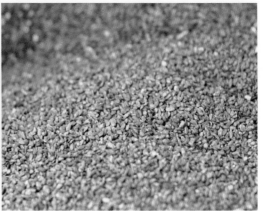

>>> 약재로 사용하는 질경이 씨(차전자)

증상에 유효하다. 몸이 붓고 배가 몹시 불러 오면서 속이 그득한 증상에 유효하다. 가래
가 많은 기침 제거에 효과가 있다.

임상 응용

이뇨, 지사, 거담, 명목(明目), 진해약으로, 소변량 감소, 배뇨통, 배뇨곤란, 구토, 하리,
눈 충혈, 시력감퇴, 기침, 가래가 많은 증상에 쓴다.

약용법

씨 9~15g을 거즈에 싸서 물 800mL에 넣고 달여서 반으로 나누어 아침저녁으로 마신다.

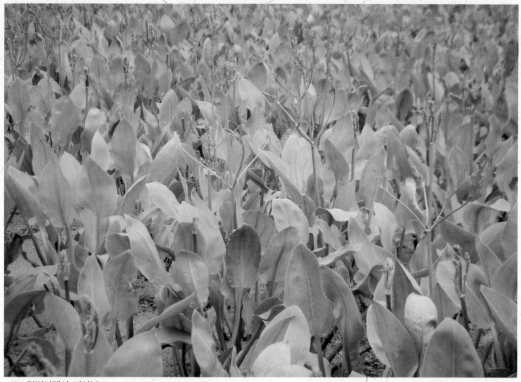

>>> 질경이택사 지상부

질경이택사

약재명 택사(澤瀉)

식물명 및 학명 질경이택사 *Alisma orientale* (Sam.) Juz.

과 명 택사과(Alismataceae)

약용부위 덩이줄기로서 잔뿌리 및 주피를 제거한 것

🌿 식약처의 법정 기원식물과 약용부위

약재 택사(澤瀉)는 질경이택사 *Alisma orientale* (Sam.) Juz.(택사과 Alismataceae)의 덩이줄기로서 잔뿌리 및 주피를 제거한 것이다.

한방 효능 분류

질경이택사 덩이줄기인 약재 택사(澤瀉)의 한방 효능 분류군은 이수삼습약(利水滲濕藥, 소변을 잘 나가게 하는 약)이며 이수삼습약 중에서 이수퇴종약(利水退腫藥, 소변을 잘 나가게 하여 부종을 가라앉히는 약)에 속한다.

한방 효능

소변을 잘 나오게 하여 습기를 배출한다(이수삼습, 利水滲濕). 열을 배출한다(설열, 泄熱). 혈중지질을 낮추어 혈액을 맑게 한다(화탁강지, 化濁降脂).

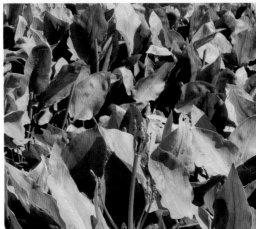

>>> 질경이택사 잎

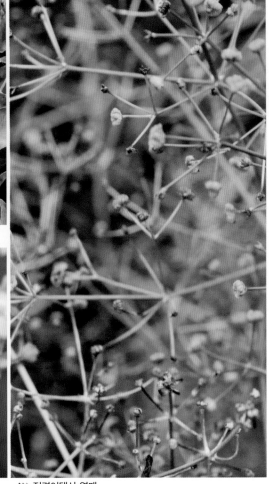

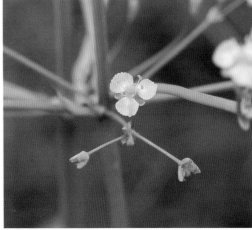

>>> 질경이택사 꽃

>>> 질경이택사 열매

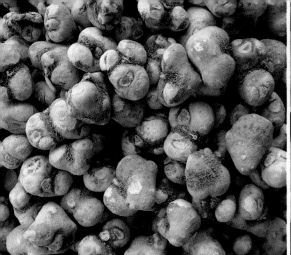

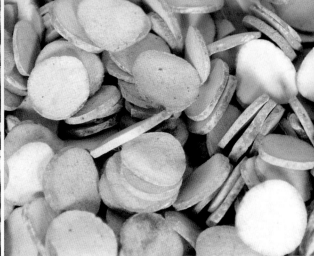

>>> 약재로 사용하는 질경이택사 덩이줄기(택사)　　>>> 약재로 사용하는 질경이택사 덩이줄기(택사, 절편)

약효 해설

소변이 잘 나오지 않는 증상에 사용한다. 몸이 붓고 배가 몹시 불러 오면서 속이 그득한 증상에 효과가 있다. 담음(痰飮)으로 정신이 어지러운 증상을 치료한다. 고지혈증 치료에 도움이 된다.

임상 응용

이뇨, 지갈약으로, 소변량 감소, 배뇨통, 배뇨곤란, 현기증, 구갈에 쓴다.

약용법

덩이줄기 6~10g을 물 800mL에 넣고 달여서 반으로 나누어 아침 저녁으로 마신다.

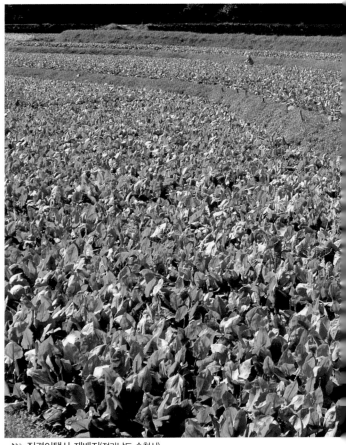

>>> 질경이택사 재배지(전라남도 순천시)

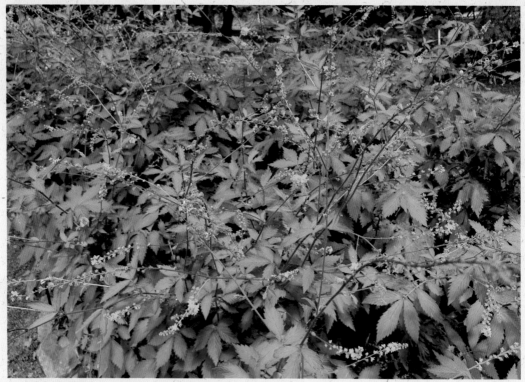

짚신나물

약재명 용아초(龍牙草)

식물명 및 학명 짚신나물 *Agrimonia pilosa* Ledebour

과 명 장미과(Rosaceae)

약용부위 전초

🌿 식약처의 법정 기원식물과 약용부위

약재 용아초(龍牙草)는 짚신나물 *Agrimonia pilosa* Ledebour 또는 기타 동속식물(장미과 Rosaceae)의 전초이다.

한방 효능 분류

짚신나물 전초인 약재 용아초(龍牙草)의 한방 효능 분류군은 지혈약(止血藥, 출혈을 멈추는 약)이며 지혈약 중에서 수렴지혈약(收斂止血藥, 수렴작용으로 지혈하는 약)에 속한다.

한방 효능

상처를 아물게 하여 지혈한다(수렴지혈, 收斂止血). 말라리아[瘧疾]를 억제한다(절학, 截瘧). 이질(痢疾)을 멎게 한다(지리, 止痢). 독성을 없앤다(해독, 解毒). 허(虛)한 것을 보한다(보허, 補虛).

약효 해설

혈뇨(血尿), 혈변(血便), 자궁출혈에 유효하다. 이질, 말라리아 치료에 도움이 된다. 자궁

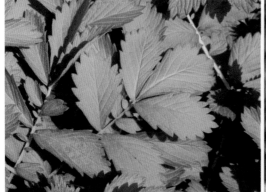

>>> 짚신나물 잎

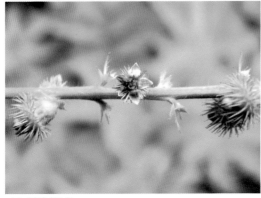

>>> 짚신나물 꽃

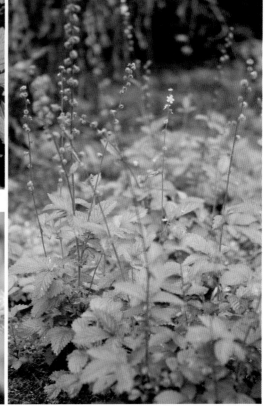

>>> 짚신나물 지상부

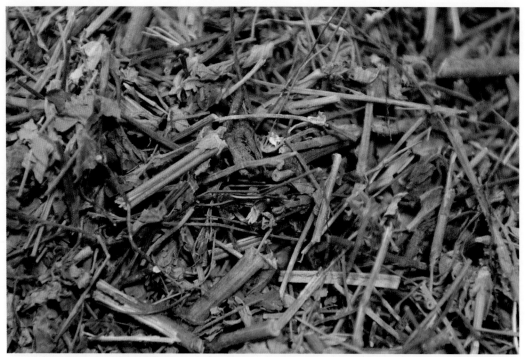

>>> 약재로 사용하는 짚신나물 전초(용아초)

에서 분비물이 나오는 증상을 치료한다.

임상 응용

지혈, 지사, 소염, 강장약으로, 토혈, 코피, 혈변, 대하, 이질에 쓴다.

약용법

전초 6~12g을 물 800mL에 넣고 달여서 반으로 나누어 아침저녁으로 마시거나 외용으로 적당량 사용한다.

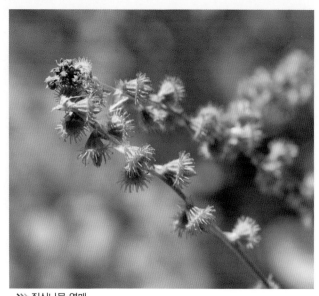

>>> 짚신나물 열매

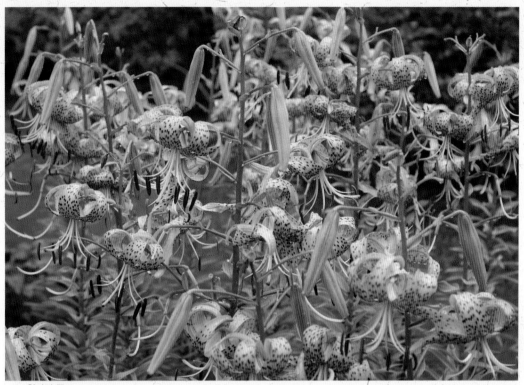

>>> 참나리 꽃

참나리

약재명 백합(百合)

식물명 및 학명 참나리 *Lilium lancifolium* Thunberg

과 명 백합과(Liliaceae)

약용부위 비늘줄기

🌿 식약처의 법정 기원식물과 약용부위

약재 백합(百合)은 참나리 *Lilium lancifolium* Thunberg, 백합(百合) *Lilium brownii* var. *viridulun* Baker 또는 큰솔나리 *Lilium pumilum* DC.(백합과 Liliaceae)의 비늘줄기이다.

한방 효능 분류

참나리 비늘줄기인 약재 백합(百合)의 한방 효능 분류군은 보익약(補益藥, 보약)이며 보익약 중에서 보음약(補陰藥, 진액을 보하는 약)에 속한다.

한방 효능

진액을 보충하여 폐를 촉촉하게 한다(양음윤폐, 養陰潤肺). 심열(心熱)을 식히고 정신을 안정시킨다(청심안신, 淸心安神).

약효 해설

정신을 안정시킨다. 음허(陰虛)로 인한 오랜 기침을 치료한다. 잠을 잘 자지 못하고 꿈을 많이 꾸는 증상에 유효하다.

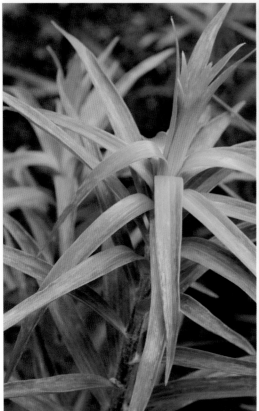

>>> 참나리 잎

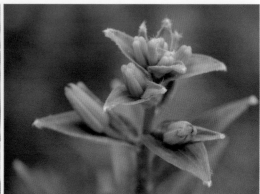

>>> 참나리 꽃봉오리

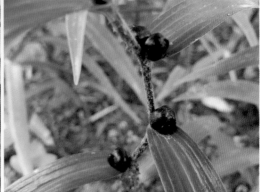

>>> 참나리 주아

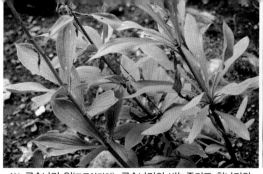

>>> 큰솔나리 잎(크로아티아). 큰솔나리의 비늘줄기도 참나리와
마찬가지로 약재 백합(百合)으로 쓸 수 있다.

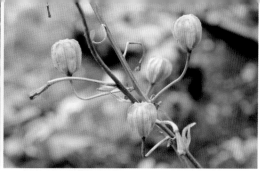

>>> 큰솔나리 열매(크로아티아)

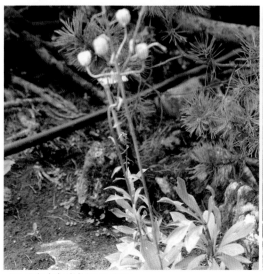

>>> 큰솔나리 지상부(크로아티아)

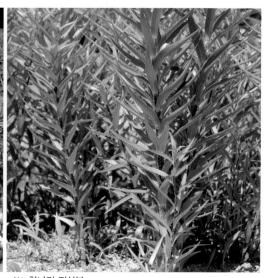

>>> 참나리 지상부

임상 응용

자양, 강장, 소염, 진해, 지갈, 진정약으로,
마른기침, 토혈, 초조, 가슴이 두근거리는
증상, 불면증, 꿈이 많아 숙면을 취하지 못
하는 증상에 쓴다.

약용법

비늘줄기 6~12g을 물 800mL에 넣고 달여
서 반으로 나누어 아침저녁으로 마신다.

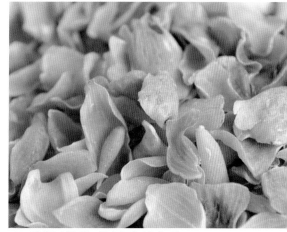

>>> 약재로 사용하는 참나리 비늘줄기(백합)

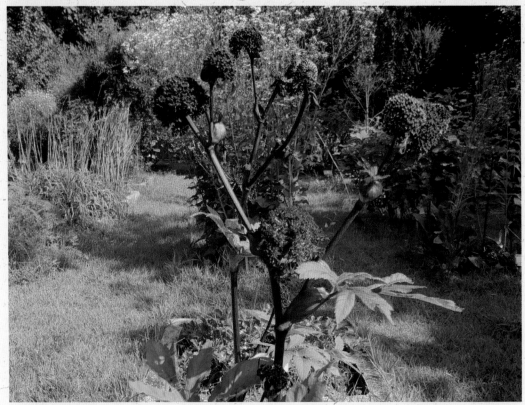

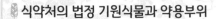 참당귀 꽃과 줄기

참당귀

약재명 당귀(當歸)

식물명 및 학명 참당귀 *Angelica gigas* Nakai

과 명 산형과(Umbelliferae)

약용부위 뿌리

🌾 **식약처의 법정 기원식물과 약용부위**

약재 당귀(當歸)는 참당귀 *Angelica gigas* Nakai(산형과 Umbelliferae)의 뿌리이다.

한방 효능 분류

참당귀 뿌리인 약재 당귀(當歸)의 한방 효능 분류군은 보익약(補益藥, 보약)이며 보익약 중에서 보혈약(補血藥, 혈액을 보하는 약)에 속한다.

한방 효능

풍(風)으로 인해 막힌 경락을 잘 통하게 한다(거풍통락, 祛風通絡). 혈액순환을 촉진하고 통증을 멎게 한다(활혈지통, 活血止痛).

약효 해설

보혈, 강장 작용이 있다. 여성과 질환(갱년기 증상, 냉증)에 많이 쓴다. 풍을 제거하고 혈

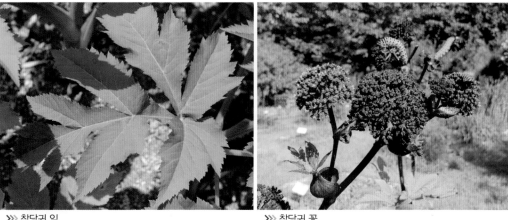

>>> 참당귀 잎   >>> 참당귀 꽃

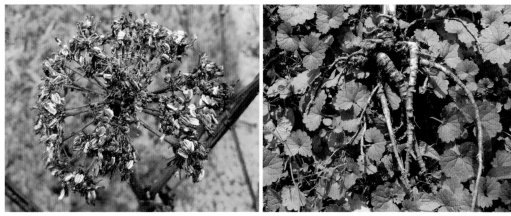

>>> 참당귀 열매   >>> 참당귀 뿌리(채취품)

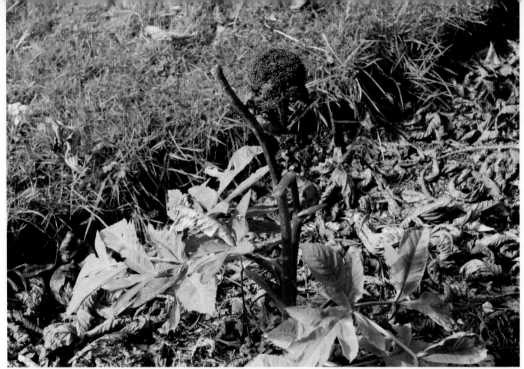

>>> 참당귀 지상부

액순환이 잘되게 한다. 팔다리를 잘 쓰지 못하고 마비되며 아픈 증상에 사용한다.

임상 응용

구어혈, 강장, 진정, 진통약으로, 빈혈, 복통, 월경불순, 월경통, 혈행장해, 여성의 갱년기 증상에 쓴다.

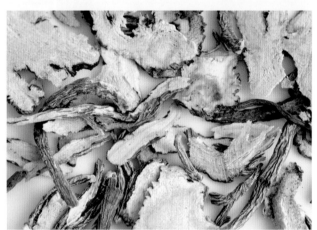

>>> 약재로 사용하는 참당귀 뿌리(당귀)

약용법

뿌리 10~15g을 물 800mL에 넣고 달여서 반으로 나누어 아침저녁으로 마신다.

주의사항

설사할 경우에는 쓰지 않는다.

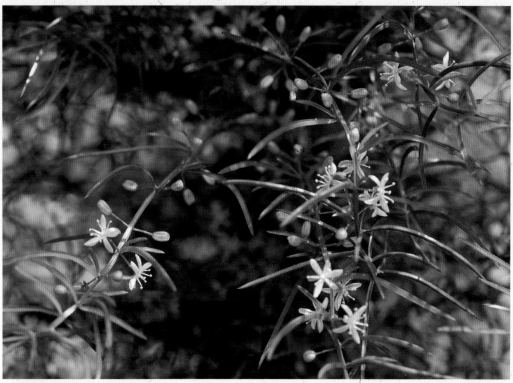

>>> 천문동 꽃과 열매

천문동

약재명 천문동(天門冬)

식물명 및 학명 천문동 *Asparagus cochinchinensis* Merrill

과 명 백합과(Liliaceae)

약용부위 덩이뿌리로서 뜨거운 물로 삶거나 찐 뒤에 겉껍질을 제거하고 말린 것

🌾 식약처의 법정 기원식물과 약용부위

약재 천문동(天門冬)은 천문동 *Asparagus cochinchinensis* Merrill(백합과 Liliaceae)의 덩이뿌리로서 뜨거운 물로 삶거나 찐 뒤에 겉껍질을 제거하고 말린 것이다.

한방 효능 분류

천문동 덩이뿌리인 약재 천문동(天門冬)의 한방 효능 분류군은 보익약(補益藥, 보약)이며 보익약 중에서 보음약(補陰藥, 진액을 보하는 약)에 속한다.

한방 효능

진액을 보충하여 건조하지 않게 한다(양음윤조, 養陰潤燥). 폐열(肺熱)을 식히고 진액 생성을 촉진한다(청폐생진, 淸肺生津).

약효 해설

폐에 생긴 여러 가지 열증(熱證)으로 마른기침이 나는 증상을 치료한다. 인후의 부종 및 동통에 유효하다. 열병(熱病)으로 가슴이 답답하고 입이 마르며 갈증이 나는 병증에 쓰인

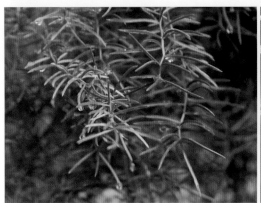

≫≫ 천문동 잎

≫≫ 천문동 꽃

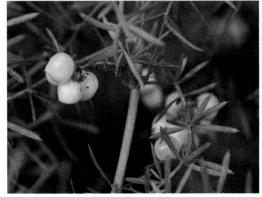

≫≫ 천문동 열매

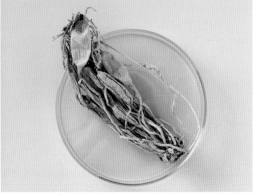

≫≫ 천문동 건조한 덩이뿌리(채취품)

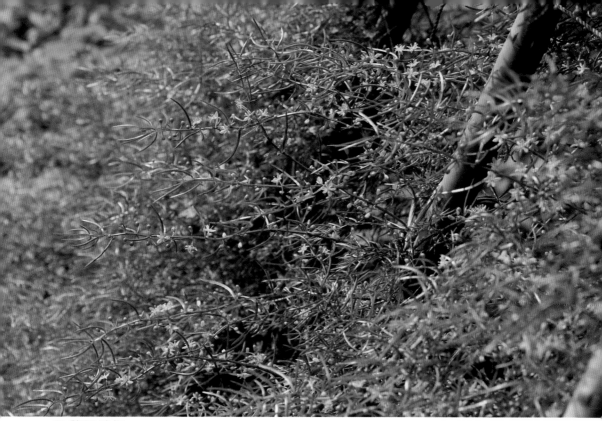

>>> 천문동 지상부

다. 당뇨 치료에 도움이 된다.

임상 응용

진해, 이뇨, 완화(緩和), 자양,
강장약으로, 마른기침, 호흡
곤란, 만성 기관지염, 결핵,
잘 때 땀이 많이 나는 증상,
구갈, 변비에 쓴다.

약용법

덩이뿌리 6~12g을 물 800mL
에 넣고 달여서 반으로 나누
어 아침저녁으로 마신다.

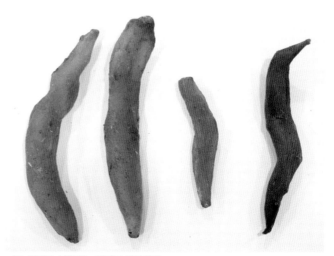

>>> 약재로 사용하는 천문동 덩이뿌리

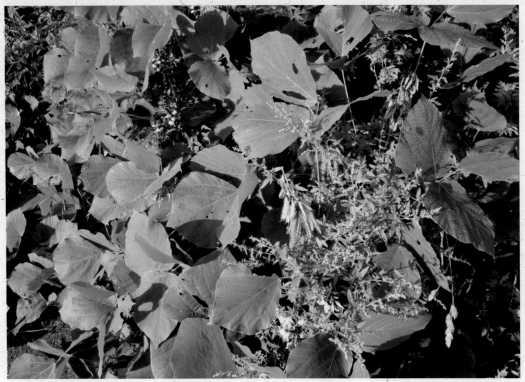

>>> 칡 꽃과 열매

칡

약재명 갈근(葛根)

식물명 및 학명 칡 *Pueraria lobata* Ohwi

과 명 콩과(Leguminosae)

약용부위 뿌리로서 그대로 또는 주피를 제거한 것

🌾 식약처의 법정 기원식물과 약용부위

약재 갈근(葛根)은 칡 *Pueraria lobata* Ohwi(콩과 Leguminosae)의 뿌리로서 그대로 또는 주피를 제거
한 것이다.

한방 효능 분류

칡 뿌리인 약재 갈근(葛根)의 한방 효능 분류군은 해표약[解表藥, (땀을 내어) 체표를 풀어주는 약]이며 해표약 중에서 발산풍열약(發散風熱藥, 체표에 머물러 있는 뜨거운 기운을 발산시키는 약)에 속한다.

한방 효능

땀을 약간 내어 근육을 풀어주고 열을 내린다(해기퇴열, 解肌退熱). 진액 생성을 촉진하고 갈증을 멎게 한다(생진지갈, 生津止渴). 발진이 잘 돋게 한다(투진, 透疹). 숙취를 해소한다(해주독, 解酒毒).

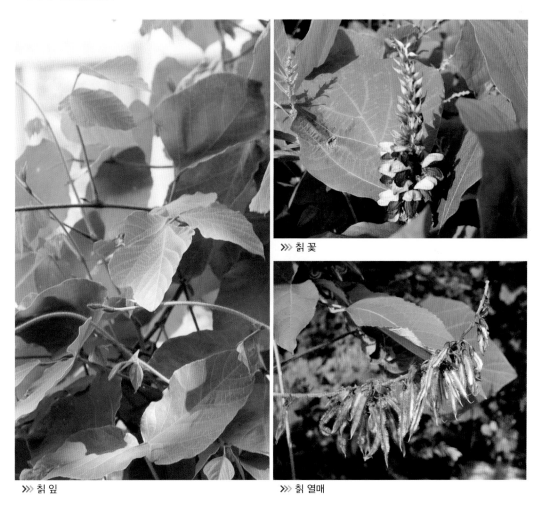

≫≫ 칡 꽃

≫≫ 칡 잎

≫≫ 칡 열매

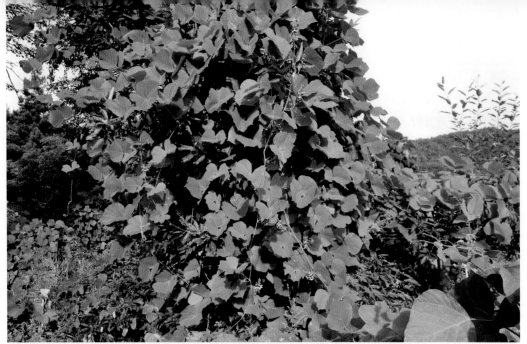

>>> 칡 지상부

약효 해설

열이 나는 것과 갈증을 해소한다. 정신이 아찔아찔하여 어지럽고 머리가 아픈 증상에 사용한다. 가슴이 막히는 듯하면서 아픈 증상에 유효하다. 고혈압으로 목덜미가 뻣뻣하고 아픈 증상을 치료한다. 진경(鎭痙), 혈당강하 작용이 있다.

>>> 약재로 사용하는 칡 뿌리(갈근)

임상 응용

발한, 해열, 진경약으로, 감기, 발열, 두통, 땀이 나지 않는 증상, 구갈, 하리(下痢)에 쓴다.

약용법

뿌리 10~15g을 물 800mL에 넣고 달여서 반으로 나누어 아침저녁으로 마시거나 즙을 내어 복용한다. 외용할 때는 적당량을 짓찧어서 환부에 붙인다.

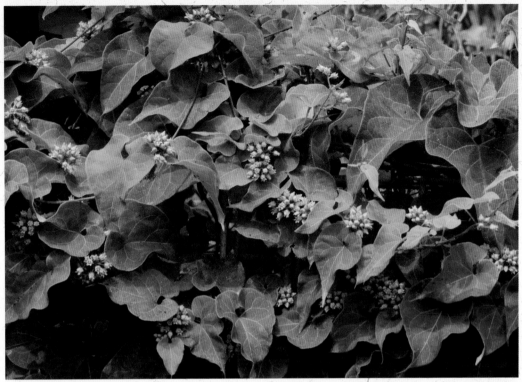
>>> 큰조롱(은조롱) 지상부

큰조롱(은조롱)

약재명 백수오(白首烏)

식물명 및 학명 큰조롱(은조롱) *Cynanchum wilfordii* Hemsley

과 명 박주가리과(Asclepiadaceae)

약용부위 덩이뿌리

🌿 식약처의 법정 기원식물과 약용부위

약재 백수오(白首烏)는 은조롱 *Cynanchum wilfordii* Hemsley(박주가리과 Asclepiadaceae)의 덩이뿌리
이다.

한방 효능 분류

큰조롱(은조롱) 덩이뿌리인 약재 백수오(白首烏)의 한방 효능 분류군은 보익약(補益藥, 보약)이며 보익약 중에서 보혈약(補血藥, 혈액을 보하는 약)에 속한다.

한방 효능

간(肝)과 신(腎)을 보한다(보간신, 補肝腎). 근육과 뼈를 튼튼하게 한다(강근골, 强筋骨). 비위(脾胃)를 건강하게 한다(건비위, 健脾胃). 독성을 없앤다(해독, 解毒).

약효 해설

머리카락과 수염이 회백색으로 변하는 증상에 유효하다. 발기부전, 무의식중에 정액이 나오는 증상에 사용한다. 머리가 어지럽고 정신이 없으면서 눈에 꽃 같은 물체가 보이는

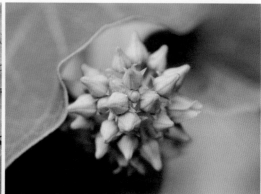

>>> 큰조롱(은조롱) 꽃봉오리

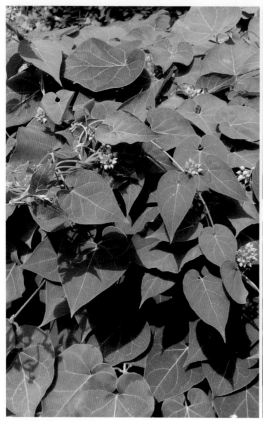

>>> 큰조롱(은조롱) 잎

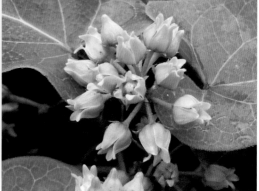

>>> 큰조롱(은조롱) 꽃

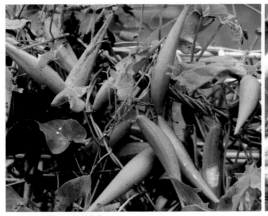
>>> 큰조롱(은조롱) 열매

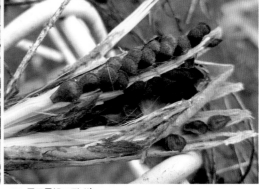
>>> 큰조롱(은조롱) 씨

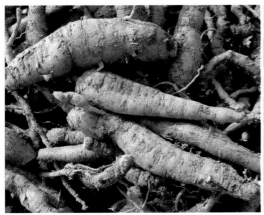
>>> 큰조롱(은조롱) 덩이뿌리(채취품)

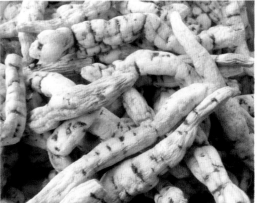
>>> 약재로 사용하는 큰조롱(은조롱) 덩이뿌리(백수오)

증상을 치료한다. 숙면을 이루지 못하면서 건망증이 있는 증상을 낫게 한다. 출산 후에 젖이 적게 나오는 증상에 쓴다. 복부가 부르고 그득한 증상에 활용한다. 식욕부진, 빈혈, 치질 치료에 도움이 된다.

약용법

덩이뿌리 9~15g을 물 800mL에 넣고 달여서 반으로 나누어 아침저녁으로 마신다. 외용할 때는 신선한 덩이뿌리를 짓찧어서 환부에 붙인다.

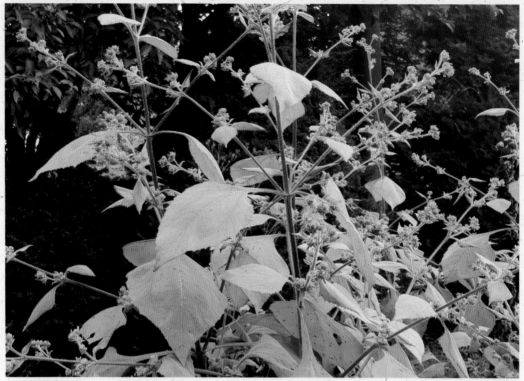

>> 털진득찰 지상부

털진득찰

약재명 희렴(豨薟)

식물명 및 학명 털진득찰 *Siegesbeckia pubescens* Makino

과 명 국화과(Compositae)

약용부위 지상부

🌾 식약처의 법정 기원식물과 약용부위

약재 희렴(豨薟)은 털진득찰 *Siegesbeckia pubescens* Makino 또는 진득찰 *Siegesbeckia glabrescens* Makino(국화과 Compositae)의 지상부이다.

한방 효능 분류

털진득찰 지상부인 약재 희렴(豨薟)의 한방 효능 분류군은 거풍습약(祛風濕藥, 저리고 아픈 것을 치료하는 약)이며 거풍습약 중에서 서근활락약(舒筋活絡藥, 근육을 이완시키고 경락을 원활하게 하는 약)에 속한다.

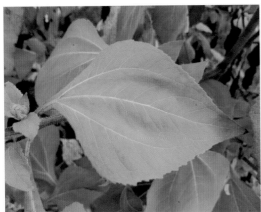

>>> 털진득찰 잎

>>> 털진득찰 줄기에 난 털

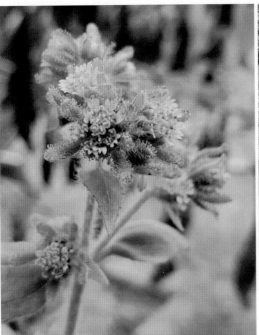

>>> 털진득찰 꽃

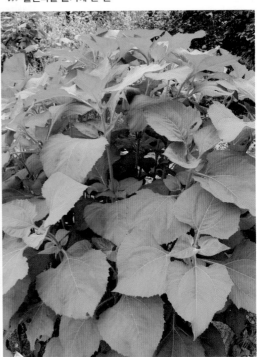

>>> 털진득찰 어린 지상부

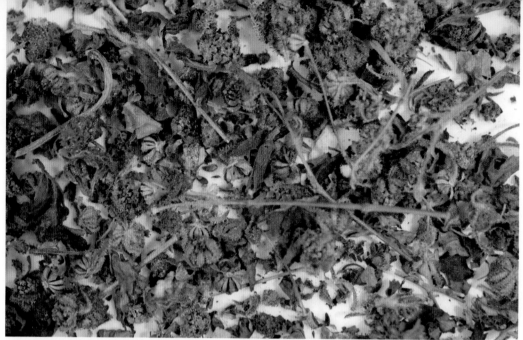

>>> 약재로 사용하는 털진득찰 지상부(희렴)

한방 효능

풍사(風邪)와 습사(濕邪)를 없앤다
(거풍습, 祛風濕). 관절을 편안하게
한다(이관절, 利關節). 독성을 없앤
다(해독, 解毒).

약효 해설

팔다리를 잘 쓰지 못하고 마비되며
아픈 증상에 쓴다. 사지마비를 치료
한다. 허리와 무릎이 시큰거리고 힘
이 없어지는 증상에 사용한다. 고혈
압, 급성 간염, 어지럼증에 효과가
있다.

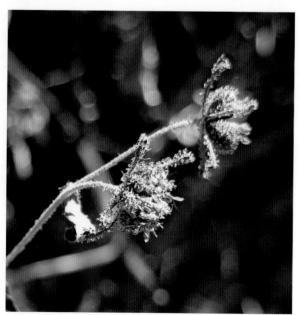

>>> 털진득찰 열매

약용법

지상부 9~12g을 물 800mL에 넣고 달여서 반으로 나누어 아침저녁으로 마신다.

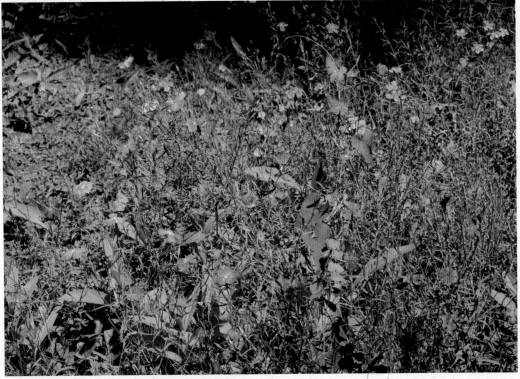

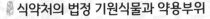 패랭이꽃 무리

패랭이꽃

약재명 구맥(瞿麥)

식물명 및 학명 패랭이꽃 *Dianthus chinensis* Linné

과 명 석죽과(Caryophyllaceae)

약용부위 지상부

🌾 식약처의 법정 기원식물과 약용부위

약재 구맥(瞿麥)은 술패랭이꽃 *Dianthus superbus* var. *longicalycinus* Williams 또는 패랭이꽃 *Dianthus chinensis* Linné(석죽과 Caryophyllaceae)의 지상부이다.

한방 효능 분류

패랭이꽃 지상부인 약재 구맥(瞿麥)의 한방 효능 분류군은 이수삼습약(利水滲濕藥, 소변을 잘 나가게 하는 약)이며 이수삼습약 중에서 이뇨통림약(利尿通淋藥, 소변을 잘 나가게 하고 요로 염증을 해소하는 약)에 속한다.

한방 효능

소변을 잘 나오게 하고 배뇨장애를 해소한다(이뇨통림, 利尿通淋). 혈액순환을 촉진하여 월경이 잘 나오게 한다(활혈통경, 活血通經).

약효 해설

소변을 시원하게 나가게 한다. 소변에 피가 섞여 나오는 임증에 사용한다. 임증의 하나로 소변이 잘 나오지 않으면서 아프고 결석이 섞여 나오는 병증에 쓰인다. 신염, 수종(水腫), 무월경 증상을 치료한다. 눈이 충혈되고 막 같은 것이 생기는 장애를 낫게 한다.

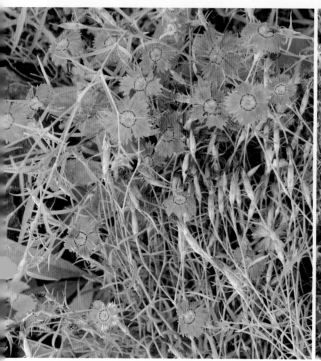

≫ 패랭이꽃 지상부

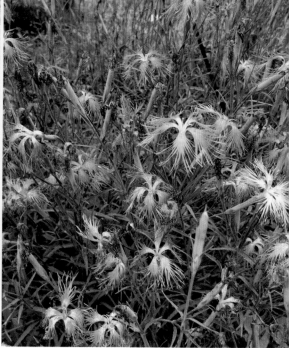

≫ 술패랭이꽃 지상부. 술패랭이꽃의 지상부도 패랭이꽃과 마찬가지로 약재 구맥(瞿麥)으로 쓸 수 있다.

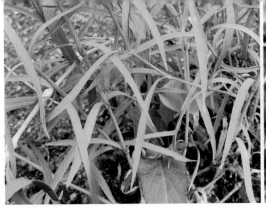

>>> 패랭이꽃 잎

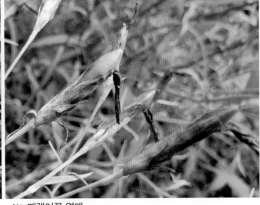

>>> 패랭이꽃 열매

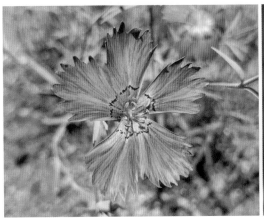

>>> 패랭이꽃 꽃. 꽃잎의 가장자리가 얕게 갈라진다.

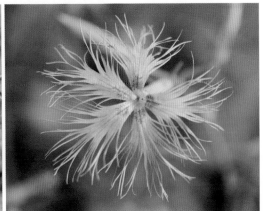

>>> 술패랭이꽃 꽃. 꽃잎의 가장자리가 길게 갈라진다.

임상 응용

소염, 이뇨약으로, 수종(水腫), 배뇨곤란, 임질에 쓴다.

약용법

지상부 9~15g을 물 800mL에 넣고 달여서 반으로 나누어 아침 저녁으로 마신다.

주의사항

임신부에게는 쓰지 않는다.

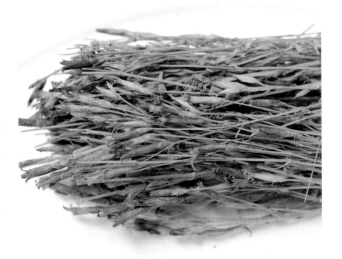

>>> 약재로 사용하는 패랭이꽃 지상부(구맥)

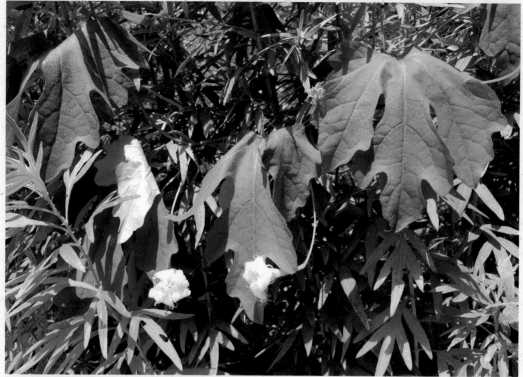

≫≫ 하늘타리 꽃과 잎

하늘타리

약재명 괄루근(栝樓根)

식물명 및 학명 하늘타리 *Trichosanthes kirilowii* Maximowicz

과 명 박과(Cucurbitaceae)

약용부위 뿌리로서 피부를 제거한 것

🌿 식약처의 법정 기원식물과 약용부위

약재 괄루근(栝樓根)은 하늘타리 *Trichosanthes kirilowii* Maximowicz 또는 쌍변괄루(雙邊栝樓) *Trichosanthes rosthornii* Harms(박과 Cucurbitaceae)의 뿌리로서 피부를 제거한 것이다.

한방 효능 분류

하늘타리 뿌리인 약재 괄루근(栝樓根)의 한방 효능 분류군은 청열약(淸熱藥, 열을 식히는 약)이며 청열약 중에서 청열사화약(淸熱瀉火藥, 불처럼 달아오른 열을 식히는 약)에 속한다.

한방 효능

열기를 식히고 화기(火氣)를 배출한다(청열사화, 淸熱瀉火). 진액 생성을 촉진하고 갈증을 멎게 한다(생진지갈, 生津止渴). 종기를 가라앉히고 고름을 배출시킨다(소종배농, 消腫排膿).

약효 해설

진액(津液)을 생기게 하고 갈증을 없애는 효능이 있다. 폐에 생긴 여러 가지 열증(熱證)으로

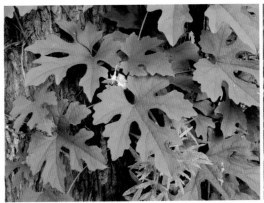

>>> 하늘타리 잎

>>> 하늘타리 열매

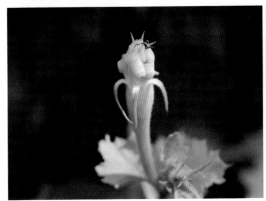

>>> 하늘타리 꽃봉오리

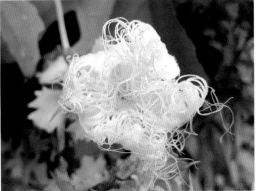

>>> 하늘타리 꽃

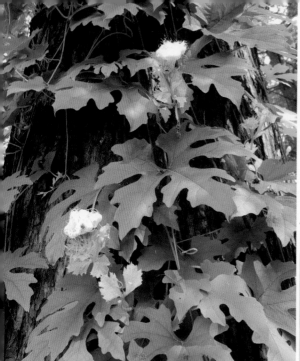

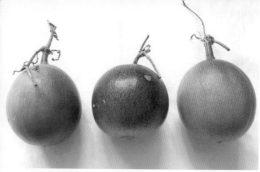

≫ 하늘타리 덜 익은 열매(채취품)

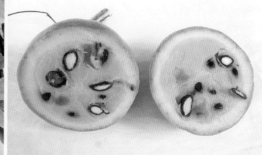

≫ 하늘타리 익은 열매(단면)

≫ 하늘타리 지상부

마른기침이 나는 증상을 낫게 한다. 황달과 소갈증에 사용한다. 혈당강하 작용이 있다.

임상 응용

지갈, 해열, 진해, 이뇨, 배농, 최유약으로, 목구멍이 붓고 아픈 병증, 호흡기질환에 쓴다.

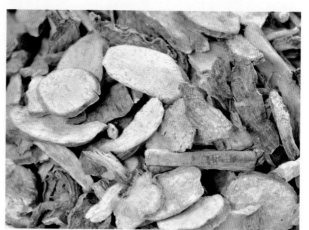

≫ 약재로 사용하는 하늘타리 뿌리(괄루근)

약용법

뿌리 10~15g을 물 800mL에 넣고 달여서 반으로 나누어 아침저녁으로 마신다.

주의사항

천오(川烏), 초오(草烏), 부자(附子)와 함께 사용하면 안 된다. 임신부는 사용을 삼간다.

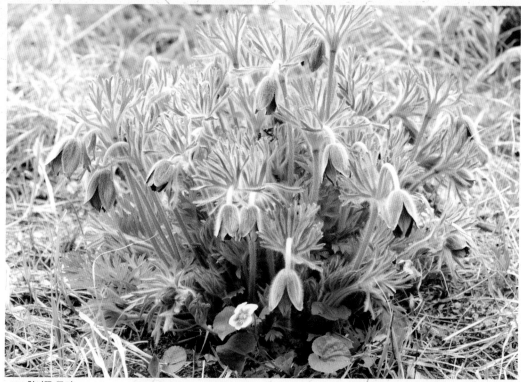

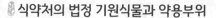 할미꽃 무리

할미꽃

약재명 백두옹(白頭翁)

식물명 및 학명 할미꽃 *Pulsatilla koreana* Nakai

과 명 미나리아재비과(Ranunculaceae)

약용부위 뿌리

🌿 식약처의 법정 기원식물과 약용부위

약재 백두옹(白頭翁)은 할미꽃 *Pulsatilla koreana* Nakai 또는 백두옹(白頭翁) *Pulsatilla chinensis* Regel(미나리아재비과 Ranunculaceae)의 뿌리이다.

한방 효능 분류

할미꽃 뿌리인 약재 백두옹(白頭翁)의 한방 효능 분류군은 청열약(淸熱藥, 열을 식히는 약)
이며 청열약 중에서 청열해독약(淸熱解毒藥, 열독을 없애는 약)에 속한다.

한방 효능

열독(熱毒)을 해소한다(청열해독, 淸熱解毒). 혈열(血熱)을 식히고 이질을 멎게 한다(양혈지
리, 凉血止痢).

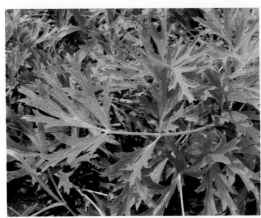

>>> 할미꽃 잎

>>> 할미꽃 갓털

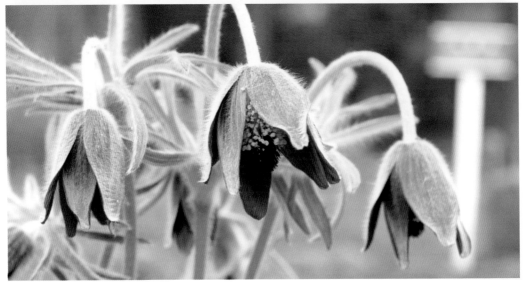

>>> 할미꽃 꽃

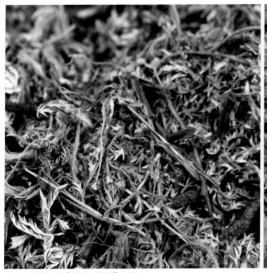
≫≫ 약재로 사용하는 백두옹 전초

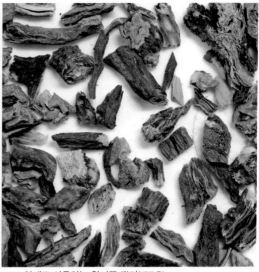
≫≫ 약재로 사용하는 할미꽃 뿌리(백두옹)

약효 해설

질 점막의 트리코모나스에 대해 살충 작용을 나타낸다. 자궁에서 분비물이 나오고 가려운 증상을 치료한다. 이질을 치료한다. 코피, 치질 출혈을 멎게 한다. 열을 내리고 해독한다.

임상 응용

소염, 수렴, 지혈, 지사약으로, 산후하리(産後下痢), 출혈, 복통에 쓴다.

약용법

뿌리 9~15g을 물 800mL에 넣고 달여서 반으로 나누어 아침저녁으로 마신다.

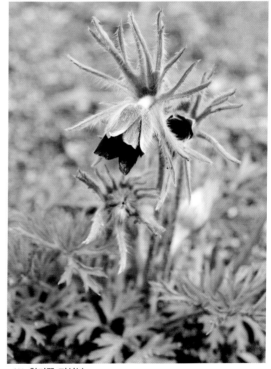
≫≫ 할미꽃 지상부

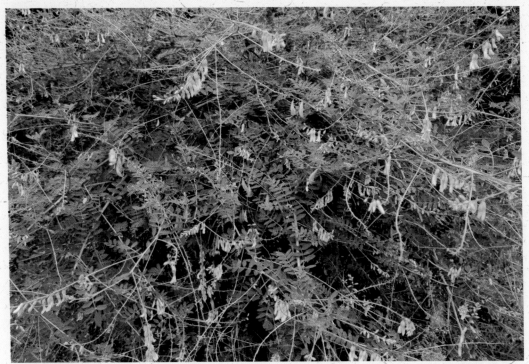

>>> 황기 지상부

황기

약재명 황기(黃芪)

식물명 및 학명 황기 *Astragalus membranaceus* Bunge

과 명 콩과(Leguminosae)

약용부위 뿌리로서 그대로 또는 주피를 제거한 것

식약처의 법정 기원식물과 약용부위

약재 황기(黃芪)는 황기 *Astragalus membranaceus* Bunge 또는 몽골황기(蒙古黃芪) *Astragalus membranaceus* Bunge var. *mongholicus* Hsiao(콩과 Leguminosae)의 뿌리로서 그대로 또는 주피를 제거한 것이다.

한방 효능 분류

황기 뿌리인 약재 황기(黃芪)의 한방 효능 분류군은 보익약(補益藥, 보약)이며 보익약 중에서 보기약(補氣藥, 기운을 보하는 약)에 속한다.

한방 효능

기(氣)를 보하고 양기(陽氣)를 끌어 올린다(보기승양, 補氣升陽). 체표를 튼튼하게 하여 땀을 멎게 한다(고표지한, 固表止汗). 소변을 잘 나오게 하고 부종을 가라앉힌다(이수소종, 利水消腫). 진액 생성을 촉진하고 혈열(血熱)을 식힌다(생진양혈, 生津凉血). 기운이 잘 소통

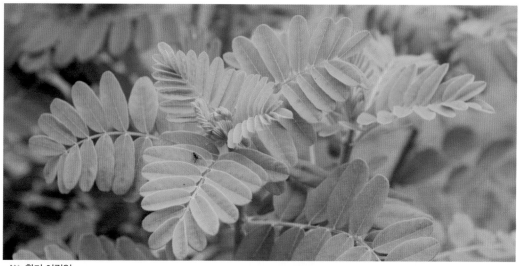

>>> 황기 어린잎

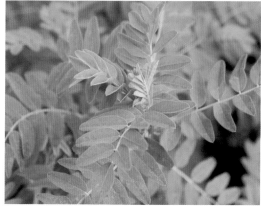

>>> 황기 잎

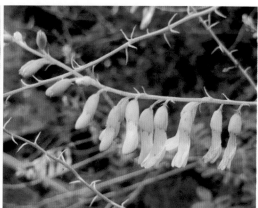

>>> 황기 꽃

되도록 하여 저리고 아프거나 마비되는 증상을 풀어준다(행체통비, 行滯通痺). 독기를 제거하고 고름이 잘 배출되게 한다(탁독배농, 托毒排膿). 상처를 아물게 하고 새살이 나게 한다(염창생기, 斂瘡生肌).

약효 해설

잠자거나 깨어 있는 상태에서 식은땀이 많이 흐르는 증상에 사용한다. 허약체질과 급만성 신염에 쓴다. 반신불수 치료에 도움이 된다. 혈변(血便)과 함께 여성의 성기로부터 비

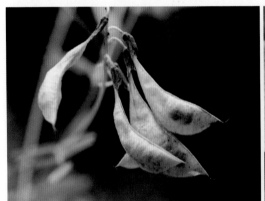
>>> 황기 열매

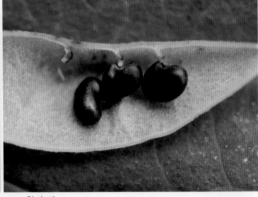
>>> 황기 씨

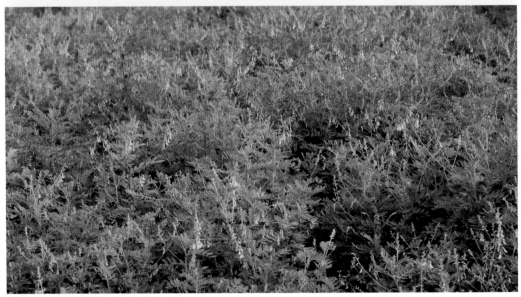
>>> 황기 재배지

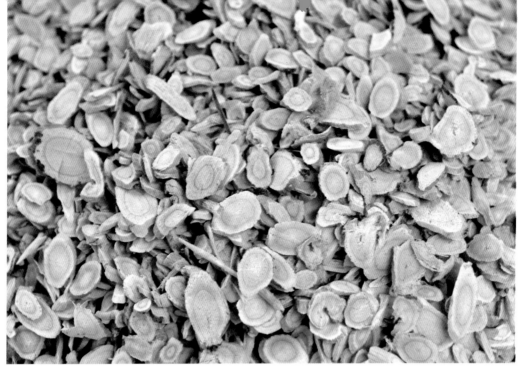

>>> 약재로 사용하는 황기 뿌리

정상적으로 피가 나오는 증상을 치료한다. 식사를 지나치게 적게 하여 대변이 무른 증상을 낫게 한다.

임상 응용

강장, 강심, 이뇨, 지한약으로, 허약체질, 식욕부진, 만성 하리, 혈변, 반신불수, 잘 때 땀이 많이 나는 증상, 부종, 다뇨(多尿), 급만성 신염, 당뇨병에 쓴다.

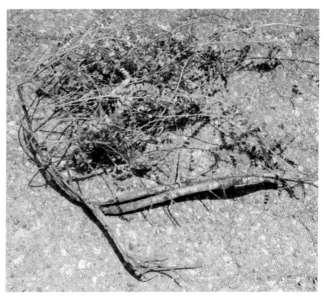

>>> 황기 전초(채취품)

약용법

뿌리 9~30g을 물 800mL에 넣고 달여서 반으로 나누어 아침저녁으로 마신다.

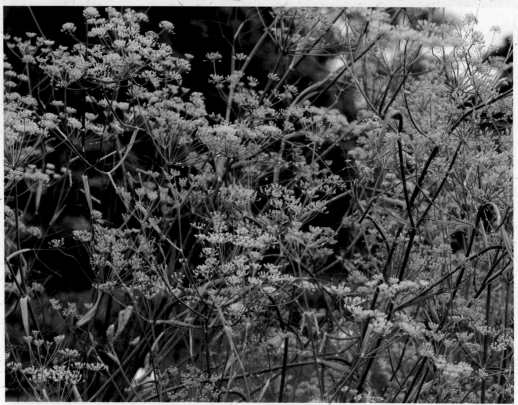

≫≫≫ 회향 지상부

회향

약재명 회향(茴香)

식물명 및 학명 회향 *Foeniculum vulgare* Miller

과 명 산형과(Umbelliferae)

약용부위 잘 익은 열매

🌾 **식약처의 법정 기원식물과 약용부위**

약재 회향(茴香)은 회향 *Foeniculum vulgare* Miller(산형과 Umbelliferae)의 잘 익은 열매이다.

한방 효능 분류

회향 잘 익은 열매인 약재 회향(茴香)의 한방 효능 분류군은 온리약(溫裏藥, 속을 따뜻하게 하는 약)에 속한다.

한방 효능

한사(寒邪)를 없애고 통증을 멎게 한다(산한지통, 散寒止痛). 기(氣)를 통하게 하고 위장을 편안하게 한다(이기화위, 理氣化濕).

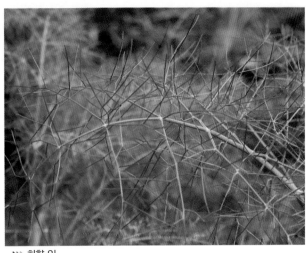

>>> 회향 잎

약효 해설

배꼽 주위가 짜는 듯이 아프고 손발이 차가워지는 병증에 쓰인다. 복부가 부르고 그득하며 통증이 있는 증상을 없앤다. 음식 섭취량이 적으며 토하고 설사하는 증상에 사용한다. 위액 분비를 촉진하여 소화를 돕고 식욕을 돋우는 작용이 있다. 정장, 구풍(驅風), 진경작용이 있다.

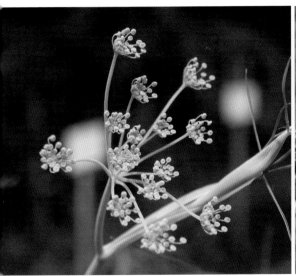

>>> 회향 꽃봉오리

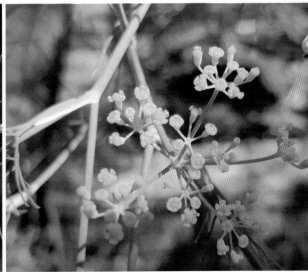

>>> 회향 꽃

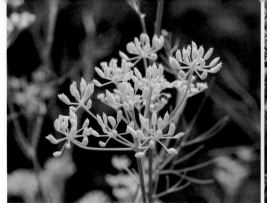

>>> 회향 덜 익은 열매

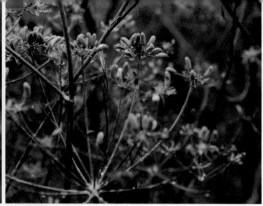

>>> 회향 익은 열매

임상 응용

방향성 건위, 구풍, 거담, 진통약으로, 하복통(下腹痛), 상복통(上腹痛), 고환통(睾丸痛), 구토, 식욕부진에 쓴다.

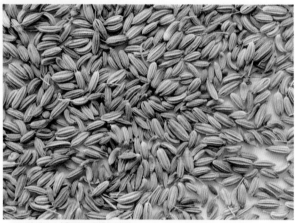

약용법

열매 3~6g을 물 800mL에 넣고 달여서 반으로 나누어 아침저녁으로 마신다.

>>> 약재로 사용하는 회향 열매

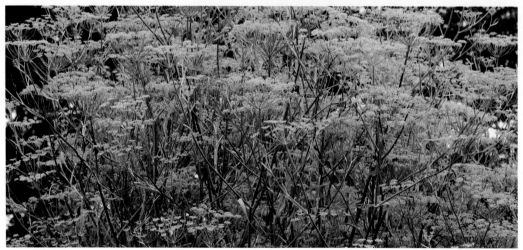

>>> 회향 무리

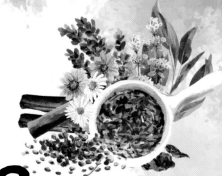

Part 2
건강에 좋은 향신료

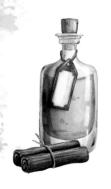 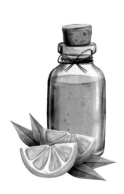 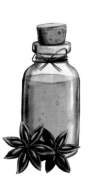 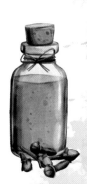

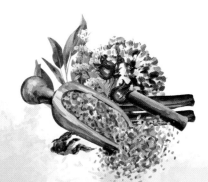

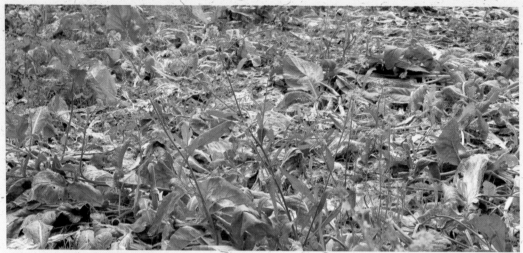

>>> 갓 무리. 갓의 씨를 개자라고 부른다.

개자(갓)

영어명 mustard

한약명 개자(芥子, 씨), 개채(芥菜, 잎줄기)

식물명 및 학명 갓 *Brassica juncea* (L.) Czern.

과 명 십자화과(Cruciferae)

이용부위 씨, 잎줄기

🌾 식품공전

한국 《식품공전》의 '식품에 사용할 수 있는 원료' 목록의 '갓' 항목에 줄기, 잎, 씨앗, 뿌리가 수재되어 있으므로 이들을 식용할 수 있다.

🌾 갓김치

갓은 잎줄기를 김치 재료로 사용하며 전남 여수시 돌산지역의 유명한 채소이다. 일본의 다카나(高菜) 품종이 1950년대에 여수시 돌산에 도입되어 재배된 것으로 우리나라 재래갓과 외형적 특성 및 맛 차이가 뚜렷하고 지역토성에 알맞아 돌산갓으로 명명되어 오늘날의 갓김치 재료가 되었다. 돌산갓 김치는 항암, 고혈압억제 효능이 알려져 있다.

재배지

중앙아시아가 원산지이며 프랑스, 이탈리아, 인도, 중국, 일본, 미국에서 많이 재배한다.

매운맛 성분

개자에는 시니그린(sinigrin) 성분이 함유되어 있지만 자극 작용이 없다. 그렇지만 개자를 으깨거나 자극을 주게 되면 효소(myroshinase)에 의해 맵고 자극적인 알릴이소티오시아네이트(allyl isothiocyanate)의 정유 성분으로 변하게 된다.

한방 효능

[씨] 중초[中焦, 위(胃)의 소화작용을 맡으며 심장에서 배꼽 사이의 부분]를 따뜻하게 하여 한사(寒邪)를 제거하는 효능이 있다. 경락을 통하게 하고 부은 종기나 상처를 치료한다.

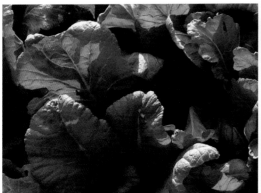

≫≫ 갓 잎(전라남도 여수시 돌산읍)

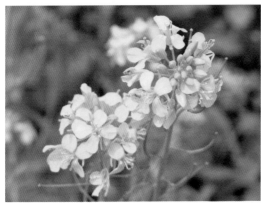

≫≫ 갓 꽃

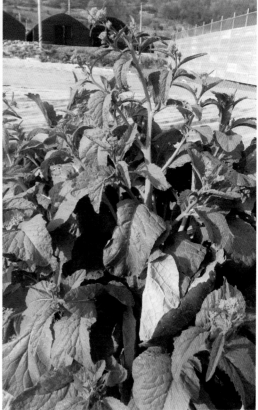

≫≫ 갓 지상부(전라남도 여수시 돌산읍)

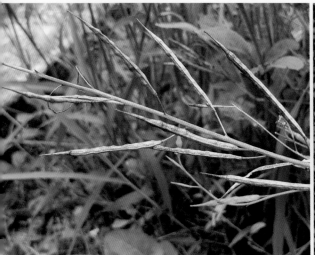
>>> 갓 열매

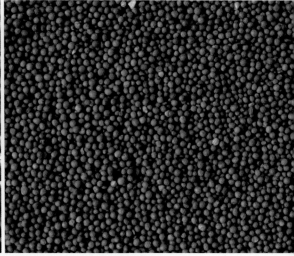
>>> 향신료로 사용하는 갓 씨(개자)

[잎줄기] 옹저(癰疽)나 상처가 부은 것을 삭아 없어지게 하고 뭉치거나 몰린 것을 헤치는 효능이 있다.

약효 해설

[씨] 기침, 가래를 없애준다. 관절의 마비, 동통을 풀어준다. 살균작용이 있다. 식욕증진 작용이 있다.

[잎줄기] 비·위장 부위를 따뜻하게 한다. 가래를 없애준다. 기 순환을 도와준다. 갓 잎에서 분리한 플라보노이드 성분은 간보호 작용이 있다.

약용법

씨 3~9g 또는 잎줄기 10~15g을 물 800mL에 넣고 달여서 반으로 나누어 아침저녁으로 마신다.

요리 및 이용

상쾌한 매운맛을 내기 위해 씨를 건조하여 분말로 만들어 사용한다. 중세 유럽에서는 서민들도 사용가능했던 유일한 향신료였다. 씨 그대로는 방향과 매운맛이 없지만 가루에 따뜻한 물을 부어 혼합하면 방향과 매운맛이 생긴다. 생선회에 소량 첨가하여 먹는다.

214

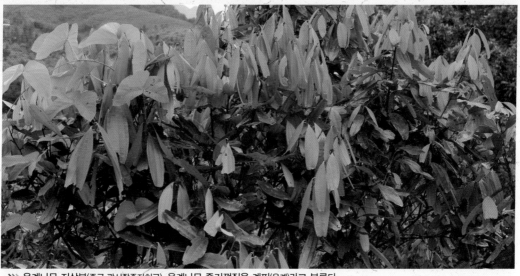

>>> 육계나무 지상부(중국 광시좡족자치구). 육계나무 줄기껍질을 계피(육계)라고 부른다.

계피(시나몬)

향신료

영어명 cinnamon, cinnamon bark

한약명 육계(肉桂)

식물명 및 학명 육계나무 *Cinnamomum cassia* (L.) J.Presl

과 명 녹나무과(Lauraceae)

이용부위 줄기껍질

🌾 식품공전

한국 《식품공전》의 '식품에 사용할 수 있는 원료' 목록의 '계피' 항목에 가지(계지), 줄기껍질(육계)이 수재되어 있으므로 이들을 식용할 수 있다.

🌾 계피와 육계

《동의보감》에서는 계피, 계심(桂心), 계지(桂枝), 육계(肉桂)로 분류되어 있으나 우리나라 한약에 관한 공정서인 《대한민국약전》에는 계피는 수재되어 있지 않고 육계와 계지, 계심만 기재되어 있다. 그렇지만 식품의 소재로서 계피의 이름으로 잘 알려져 있어 계피로 기재한다.

재배지

스리랑카와 인도남부가 원산지이며 오늘날 열대 모든 지역에서 재배한다.

계피의 약효성분

계피의 정유 성분은 시남알데히드(cinnamaldehyde)가 주성분이다. 이 성분은 혈액순환개선, 항암, 항염증 작용이 있으며 식품첨가물이나 향료로도 쓰인다.

한방 효능

신양(腎陽)을 보하고 양기(陽氣)를 도와준다. 음양을 조화하는 작용이 있다. 한사(寒邪)를

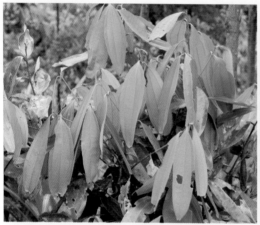
>>> 육계나무 잎(중국 광시좡족자치구 팡청강시 육계농장)

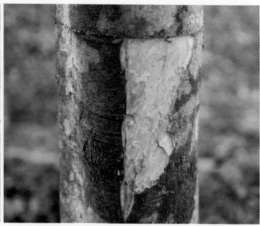
>>> 육계나무 나무줄기

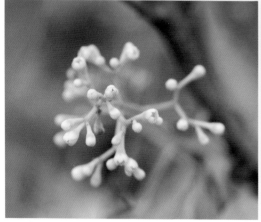
>>> 육계나무 꽃봉오리

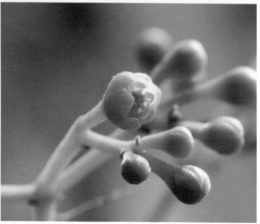
>>> 육계나무 꽃(중국 광둥성 광저우시 광둥성중약연구소)

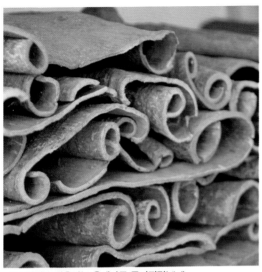

≫ 약재로 사용하는 육계나무 줄기껍질(계피)

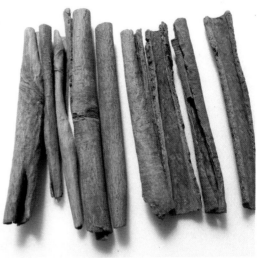

≫ 향신료로 많이 사용하는 실론계피. 유럽에서는 실론계피를 향신료로 즐겨 쓴다.

없애고 통증을 멈춘다. 경맥(經脈, 후두 옆에서 뛰는 맥)을 따뜻하게 하여 흐름을 원활하게 한다.

약효 해설

허리와 무릎의 연약증, 양기 부족, 소변을 자주 보고 변이 묽은 증상에 효력이 탁월하다. 배가 차고 설사, 구토가 있을 때 쓴다. 방향성 건위제로 식욕부진, 소화불량에 쓴다. 발한, 해열 작용이 있다.

약용법

줄기껍질 1~5g을 물 800mL에 넣고 달여서 반으로 나누어 아침저녁으로 마신다.

요리 및 이용

약간의 매운맛과 단맛을 수반하는 청량감 그리고 독특한 방향성이 특징이다. 계피를 설탕과 함께 사용하면 보다 달게 느끼게 된다. 그래서 설탕과 계피가루를 섞어 계피 설탕을 만들어 커피, 홍차에 이용하면 좋으며, 과자류, 음료, 소스 등에도 활용한다. 따뜻한 음료의 향을 내거나 수정과 만드는 데 계피를 활용한다.

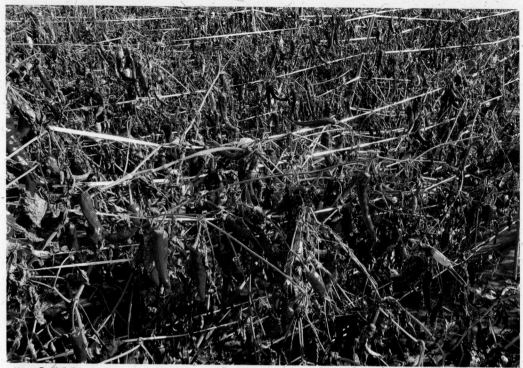
>>> 고추 재배지

고추

영어명 capsicum, chilly pepper

한약명 고초(苦椒)

식물명 및 학명 고추 *Capsicum annuum* L.

과 명 가지과(Solanaceae)

이용부위 열매

🌾**식품공전**

한국 《식품공전》의 '식품에 사용할 수 있는 원료' 목록의 '고추' 항목에 잎, 열매가 수재되어 있으므로 이들을 식용할 수 있다.

218

재배지

북미 남부지역과 남미의 북부지역이 원산지이며 아시아, 아프리카 등 세계 각지에서 광범위하게 재배한다.

한방 효능

중초(中焦, 위의 소화작용을 맡으며 심장에서 배꼽 사이의 부분)를 따뜻하게 하여 한사(寒邪)를 제거하는 효능이 있다. 기운을 아래로 내리고 음식 소화를 돕는다.

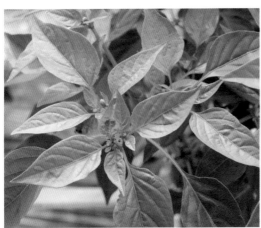
≫≫ 고추 잎

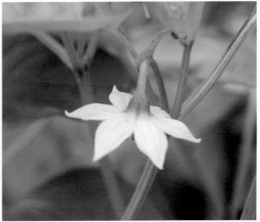
≫≫ 고추 꽃

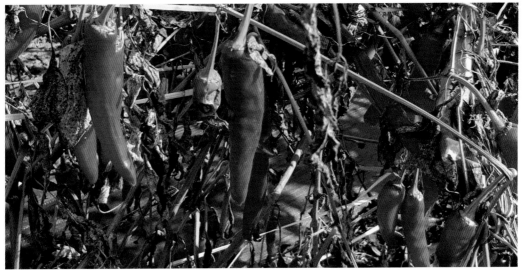
≫≫ 고추 열매

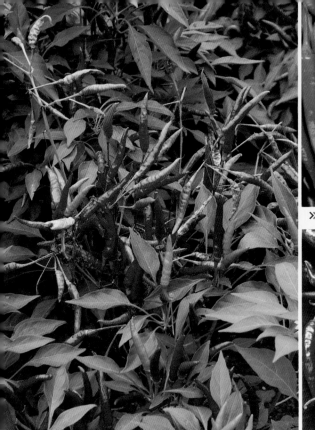

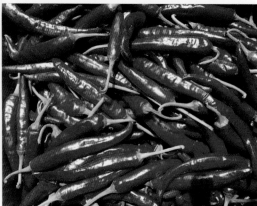

>>> 고추 열매(채취품, 푸른색)

>>> 고추 열매(채취품, 붉은색)

>>> 고추 지상부

약효 해설

소량으로 위액분비 촉진 작용이 있어 식욕을 증진시킨다. 강장, 발한 작용이 있다. 항류머티즘 작용이 있다. 고추 잎에서 분리한 바니린산(vanilic acid)은 강한 항산화 작용이 있다.

약용법

열매 1~3g을 가루 또는 환제로 만들어 먹는다.

요리 및 이용

정유 성분이 거의 없으므로 향은 거의 없으나 카로티노이드(carotenoid) 성분의 함량에 의해 매운맛의 정도가 좌우된다. 고추는 부각, 전, 조림, 장아찌로 만들어 먹으며 다양한 요리에 활용한다.

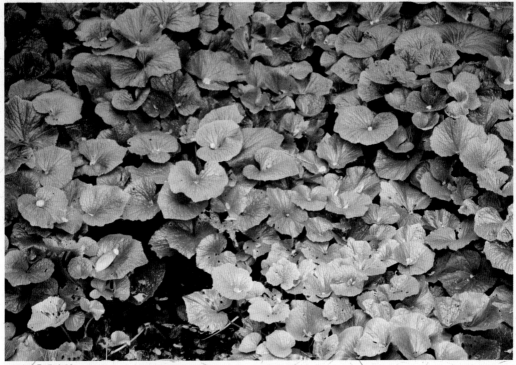

>>> 고추냉이 잎

고추냉이(와사비)

영어명 wasabi

한약명 산규(山葵)

식물명 및 학명 고추냉이 *Eutrema japonicum* (Miq.) Koidz. [= *Wasabia japonica* (Miq.) Matsum.]

과 명 십자화과(Cruciferae)

이용부위 뿌리

🌾 **식품공전**

한국 《식품공전》의 '식품에 사용할 수 있는 원료' 목록의 '고추냉이' 항목에 뿌리, 줄기, 잎이 수재되어 있으므로 이들을 식용할 수 있다.

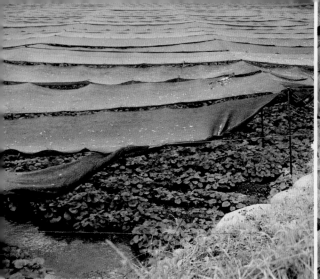

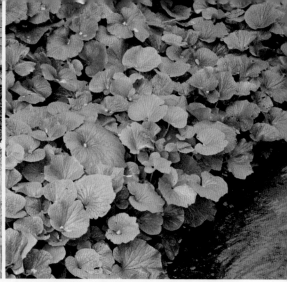

>>> 고추냉이 농장(일본 나가노현)

>>> 고추냉이 재배지. 재배에 필요한 깨끗한 물이 항상 흐른다(오른쪽 아래).

재배지

일본이 원산지이며 일본, 북미, 뉴질랜드 그리고 한국에서도 재배한다.

한방 효능

속을 따뜻하게 하고 소화를 돕는다. 땀을 나게 한다.

약효 해설

소화 촉진 효능이 있다. 간염에도 효능이 있다. 신경통에 쓰인다.

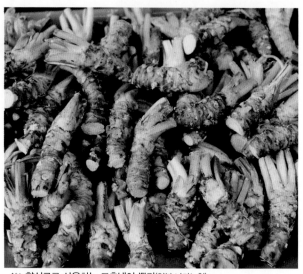

>>> 향신료로 사용하는 고추냉이 뿌리(일본 나가노현)

요리 및 이용

생선회와 다양한 종류의 초밥에 생뿌리를 갈아서 소량 첨가하여 먹는다. 주요 자극성분은 시니그린(sinigrin) 성분이며 이 성분에는 매운맛이 없지만 효소에 의해 변화된 성분이 톡 쏘는 맛을 낸다. 식욕증진 작용이 있어 예부터 매운맛을 가진 건위약으로 이용되고 있다.

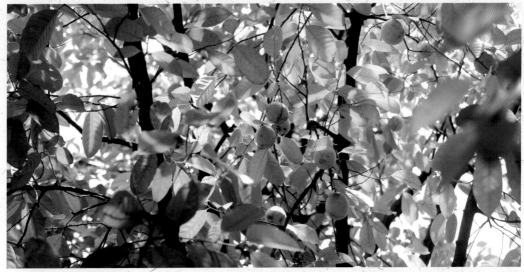

>>> 육두구 열매와 잎(스리랑카)

넛메그(육두구)

영어명 nutmeg(씨), mace(가종피)

한약명 육두구(肉豆蔲, 씨)

식물명 및 학명 육두구 *Myristica fragrans* Houtt.

과 명 육두구과(Myristicaceae)

이용부위 씨, 가종피

🌾 식품공전

한국 《식품공전》의 '식품에 사용할 수 있는 원료' 목록의 '육두구' 항목에 씨앗(육두구), 가종피(Mace)가 수재되어 있으므로 이들을 식용할 수 있다.

🌿 넛메그과 메이스

육두구의 열매가 완전히 성숙하면 살구같이 보이며, 갈라져서 심홍색의 씨가 드러난다. 육두구의 씨인 넛메그(nutmeg)를 둘러싸고 있는 가종피(假種皮. 씨 표면을 덮고 있는 특수한 부속물) 말린 것을 메이스(mace)라고 한다. 이 메이스는 육두구 열매 속의 육두구 씨를 싸고 있는 섬유같은 물질이다.

재배지

인도네시아 몰루카 제도가 원산지이며 인도네시아, 뉴기니, 그라나다 등이 세계 생산량의 대부분을 차지한다.

한방 효능

기(氣)를 소통시키고 소화시키는 효능이 있다. 비위(脾胃) 부분을 따뜻하게 하고 설사를 그치게 하는 효능이 있다.

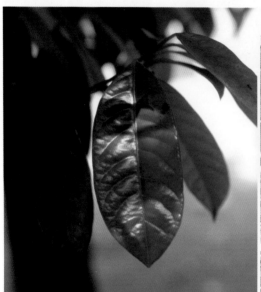

>>> 육두구 잎(스리랑카)

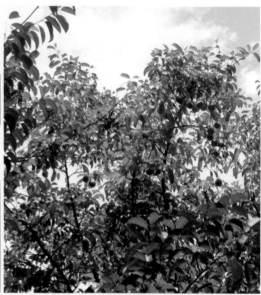

>>> 육두구 나무모양(스리랑카)

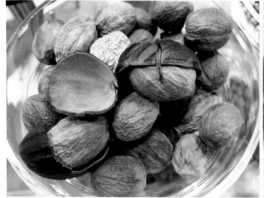

>>> 육두구 씨와 씨껍질

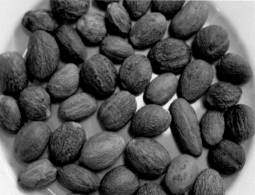

>>> 향신료로 사용하는 육두구 씨(넛메그)

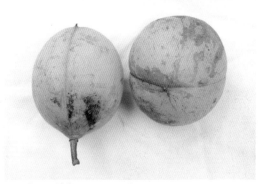

≫ 육두구 열매(채취품, 스리랑카)

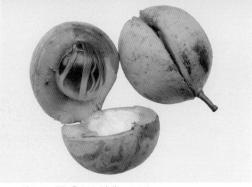

≫ 반으로 자른 육두구 열매(스리랑카)

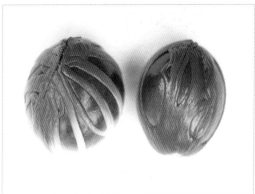

≫ 육두구 씨와 메이스(씨껍질을 둘러싸고 있는 붉은 망사 모양의
조직, 스리랑카)

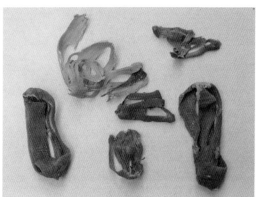

≫ 향신료로 사용하는 메이스

약효 해설

소화를 촉진시키고 장을 튼튼하게 한다. 구풍제(驅風劑) 즉 소화관에 가스가 차서 불쾌한
팽만감이 있을 때 장관(腸管)운동을 항진시켜서 가스를 제거하는 약으로 사용한다. 식욕
부진, 복부팽만에 효과가 있다. 설사와 이질을 멈추게 한다. 장내가스를 배출하며 건위
작용이 있다.

약용법

씨 3~10g을 물 800mL에 넣고 달여서 반으로 나누어 아침저녁으로 마신다.

요리 및 이용

육두구 씨인 넛메그와 씨껍질인 메이스는 향미료로 사용하며 이들의 향미는 비슷하다.
강한 향과 맛을 내므로 생선구이, 통조림, 조개, 치즈 요리에 어울리고 야채와 감자를 양
념할 때도 사용한다. 소량의 메이스는 갈아서 완성된 요리 위에 올리기도 한다.

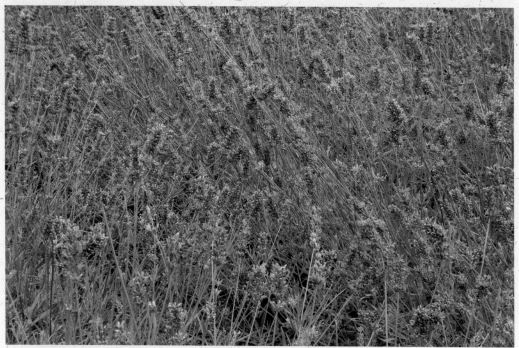

>>> 라벤더 무리(프랑스 지베르니)

라벤더

영어명 lavender

한약명 훈의초(薰衣草)

식물명 및 학명 라벤더 *Lavandula angustifolia* Mill., *Lavandula vera* DC., *Lavandula officinalis* Chaix

과 명 꿀풀과(Labiatae)

이용부위 지상부

🌾 **식품공전**

한국 《식품공전》의 '식품에 사용할 수 있는 원료' 목록의 '라벤더' 항목에 잎, 꽃이 수재되어 있으므로 이들을 식용할 수 있다.

재배지

지중해 연안이 원산지이며 아프리카 북서부의 카나리아제도에서 유럽 남부, 인도에 걸쳐 약 30종이 분포한다.

한방 효능

열사를 제거하고 열독을 풀어준다.

약효 해설

정신이 아찔아찔하여 어지러운 증상을 낮게 한다. 입이나 혀에 생긴 종기를 없애준다. 두통 증상을 없애준다.

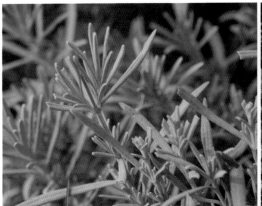

>>> 라벤더(*Lavandula angustifolia*) 잎

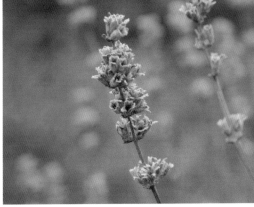

>>> 라벤더(*Lavandula angustifolia*) 꽃

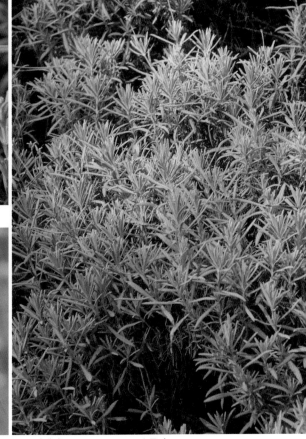

>>> 라벤더(*Lavandula angustifolia*) 무리

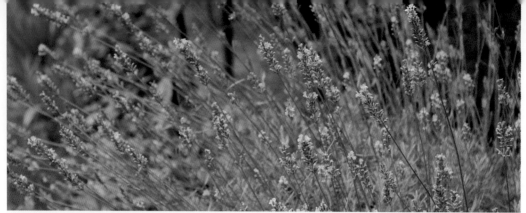

>>> 라벤더(*Lavandula vera*) 무리

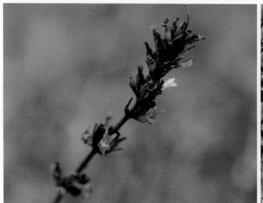

>>> 라벤더(*Lavandula vera*) 꽃과 열매

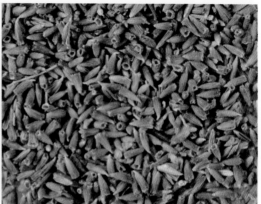

>>> 향신료로 사용하는 라벤더 열매

약용법

지상부 3~9g을 물 800mL에
넣고 달여서 반으로 나누어
아침저녁으로 마신다.

요리 및 이용

설탕 절임 등에 곁들이면 맛
과 향이 좋아지며 빵이나 케
이크, 비스킷에 첨가하여 사
용하기도 한다. 라벤더의 지
속성 방향을 활용하여 향수에
첨가하여 이용한다.

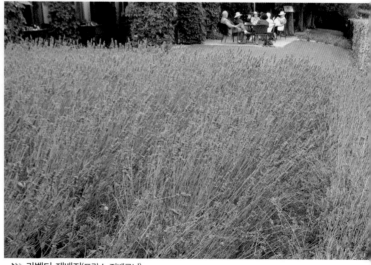

>>> 라벤더 재배지(프랑스 지베르니)

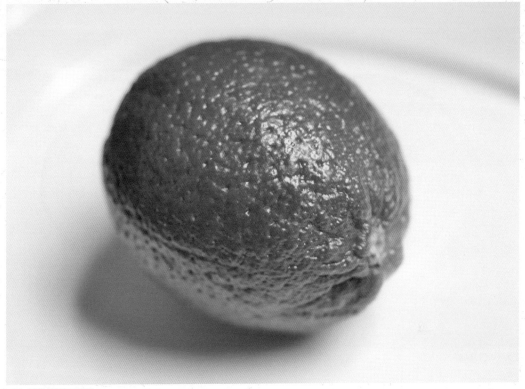

>>> 라임 열매(채취품)

라임

영어명 lime, key lime, west Indian lime

식물명 및 학명 라임 *Citrus aurantiifolia* (Christm.) Swingle

과 명 운향과(Rutaceae)

이용부위 열매

📗 식품공전
한국 《식품공전》의 '식품에 사용할 수 있는 원료' 목록의 '라임' 항목에 열매가 수재되어 있으므로 이를 식용할 수 있다.

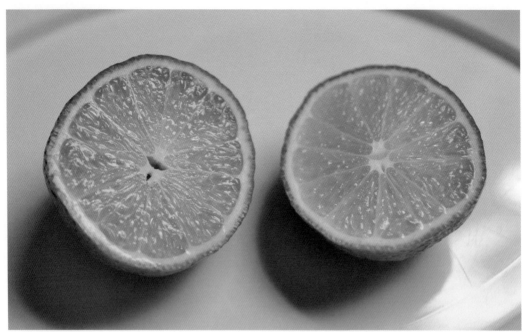

>>> 라임 열매(단면)

재배지
인도네시아, 말레이시아가
원산지이다.

약효 해설
열매에 함유된 플라보노이
드 성분이 여러 형태의 암의
세포분화를 방지하는 효과
가 알려져 있다.

요리 및 이용
레몬보다 크기는 작지만 신
맛과 향기가 강해 많이 사용

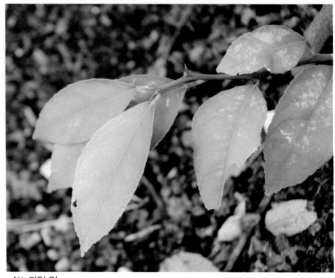

>>> 라임 잎

한다. 과즙을 소스, 생선 요리, 고기 요리에 널리 사용하며 칵테일 재료로도 이용한다.

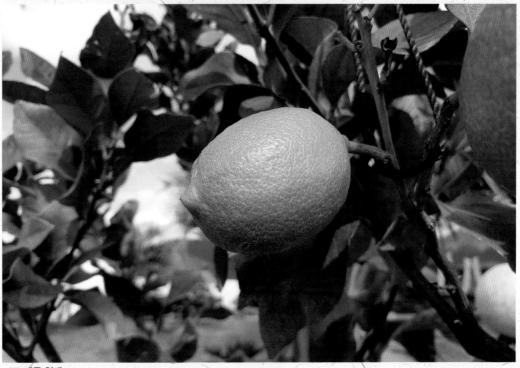

>>> 레몬 열매

레몬

영어명 lemon

한약명 영몽(柠檬)

식물명 및 학명 레몬 *Citrus limon* (L.) Osbeck

과 명 운향과(Rutaceae)

이용부위 열매

🌾 **식품공전**

한국 《식품공전》의 '식품에 사용할 수 있는 원료' 목록의 '레몬' 항목에 열매, 열매껍질이 수재되어 있으므로 이들을 식용할 수 있다.

재배지

원산지는 인도, 파키스탄으로 추정되며 미국, 이탈리아, 스페인, 그리스 등이 주산지이다.

한방 효능

진액을 생성하며 더위 먹은 것을 풀어준다. 위기(胃氣)를 조화롭게 하고 임신부와 태아를 안정시킨다.

약효 해설

식욕 증진 효과가 있다. 임신구토에 효과가 있다. 더위 먹어 입안이 마르고 갈증나는 것을 없애준다. 강장, 항산화 작용이 있다.

약용법

열매 적당량을 내복한다.

요리 및 이용

레몬은 구연산과 비타민 C 함량이 풍부하여 칵테일, 샐러드 드레싱, 채소, 육류, 생선 요리 등 다양하게 사용할 수 있다. 그리고 홍차에 레몬을 넣거나 커피에 레몬 과즙을 1~2방울을 넣으면 맛있게 마실 수 있다.

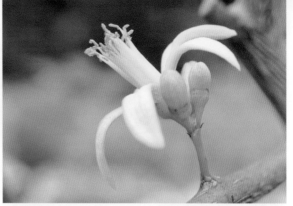

≫≫ 레몬 꽃

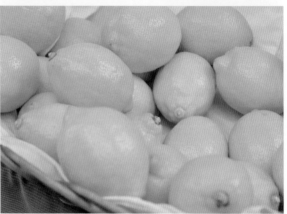

≫≫ 레몬 열매(채취품)

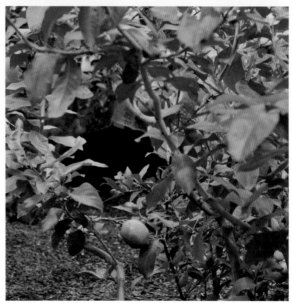

≫≫ 레몬 지상부

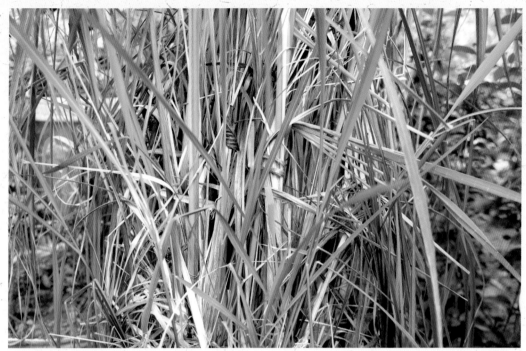

>>> 레몬그라스 지상부

레몬그라스

영어명 lemongrass

한약명 향모(香茅)

식물명 및 학명 레몬그라스 *Cymbopogon citratus* (DC.) Stapf, *Cymbopogon flexuosus* (Nees ex Steud.) W. Watson

과 명 벼과(Gramineae)

이용부위 지상부

🌾식품공전

한국 《식품공전》의 '식품에 사용할 수 있는 원료' 목록의 '레몬그라스' 항목에 줄기, 잎이 수재되어 있으므로 이들을 식용할 수 있다.

재배지

인도 남부와 스리랑카에서 유래한 것으로 추정되며 브라질, 베트남이 주산지이다.

한방 효능

풍(風)을 제거하고 경락에 기가 잘 통하게 한다. 비위 주위를 따뜻하게 하고 통증을 없애 준다. 지사 효능이 있다.

약효 해설

감기 두통, 위통을 치료한다. 타박상을 치료하고 어혈을 제거한다. 꽃은 속을 따뜻하게 하고 위(胃)를 편안하게 한다. 강장, 이뇨 작용이 있다. 소화 촉진 작용이 있다.

약용법

지상부 6~15g을 물 800mL에 넣고 달여서 반으로 나누어 아침저녁으로 마시거나 적당 량 외용한다.

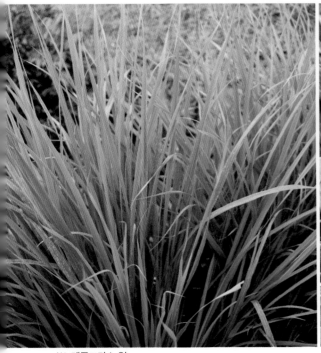

≫≫ 레몬그라스 잎

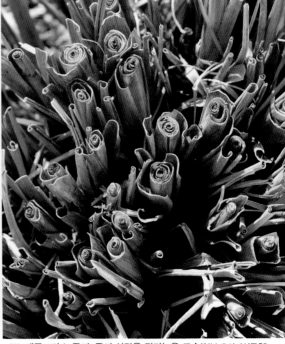

≫≫ 레몬그라스 줄기. 줄기 상단을 잘라놓은 모습(일본 오사카식물원)

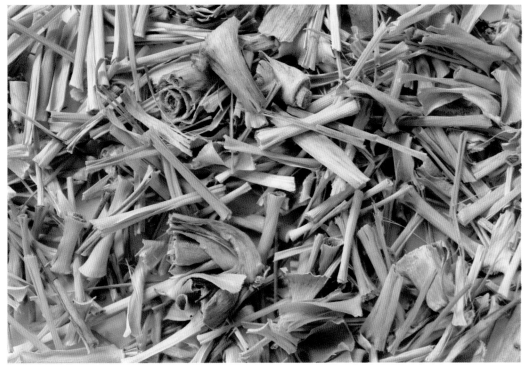

>>> 향신료로 사용하는 레몬그라스 지상부

요리 및 이용

레몬그라스는 수프를 만드는 데 사용되거나 여러 향신료 혼합물의 재료로 이용된다. 생선, 어패류, 가금류 요리에 향미를 내기 위해 사용할 경우, 줄기에 흠집을 내어 솥에 넣어 가열한 후 제거한다. 레몬과 비슷한 방향이 있어 동남아시아에서 수프나 카레 요리에 빠지지 않는다. 향의 주성분은 레몬과 같이 시트랄(citral)으로 정유 성분의 60~70%를 차지한다.

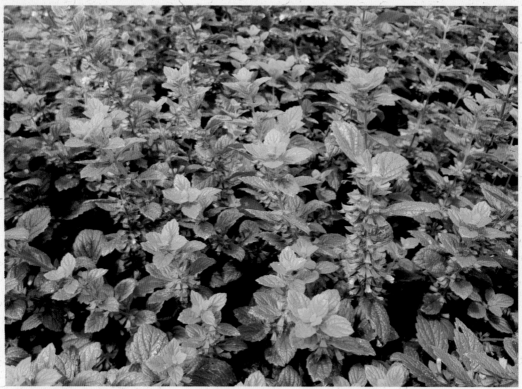

>>> 레몬밤 지상부(잎)

레몬밤

영어명 lemon balm, melissa

식물명 및 학명 레몬밤 *Melissa officinalis* L.

과 명 꿀풀과(Labiatae)

이용부위 잎

🌾 식품공전

한국 《식품공전》의 '식품에 사용할 수 있는 원료' 목록의 '레몬밤' 항목에 잎이 수재되어 있으므로
이를 식용할 수 있다.

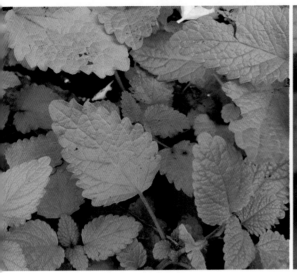

>>> 레몬밤 잎

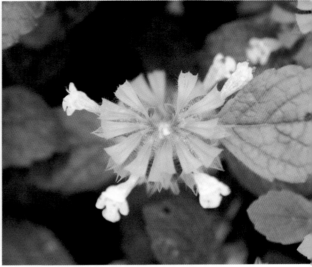

>>> 레몬밤 꽃

재배지

지중해 동부지역과 소아시아가 원산
지이며 프랑스, 독일, 이탈리아, 스페
인에서 재배한다.

약효 해설

정신안정 효과가 있다. 강장 작용이
있다. 구풍 효능이 있다.

요리 및 이용

레몬 냄새가 나는 잎은 샐러드, 수프,
소스에 활용하며 건조 잎은 허브차로
사용한다.

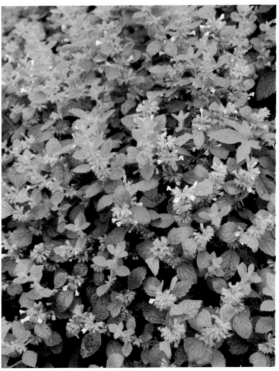

>>> 레몬밤 지상부(꽃)

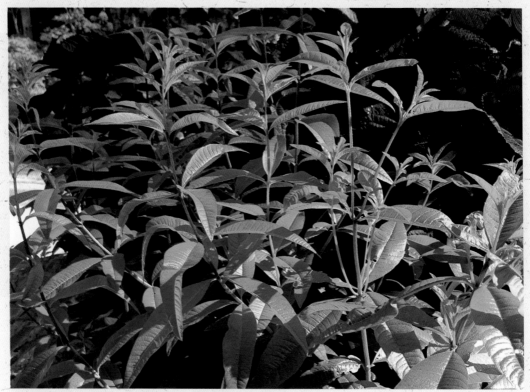

>>> 레몬버베나 지상부

레몬버베나

영어명 lemon verbena, lemon beebrush

식물명 및 학명 레몬버베나 *Aloysia triphylla* (L'Hér.) Britton

과 명 마편초과(Verbenaceae)

이용부위 잎

📗식품공전

한국 《식품공전》의 '식품에 사용할 수 있는 원료' 목록의 '레몬버베나' 항목에 잎이 수재되어 있으므로 이를 식용할 수 있다.

재배지

아르헨티나, 칠레가 원산지이며 18세기 유럽에 전파되었다. 우리나라에서도 재배한다.

약효 해설

소화 및 진통 작용이 있다. 항산화 작용이 있다.

요리 및 이용

레몬 향으로 유럽의 남부 요리에 많이 활용되며 생잎은 샐러드, 수프 그리고 레몬그라스 대용으로 쓰인다. 차 또는 화장품 재료로도 이용한다. 충북 청원군 소재의 상수허브랜드 입구에서 레몬버베나를 재배하고 있는데, 레몬버베나 향이 입구의 다른 허브식물 향기와 어우러져 방문객들이 짙은 향을 맡으면서 입장할 수 있다.

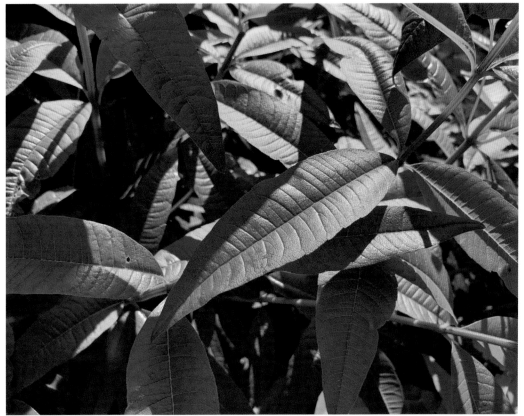

>>> 레몬버베나 잎

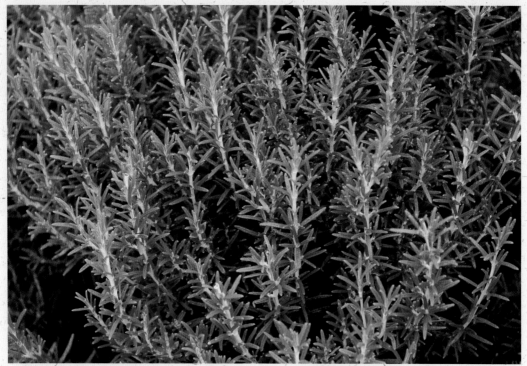
>>> 로즈마리 지상부

로즈마리

영어명 rosemary

한약명 미질향(迷迭香)

식물명 및 학명 로즈마리 *Rosmarinus officinalis* L.

과 명 꿀풀과(Labiatae)

이용부위 지상부

📘식품공전

한국 《식품공전》의 '식품에 사용할 수 있는 원료' 목록의 '로즈마리' 항목에 순, 잎, 꽃이 수재되어 있으므로 이들을 식용할 수 있다.

재배지

지중해 지역이 원산지이며 프랑스, 스페인, 이탈리아, 미국 등에서 대량 재배한다.

한방 효능

발한(發汗) 효능이 있다. 위액분비를 촉진하여 소화를 돕는 효능이 있다. 마음을 안정시키고 진정시킨다.

약효 해설

담즙분비 촉진 작용이 있다. 두통을 없애는 작용이 있다. 소화 촉진 효능이 있다. 혈압강

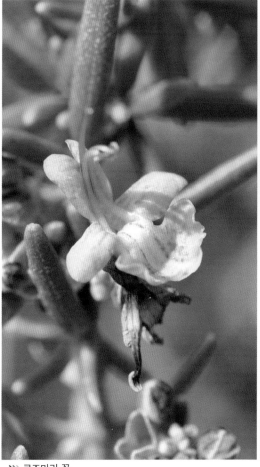

>>> 로즈마리 꽃

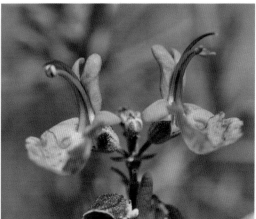

>>> 로즈마리 Benenden blue 품종의 꽃

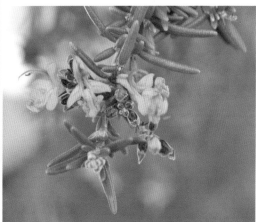

>>> 로즈마리 Majorca pink 품종의 꽃

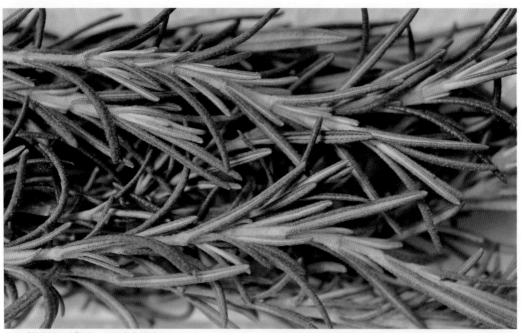

>>> 향신료로 사용하는 로즈마리 지상부

하 작용이 있다. 항균 작용이 있다.

약용법

지상부 4.5~9g을 물 800mL에 넣고 달여서 반으로 나누어 아침저녁으로 마시거나 적당량 외용한다.

요리 및 이용

향기가 있어 잎과 가지는 고기 요리, 소스, 수프, 샐러드 드레싱에 사용한다. 신선한 잔가지는 양고기 밑에 깔거나 생선 속에 넣어서 요

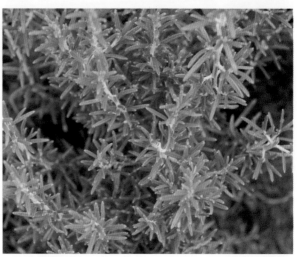

>>> 로즈마리 잎

리하며 잎은 토마토 수프, 찜 요리에 넣어 사용하거나 차로 활용하기도 한다. 정유 성분은 화장품이나 비누의 방향제로 쓰인다.

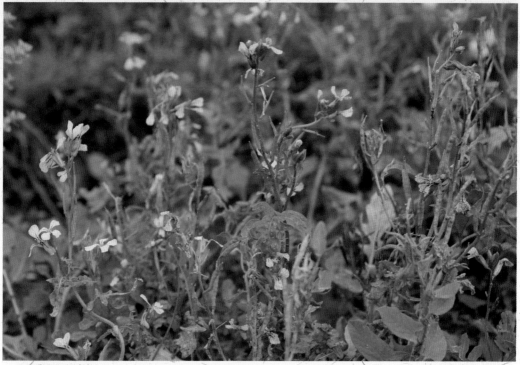

>>> 로켓(루콜라) 지상부

로켓(루콜라, 아루굴라)

향신료

영어명 rocket, rucola, arugula(잎)

한약명 지마채(芝麻菜, 씨)

식물명 및 학명 로켓(루콜라, 아루굴라) *Eruca vesicaria* (L.) Cav.(= *Eruca sativa* Mill.)

과 명 십자화과(Cruciferae)

이용부위 잎, 씨

🌾 **식품공전**

한국 《식품공전》의 '식품에 사용할 수 있는 원료' 목록의 '루꼴라(로케트)' 항목에 잎, 꽃이 수재되어 있으므로 이들을 식용할 수 있다.

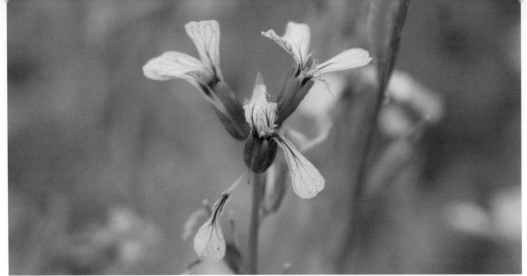

>>> 로켓(루콜라) 꽃

재배지

지중해 지역이 원산지이며 인도, 파키스탄, 이란에서 많이 생산한다.

씨의 한방 효능

기운을 아래로 내려 수기(水氣)를 잘 소통되게 한다.

씨의 약효 해설

복수(腹水)에 유효하다. 기침, 가래
를 없앤다.

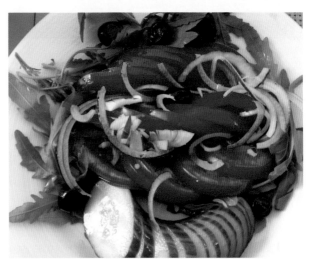

약용법

씨 6~12g을 물 800mL에 넣고 달
여서 반으로 나누어 아침저녁으로
마신다.

요리 및 이용

매운맛이 나며 잎을 샐러드로 이
용하거나 잎을 잘라서 수프, 피자,
스테이크에 얹어 맛을 낸다.

>>> 오스트리아 빈 식당에서 주문한 샐러드. 향신료인 로켓(루콜라)이 깔
려 있다.

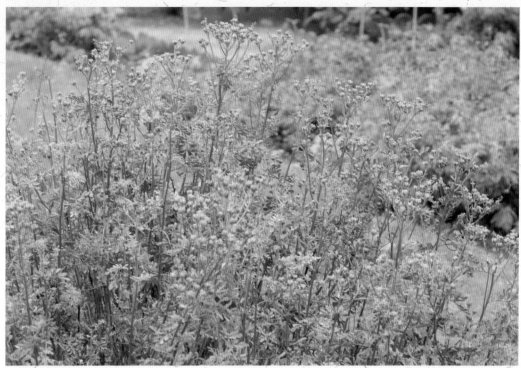

>>> 루 지상부

향신료

영어명 rue, herb of grace

한약명 취초(臭草)

식물명 및 학명 루 *Ruta graveolens* L.

과 명 운향과(Rutaceae)

이용부위 지상부

 식품공전

한국 《식품공전》의 '식품에 사용할 수 있는 원료' 또는 '식품에 제한적으로 사용할 수 있는 원료' 목록에 '루'가 수재되어 있지 않다.

재배지

유럽 남부가 원산지이며 프랑스, 스페인, 모로코가 주산지이다.

한방 효능

풍(風)을 제거하고 열을 없앤다. 혈(血) 운행을 활발히 하여 어혈(瘀血)을 없애는 효능이 있다. 종기를 없애주고 독성을 풀어주는 효능이 있다.

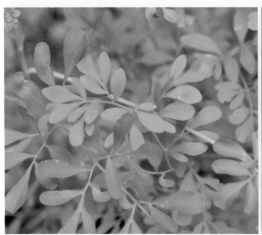

≫≫ 루 잎

≫≫ 루 꽃

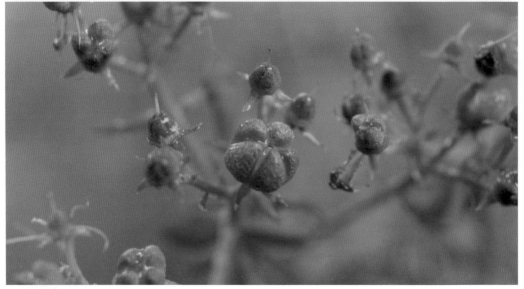

≫≫ 루 열매

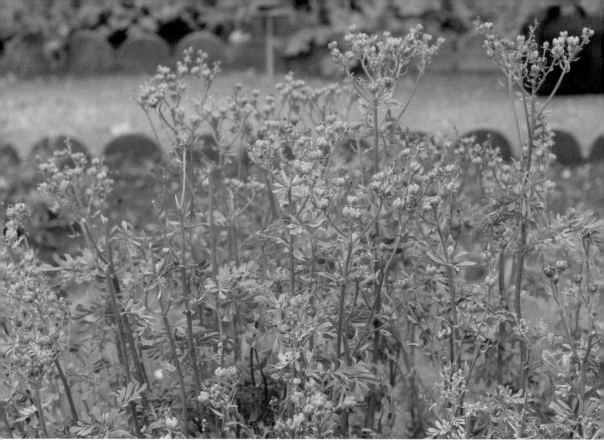

>>> 루 무리

약효 해설

감기로 나는 열을 없애준다. 습진에 유효하다. 소아경련을 치료한다. 월경불순에 효과가
있다.

약용법

지상부 3~9g을 물 800mL에 넣고 달여서 반으로 나누어 아침저녁으로 마시거나 적당량
외용한다.

요리 및 이용

샐러드에 쓴맛을 내기 위해 사용하지만 쓴맛이 강하므로 소량 이용해야 한다. 어린잎을
잘라 고기, 야채, 샌드위치 등에 사용한다. 독성이 있어 다량 섭취하면 안 되며 민감한
사람들에게는 피부 염증을 일으킬 수도 있으니 주의해야 한다.

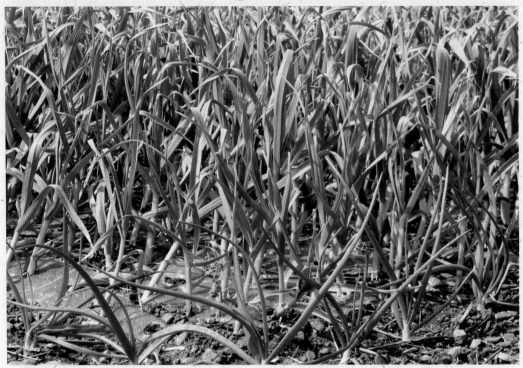

≫≫ 마늘 지상부

마늘

영어명 garlic

한약명 대산(大蒜)

식물명 및 학명 마늘 *Allium sativum* L.

과 명 백합과(Liliaceae)

이용부위 비늘줄기

🌾**식품공전**

한국 《식품공전》의 '식품에 사용할 수 있는 원료' 목록의 '마늘' 항목에 뿌리, 비늘줄기, 꽃줄기, 잎이
수재되어 있으므로 이들을 식용할 수 있다.

재배지

중앙아시아가 원산지이며 이집트, 스페인, 이탈리아와 한국, 중국, 일본에서 대량 생산한다.

마늘의 약리성분

마늘의 대표 성분은 알리인(alliin)이다. 마늘을 자르거나 으깨면, 마늘 속의 효소에 의해 이 성분이 자극성이 강한 냄새가 나는 알리신(allicin)으로 변한다. 마늘 속 효소는 열에 매우 약해서 가열하면 기능을 상실한다. 마늘을 열탕에 넣거나 구울 때 냄새가 나지 않는 이유도 이 때문이다.

한방 효능

비위(脾胃) 부분을 따뜻하게 하고 체한 것을 소통시켜 준다. 해독 효능이 있다.

약효 해설

기침 치료에 유효하다. 설사, 이질에 효과가 있다. 소종 작용이 있다. 인체 간암세포, 결장암세포에 효과가 있다.

약용법

비늘줄기 5~10g을 물 800mL에 넣고 달여서 반으로 나누어 아침저녁으로 마시거나 생마늘 또는 구운 마늘을 그대로 먹는다.

요리 및 이용

다양한 황 함유 화합물의 영향으로 나는 강

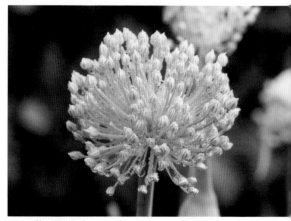

≫≫ 마늘 꽃봉오리

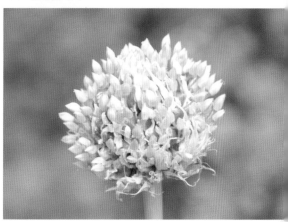

≫≫ 마늘 꽃(스위스 베른시 베른식물원)

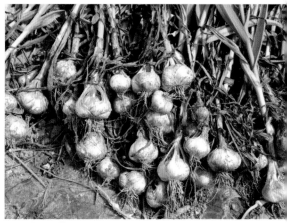

≫≫ 마늘 수확(전라남도 고흥군)

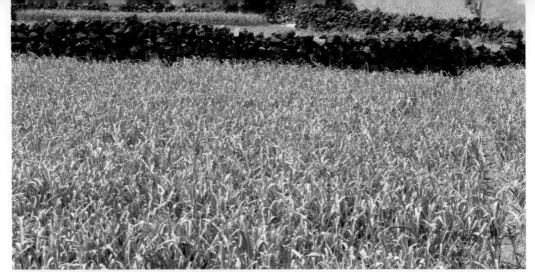

>>> 마늘 재배지(제주특별자치도)

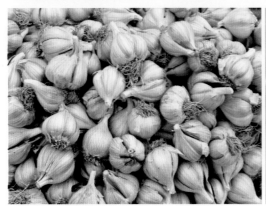

>>> 마늘 비늘줄기(채취품, 껍질 제거 전)

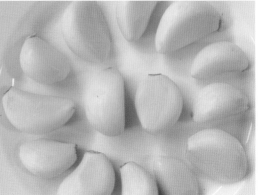

>>> 향신료로 사용하는 마늘 비늘줄기(껍질 제거 후)

한 향미 때문에 동양 요리는 물론 프랑스, 이태리 요리에 이용된다. 특히 우리나라에서는 각종 음식의 조미료로 사용하고 있다. 장아찌, 볶음 요리로 해서 먹으며 빵, 파스타 그리고 김치 등의 각종 요리에도 활용한다.

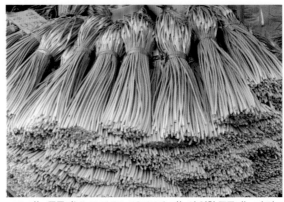

>>> 마늘 꽃줄기(마늘종, 판매품, 서울약령시). 마늘의 연한 꽃줄기는 쪄 먹거나 장아찌로 만들어 먹는다.

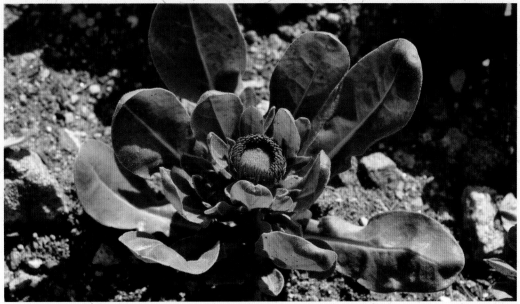

>>> 마리골드(금잔화) 어린 꽃과 잎

마리골드(금잔화)

향신료

영어명 marigold, pot marigold, ruddles, garden marigold, Scottish marigold

한약명 금잔국화(金盞菊花)

식물명 및 학명 마리골드(금잔화) *Calendula officinalis* L.

과 명 국화과(Compositae)

이용부위 두상화

🌾 식품공전

한국 《식품공전》의 '식품에 사용할 수 있는 원료' 목록에 금잔화의 학명으로 *Calendula arvensis* L., *Tagetes erecta* L., *Tagetes patula* L.의 꽃이 수재되어 있다.

우리나라 《국가표준식물목록》에서는 *Calendula arvensis* L.는 금잔화, *Tagetes erecta* L.는 천수국 그리고 *Tagetes patula* L.는 만수국으로 추천하고 있다. *Tagetes erecta* L.는 아프리카금잔화, 아프리칸메리골드로 불리기도 한다.

재배지

남유럽이 원산지이며 유럽, 중국, 일본에 분포한다. 우리나라 허브농장에서 볼 수 있다.

한방 효능

열로 인해서 생긴 혈열을 식히고 지혈하는 효능이 있다. 열기를 식히고 화기를 제거하는 효능이 있다.

약효 해설

눈이 충혈되면서 붓고 아픈 증상에 유효하다. 외용제로 상처 치료에 사용한다. 건조 피부, 습진에 국소적으로 사용한다. 구강 인후염에 효과가 있다.

약용법

꽃 5~10송이를 물 800mL에 넣고 달여서 반으로 나누어 아침저녁으로 마신다.

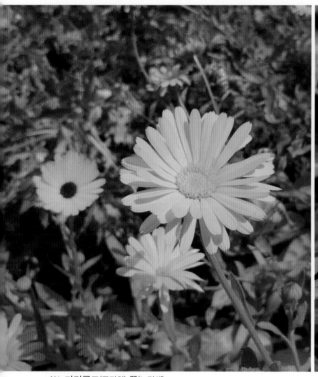

≫ 마리골드(금잔화) 꽃(노란색)

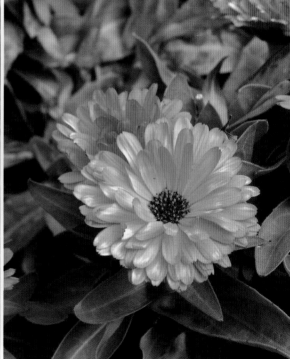

≫ 마리골드(금잔화) 꽃(주황색)

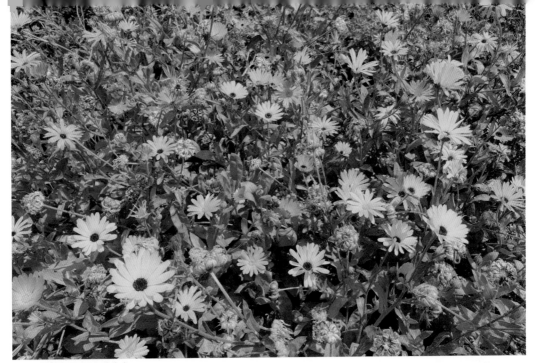

>>> 마리골드(금잔화) 재배지

요리 및 이용

신선한 꽃잎은 독특한 빛깔과 풍미가 있
어 요리에 사용하지만 보통은 음건해서
황색 착색료로 이용한다. 즉 잘게 잘라
우려낸 액을 치즈, 수프, 쌀 요리 등의 착
색에 사용한다. 비싼 사프란에 비해 마
리골드는 값이 싸므로 서민용 사프란이
라고 불린다. 생 어린잎도 샐러드나 치즈
등에 첨가해서 먹는다.

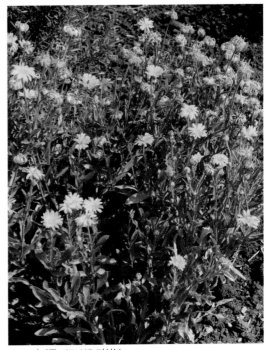

>>> 마리골드(금잔화) 지상부

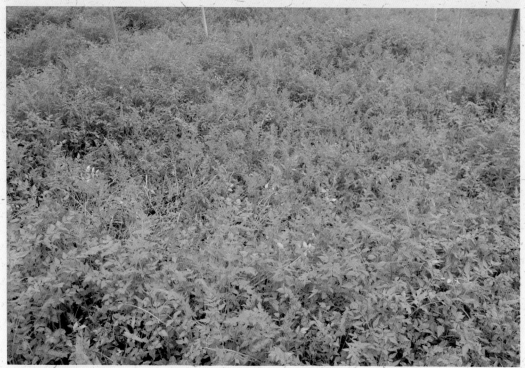

미나리

향신료

영어명 water dropwort

한약명 수근(水芹)

식물명 및 학명 미나리 *Oenanthe javanica* (Blume) DC.

과 명 산형과(Umbelliferae)

이용부위 지상부

🌿 식품공전

한국 《식품공전》의 '식품에 사용할 수 있는 원료' 목록의 '미나리' 항목에 줄기, 잎이 수재되어 있으므로 이들을 식용할 수 있다.

재배지

아시아가 원산지이며, 한국, 중국, 일본에서 재배한다.

한방 효능

열사를 제거하고 열독을 풀어준다. 이뇨 효능이 있다. 지혈 효능이 있다.

약효 해설

가슴이 답답하고 갈증이 심한 증상에 유효하다. 장기간 복용하면 기운이 난다. 건위 작

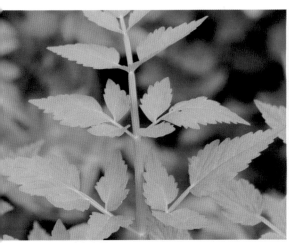

>>> 미나리 잎

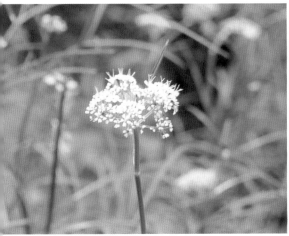

>>> 미나리 꽃

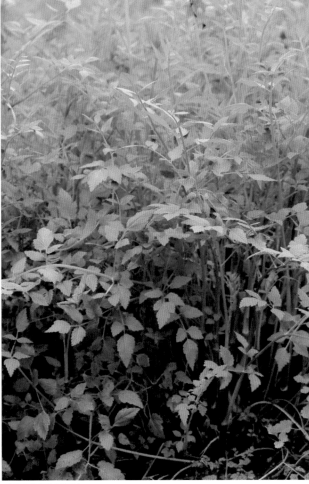

>>> 미나리 지상부

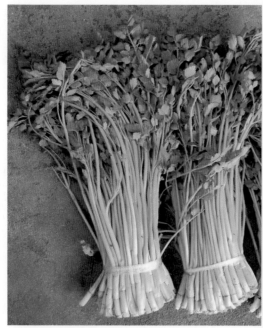

>>> 향신료로 사용하는 미나리 지상부   >>> 일본 오사카시장에서 판매 중인 미나리김치

용이 있다. 식욕증진 작용이 있다. 미나리의 플라보노이드 성분은 간 보호 및 알콜해독 작용이 있다.

약용법
지상부 30~60g을 물 800mL에 넣고 달여서 반으로 나누어 아침저녁으로 마신다.

요리 및 이용
뿌리, 줄기에 특유의 향이 있어 김치, 찜, 잡채, 무침 요리 등에 활용한다. 조리 시 뜨거운 물에 오래 두지 말고 살짝 삶아 내야 한다.

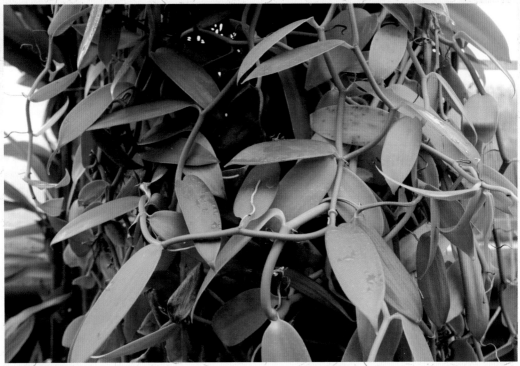

>>> 바닐라 잎과 줄기

바닐라

영어명 vanilla

한약명 향초란(香草蘭)

식물명 및 학명 바닐라 *Vanilla planifolia* L.

과 명 난초과(Orchidaceae)

이용부위 열매

🌾 **식품공전**

한국 《식품공전》의 '식품에 사용할 수 있는 원료' 목록의 '바닐라' 항목에 열매(씨 포함)가 수재되어 있으므로 이를 식용할 수 있다.

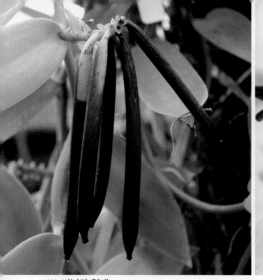

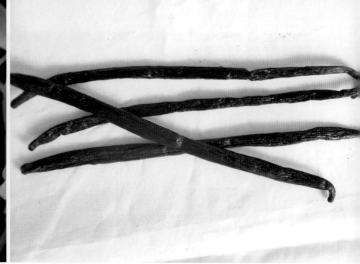

>>> 바닐라 열매 　　　　　　　　　>>> 향신료로 사용하는 바닐라 열매

재배지

멕시코가 원산지이며 마다카스카르, 하와이, 인도네시아, 중미에서 대량 재배한다.

한방 효능

기를 내리고 속을 따뜻하게 하는 효능이 있다. 위를 따뜻하게 하며, 신(腎)이 폐에서 흡수한 기운을 받아들이는 효능이 있다.

약효 해설

기가 치밀어 올라 발생한 천식을 치료한다. 허리와 무릎이 연약하고 무력한 증상을 낫게한다. 위액 분비를 촉진하는 건위 작용이 있다. 담즙을 분비하고 배출하는 이담 작용이있다. 구풍 작용이 있다.

약용법

열매 3~5g을 물 800mL에 넣고 달여서 반으로 나누어 아침저녁으로 마신다.

요리 및 이용

열매를 향신료로 사용하며 초콜릿, 아이스크림, 밀크쉐이크, 커스터드 등에 널리 사용한다. 식용 외에 담배, 향수의 향료로도 활용한다. 바닐라에는 3%의 바닐린(vanillin)이 함유되어 있지만 30여 종의 다른 향미 성분도 존재한다.

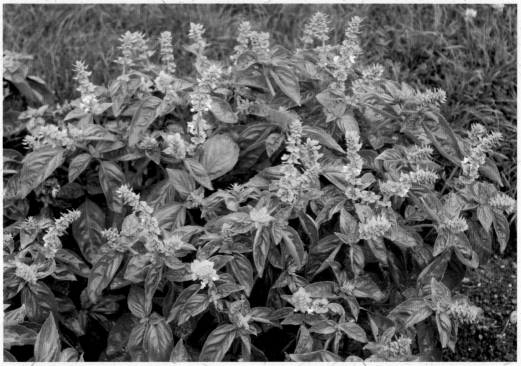

>>> 바질 지상부

바질

향신료

영어명 basil(지상부)

한약명 나륵(羅勒, 지상부), 나륵자(羅勒子, 씨)

식물명 및 학명 바질 *Ocimum basilicum* L.

과 명 꿀풀과(Labiatae)

이용부위 지상부

🌾 **식품공전**

한국《식품공전》의 '식품에 사용할 수 있는 원료' 목록의 '바질' 항목에 잎, 줄기, 씨앗이 수재되어 있으므로 이들을 식용할 수 있다.

재배지

인도, 아프리카가 원산지이며 현재 아프리카, 중동, 인도, 동남아시아에 걸쳐 널리 분포한다.

한방 효능

습(濕)을 말리고 중초(中焦)를 조화롭게 하는 작용이 있다. 기를 잘 돌게 하고 피의 순환을 촉진하는 효능이 있다. 해독하고 부은 상처를 삭게 하는 효능이 있다.

약효 해설

입에서 나는 냄새와 치통치료에 좋다. 류머티즘성 관절염, 타박상 치료에 효과가 있다. 음식이 소화되지 않고 오랫동안 정체되는 현상을 치료한다. 신경성 두통과 구내염 치료 작용이 있다. 강장 효능이 있다.

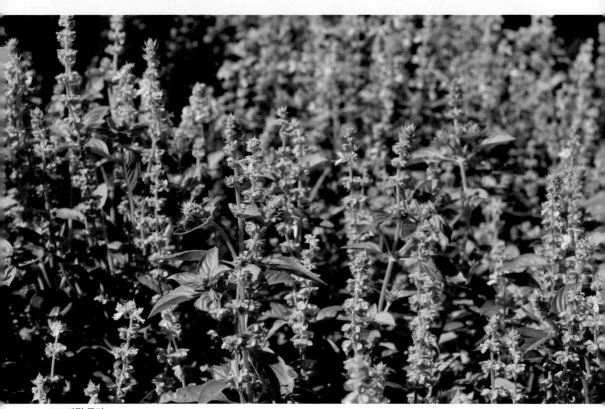

≫≫ 바질 무리

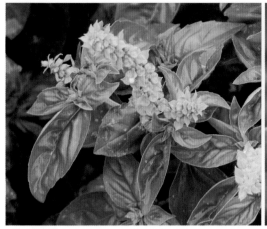
>>> 바질 잎

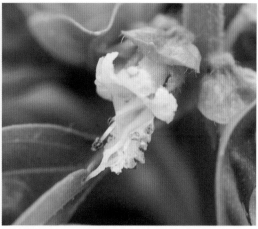
>>> 바질 꽃

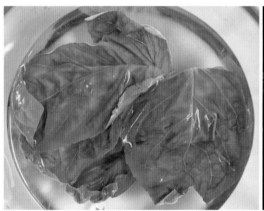
>>> 바질 잎을 물에 넣으면 잎이 펴진다.

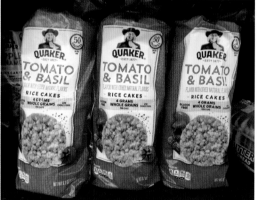
>>> 바질과 토마토 제품(미국). 바질과 토마토는 궁합이 잘 맞는다.

약용법

지상부 5~15g을 물 800mL에 넣고 달여서 반으로 나누어 아침저녁으로 마신다.

요리 및 이용

한약명이 나륵(羅勒)으로 《동의보감》에도 수재되어 있는 바질은 토마토와 궁합이 잘 맞으며 토마토 샐러드나 토마토 요리 어디든 잘 어울린다. 바질은 이탈리아 요리에 빠지지 않는다. 특히 이탈리아 페스토(pesto) 소스의 기본이 되는 허브이고 피자에도 활용한다. 생잎과 건조 잎을 광범위하게 사용한다.

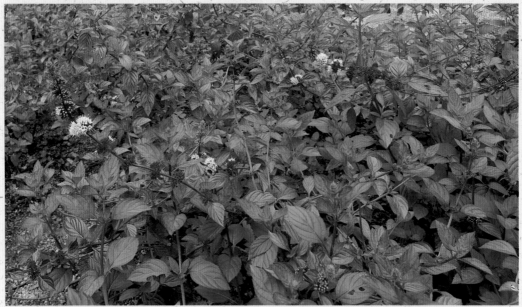
>>> 박하 지상부

박하

영어명	mint, mentha herb
한약명	박하(薄荷)
식물명 및 학명	박하 *Mentha arvensis* Linné var. *piperascens* Malinvaud ex Holmes
과 명	꿀풀과(Labiatae)
이용부위	지상부

식품공전
한국 《식품공전》의 '식품에 사용할 수 있는 원료' 목록의 '박하' 항목에 지상부가 수재되어 있으므로 이를 식용할 수 있다.

방약합편
우리나라 한방서인 《방약합편》 방초(芳草, 향기 나는 한약) 편에 '박하'라는 이름으로 수재되어 있다.

재배지

유럽과 아시아가 원산지이며 인도, 프랑스, 중국, 일본에서 대량 생산한다.

한방 효능

머리와 눈을 맑게 해준다. 인후(咽喉)를 편하게 한다. 막힌 것을 풀어내는 효능이 있다.

약효 해설

발산작용이 강하여 열나고 두통에 효과가 있다. 눈 충혈 제거에 좋다. 목 안이 붓고 아픈 증상에 도움이 된다.

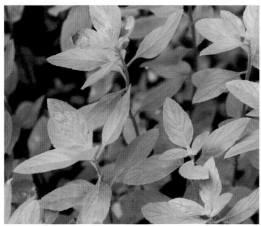

>>> 박하 잎

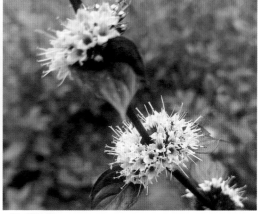

>>> 박하 꽃

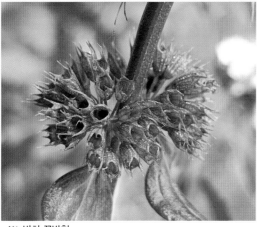

>>> 박하 꽃받침

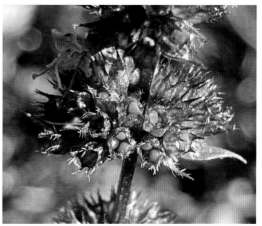

>>> 박하 씨

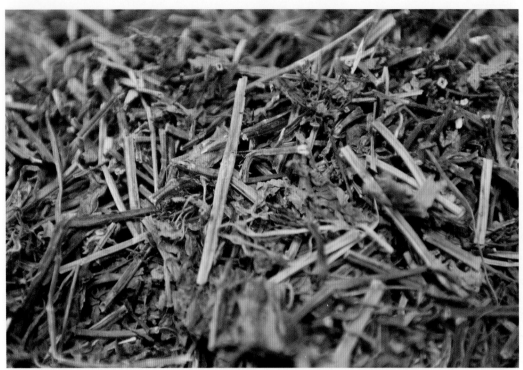

>>> 향신료로 사용하는 박하 지상부

약용법

지상부 또는 잎 3~6g을 물 800mL에 넣고 달여서 반으로 나누어 아침저녁으로 마시거나 적당량 외용한다.

요리 및 이용

향미의 주성분은 멘톨(menthol)이며 잎에 약 60%가 함유되어 있다. 청량감이 특징이며 강한 향과 맛이 다른 요리재료의 맛과 향을 없앨 수 있으므로 소량만 요리에 사용한다. 청량음료, 과일 샐러드, 디저트, 젤리 등에 민트를 첨가할 수 있다.

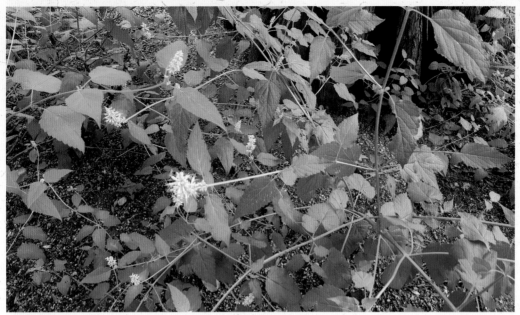

>>> 배초향 지상부

배초향

한약명 곽향(藿香)

식물명 및 학명 배초향 *Agastache rugosa* (Fischer et Meyer) O. Kuntze

과 명 꿀풀과(Labiatae)

이용부위 지상부

📗식품공전

한국 《식품공전》의 '식품에 사용할 수 있는 원료' 목록의 '배초향' 항목에 잎이 수재되어 있으므로 이를 식용할 수 있다.

📗방아잎

《국가표준식물목록》에서 배초향의 비추천명은 '방아잎'이며 '방아, 방아풀'로도 불린다. 전체에서 강한 향기를 풍기는 방향성 식물이다.

재배지

한국, 중국, 일본이 원산지이다.

한방 효능

여름철 더위로 인한 표증(表證)을 없앤다. 습기를 없애고 위장을 편안하게 한다.

약효 해설

여름철 감기, 축농증 치료에 효과가 있다. 오한과 발열이 있으면서 나타나는 두통을 없앤다. 가슴과 배 부위가 결리고 괴로운 증상에 쓰인다. 입냄새 제거에 좋다. 복부창만, 식욕부진에 유효하다.

약용법

지상부 6~10g을 물 800mL에 넣고 달여서 반으로 나누어 아침저녁으로 마시거나, 가루나 환(丸)으로 만들어 복용한다.

요리 및 이용

독특한 향이 있는 잎은 찌개, 국, 탕에 넣어 향신료로 사용한다. 전으로 부치거나 튀겨 먹으며 차로 만들어 마시기도 한다.

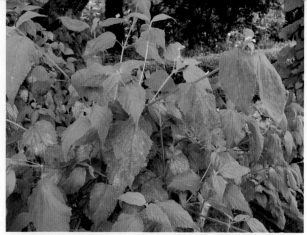

>>> 배초향 잎

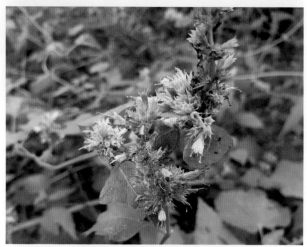

>>> 배초향 꽃

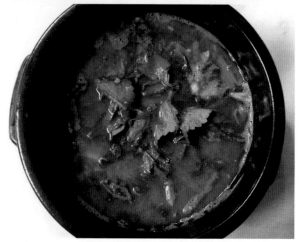

>>> 전라도와 경상도 일부 지역에서는 추어탕에 배초향 잎을 넣어 먹는다.

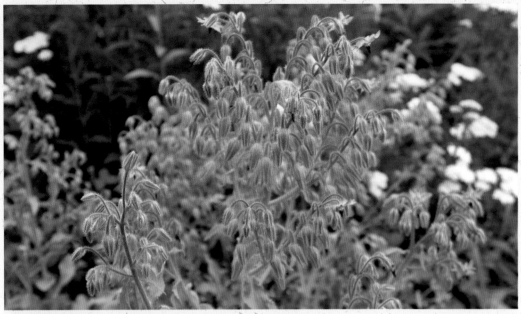

>>> 보리지 지상부

보리지

영어명 borage, starflower

식물명 및 학명 보리지 *Borago officinalis* L.

과 명 지치과(Boraginaceae)

이용부위 잎, 꽃, 씨

🌾 식품공전

한국 《식품공전》의 '식품에 사용할 수 있는 원료' 목록의 '보리지' 항목에 잎, 꽃, 씨앗이 수재되어 있으므로 이들을 식용할 수 있다.

🌾 건강기능식품의 기능성

보리지 씨 성분인 감마리놀렌산 함유 유지(油脂)는 우리나라 '건강기능식품'에 수재되어 있다. 혈중 콜레스테롤 개선, 혈행 개선에 도움을 주는 기능성이 있다.

재배지

중동이 원산지로 알려져 있으며, 유럽 남부와 지중해 지역에서 천연적으로 자란다.

약효 해설

강장 작용이 있다. 이뇨, 발한작용이 있다. 거담, 항염증 작용이 있다. 진정 작용이 있으며 항우울제로 사용할 수 있다. 장기간 사용은 금한다.

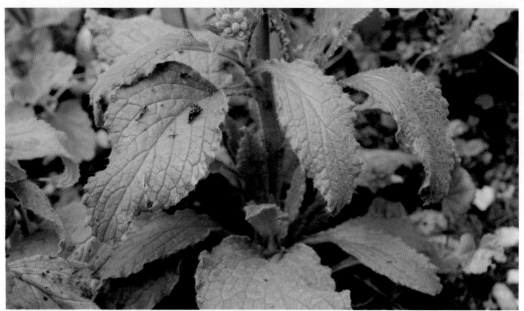

>>> 보리지 잎

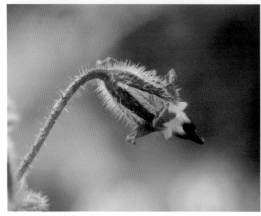

>>> 보리지 꽃봉오리

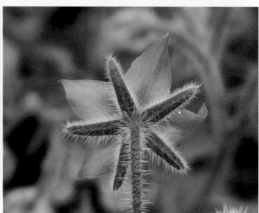

>>> 보리지 꽃

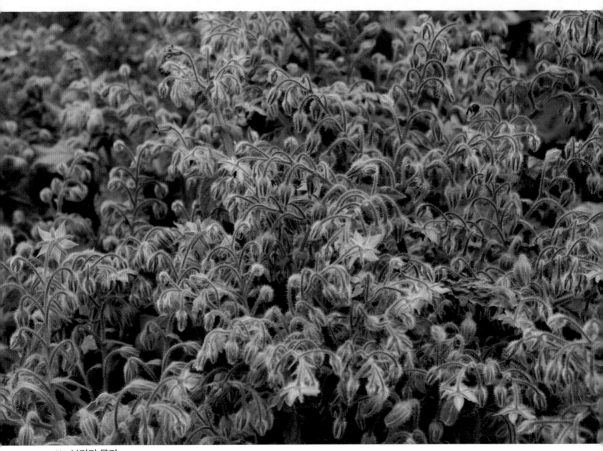

>>> 보리지 무리

요리 및 이용

요리용 허브로 사용하는데 어린잎과 꽃은 샐러드, 수프, 파스타 요리에 넣어 식용한다.
어린잎은 한때 삶아 먹는 나물로도 인기가 있었다.

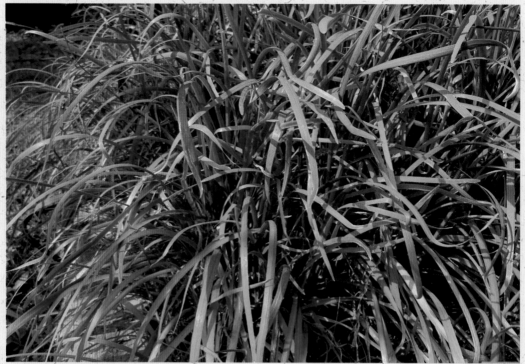

≫≫ 부추 지상부

부추

영어명	garlic chive, Chinese leek
한약명	구채(韮菜, 지상부), 구자(韮子, 씨)
식물명 및 학명	부추 *Allium tuberosum* Rottler
과 명	백합과(Liliaceae)
이용부위	지상부, 씨

🌾 식품공전

한국 《식품공전》의 '식품에 사용할 수 있는 원료' 목록의 '부추' 항목에 잎이 수재되어 있으므로 이를 식용할 수 있다.

재배지

동아시아와 인도 북서부가 원산지이며 한국, 중국, 일본, 동남아시아에서 재배한다.

한방 효능

[지상부] 신(腎)을 보한다. 비위(脾胃) 부분을 따뜻하게 한다. 기를 잘 돌게 한다. 어혈(瘀血)을 제거한다. 해독 효능이 있다.

[씨] 간, 신(腎)의 기능을 보한다. 허리와 무릎을 따뜻하게 하는 효능이 있다.

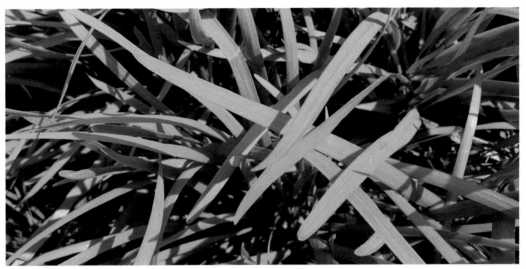

≫≫ 부추 잎

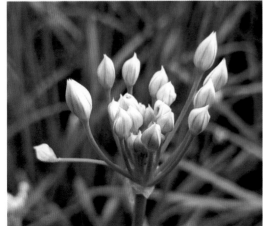

≫≫ 부추 꽃봉오리

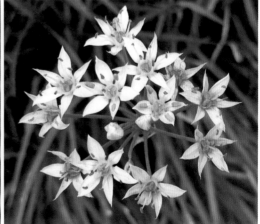

≫≫ 부추 꽃

약효 해설

[지상부] 건위 작용이 있다. 강장 작용이 있다. 혈압강하 작용이 있다. 관상동맥 장애에 유효하다.

[씨] 양기 쇠약증, 발기부전에 유효하다. 무릎과 허리가 아픈 증상을 개선한다.

약용법

지상부는 60~120g을 먹는다. 씨는 6~12g을 물 800mL에 넣고 달여서 반으로 나누어 아침저녁으로 마신다.

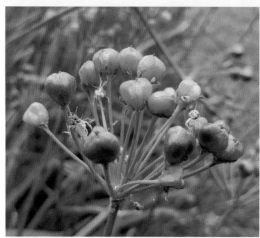

≫≫ 부추 열매

≫≫ 부추 씨

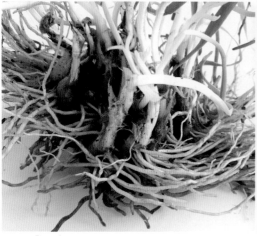

≫≫ 부추 뿌리(채취품)

≫≫ 향신료로 사용하는 부추 지상부

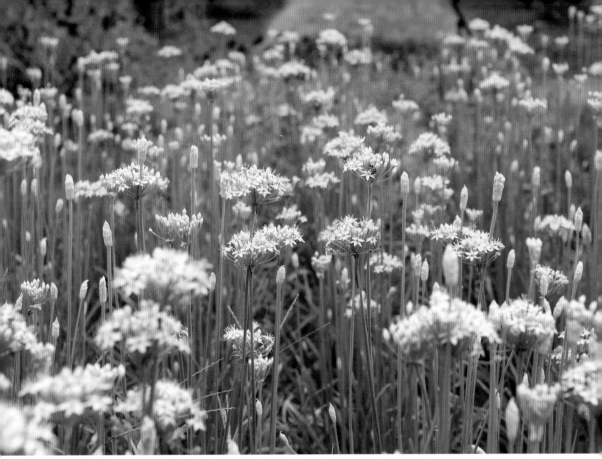

>>> 부추 무리

요리 및 이용

독특한 향기와 매운맛은 유
화아릴(diallyl sulfide, diallyl
trisulfide) 성분에 의한 것이다.
부추전을 비롯하여 샐러드, 나
물 요리, 김치 등에 이용한다.

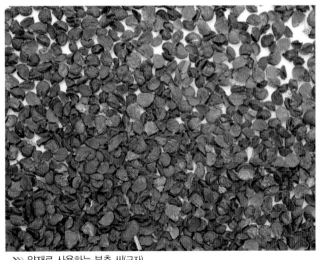

>>> 약재로 사용하는 부추 씨(구자)

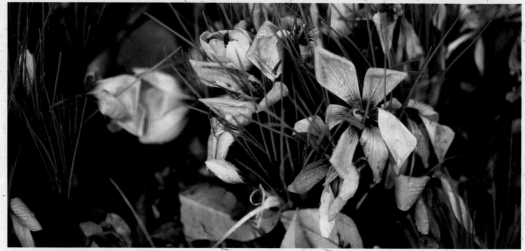
>>> 사프란 지상부(일본 도야마대학약초원)

사프란

향신료

영어명 saffron, saffron crocus

한약명 서홍화(西紅花)

식물명 및 학명 사프란 *Crocus sativus* L.

과 명 붓꽃과(Iridaceae)

이용부위 꽃(암술머리)

식품공전

한국 《식품공전》의 '식품에 사용할 수 있는 원료' 목록의 '사프란' 항목에 암술머리가 수재되어 있으므로 이를 식용할 수 있다.

황금같은 사프란

세계에서 가장 비싼 향신료가 사프란이다. 사프란의 무게는 황금과 동등한 가격으로 매겨졌다고 한다. 한 개의 구근에서 2~3송이의 꽃이 피고 그 한 송이 꽃에서 3갈래로 갈라진 1개의 빨간 암술이 있어 이것을 따서 말린 것이 사프란이다. 1g의 샤프란을 얻으려면 1천 개 가까운 암술을 따서 말려야 하며 이는 대개 20~30개의 구근에서 꽃이 핀 것을 따서 말린 무게이다.

유럽 남부와 서남아시아가 원산지이며 스페인, 프랑스, 이탈리아, 인도, 파키스탄, 이란에서 재배한다.

한방 효능

혈 운행을 활발히 하여 어혈(瘀血)을 없앤다. 혈열을 식히고 해독한다. 막힌 것을 풀고 마음을 안정시키고 진정시킨다.

약효 해설

통경 작용이 있다. 갱년기장애 개선에 도움이 된다. 기억장애 개선에 도움이 된다. 가슴이 답답하고 잘 놀라는 증상을 치료한다.

약용법

꽃 1~3g을 물 800mL에 넣고 달여서 반으로 나누어 아침저녁으로 마신다.

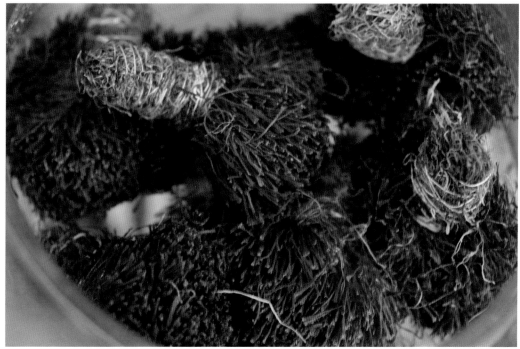

>>> 사프란 암술머리(채취품)

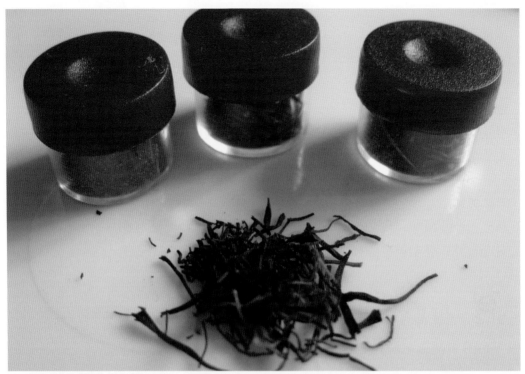

>>> 말린 사프란 꽃으로 만든 제품(프랑스)

요리 및 이용

꽃을 건조시킨 향신료로 독
특한 방향과 약한 쓴맛을 느
낀다. 사프란을 요리에 이용
할 때는 주로 착색 목적으로
사용하는 경우가 많다. 적은
양으로도 충분히 착색되므
로 많은 양을 사용하지 않는
다. 치즈, 버터의 향미료로
도 사용된다.

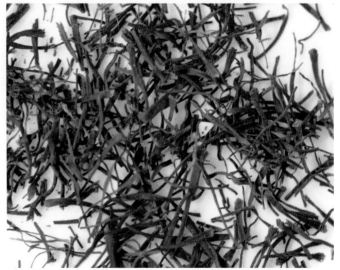

>>> 향신료로 사용하는 사프란 암술머리

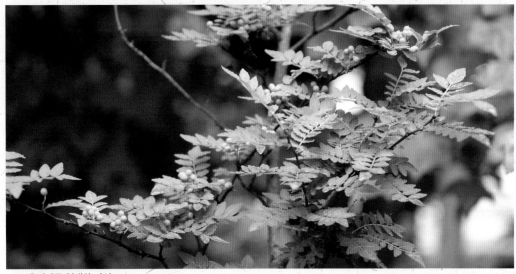

>>> 초피나무 열매와 가시

산초

향신료

영어명 Chinese pepper, Japanese pepper

한약명 산초(山椒)

식물명 및 학명 초피나무 *Zanthoxylum piperitum* De Candolle, 산초나무 *Zanthoxylum schinifolium* Siebold et Zuccarini, 화초 *Zanthoxylum bungeanum* Maximowicz

과 명 운향과(Rutaceae)

이용부위 잘 익은 열매껍질

🌾 식품공전
한국 《식품공전》의 '식품에 사용할 수 있는 원료' 목록의 '산초나무'와 '초피나무' 항목에 각각 잎, 열매, 씨앗이 수재되어 있으므로 이들을 식용할 수 있다.

🌾 산초나무와 초피나무의 구별
산초나무(*Zanthoxylum schinifolium*) 가시는 어긋나며 초피나무(*Zanthoxylum piperitum*) 가시는 마주난다. 이것으로 두 식물의 형태학적 구별이 가능하다.

재배지

중국, 일본이 원산지이며 한국, 중국, 일본에서 재배한다.

매운 성분

향을 내는 주성분인 시트로네랄(citroneral), 산슐(sanshool) 성분은 과피에 함유되어 있고

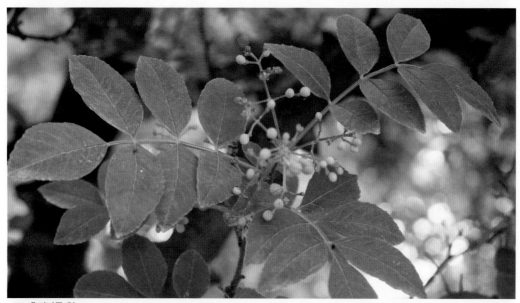

≫ 초피나무 잎

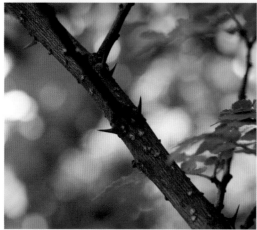

≫ 초피나무 가시. 초피나무의 가시는 마주난다.

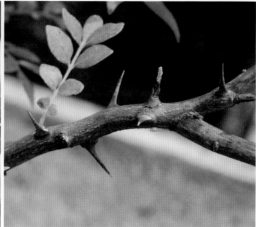

≫ 산초나무 가시. 산초나무의 가시는 서로 마주보지 않고 어긋난다.

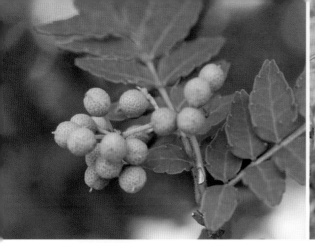

>>> 초피나무 열매

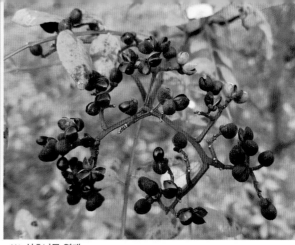

>>> 산초나무 열매

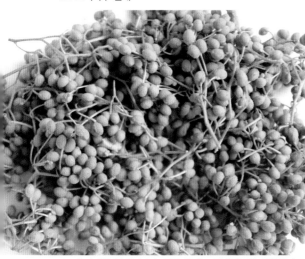

>>> 초피나무 열매(채취품). 씨를 없애고 열매껍질을 사용한다.

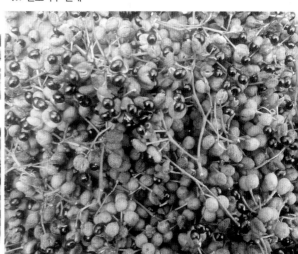

>>> 산초나무 열매(채취품). 씨를 없애고 열매껍질을 사용한다.

씨에는 없다. 이 매운 성분은 변화하기 쉬워 오랫동안 방치하면 쉽게 없어진다. 그래서 원형 그대로 과피로 보관하고 사용 시 가루로 만들어 사용하는 것이 좋다.

한방 효능

속을 따뜻하게 하고 통증을 없애준다. 습사(濕邪)를 제거하고 설사를 멈추게 한다.

약효 해설

건위, 식욕증진 효능이 있다. 복부가 차고 아픈 증상을 낫게 한다. 구토, 설사를 일으킬 때 쓴다. 회충 구제 효능이 있다. 초피나무 잎에서 분리한 성분은 간보호 작용이 있다.

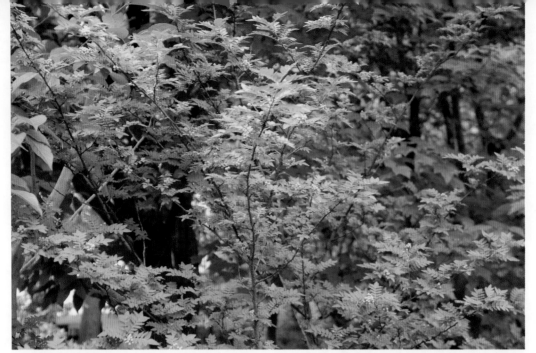

>>> 초피나무 지상부

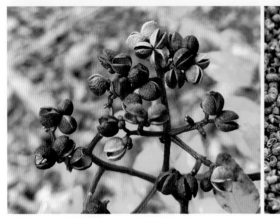

>>> 산초나무 열매껍질

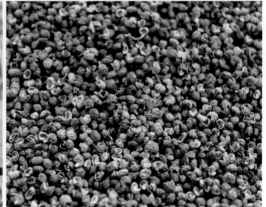

>>> 향신료로 사용하는 초피나무 열매껍질(산초)

약용법

열매껍질 3~6g을 물 800mL에 넣고 달여서 반으로 나누어 아침저녁으로 마시거나 적당량 외용한다.

요리 및 이용

잘 익은 열매껍질을 가루 내어 추어탕, 김치 등에 첨가하면 매운맛을 더해준다.

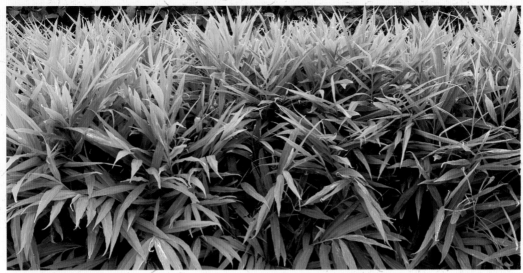
>>> 생강 지상부

생강

향신료

영어명 ginger

한약명 생강(生薑, 신선한 뿌리줄기), 건강(乾薑, 건조한 뿌리줄기)

식물명 및 학명 생강 *Zingiber officinale* Roscoe

과 명 생강과(Zingiberaceae)

이용부위 뿌리줄기

🌾식품공전

한국 《식품공전》의 '식품에 사용할 수 있는 원료' 목록의 '생강' 항목에 뿌리줄기(건강), 뿌리, 줄기, 잎이 수재되어 있으므로 이들을 식용할 수 있다.

🌾건강이란?

건강은 생강의 주피를 벗겨 쪄서 건조한 것이다. 생강과 건강은 함유 성분에서 차이가 난다. 생강에는 6−진저롤(gingerol) 성분이 있으나 6−쇼가올(shogaol) 성분이 없는 반면에 건강에는 6−쇼가올이 많이 함유되어 있어 효능에서 차이가 난다.

열대아시아, 인도가 원산지로 추정되며 현재는 아시아, 아프리카, 아메리카의 대부분의 나라에서 재배한다.

한방 효능

[생강] 표부(表部)를 풀어주고 차가운 기운을 없애주는 효능이 있다. 중초(中焦, 위의 소화 작용을 맡으며 심장에서 배꼽 사이의 부분)를 따뜻하게 하고 구토를 가라앉힌다.
[건강] 중초를 따뜻하게 하여 한사(寒邪)를 제거한다. 폐(肺)를 따뜻하게 하여 담(痰)을 없 애는 효능이 있다.

약효 해설

[생강] 소화가 안 되고 구토가 일어날 때 사용한다. 기침, 가래가 있을 때 유효하다.
[건강] 소화가 안 되고 구토, 설사가 일어날 때 유효하다. 기침이 나고 호흡이 가쁠 때 사용한다.

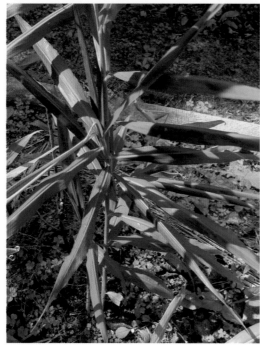
>>> 생강 잎

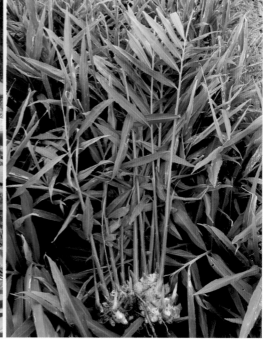
>>> 생강 전초(채취품)

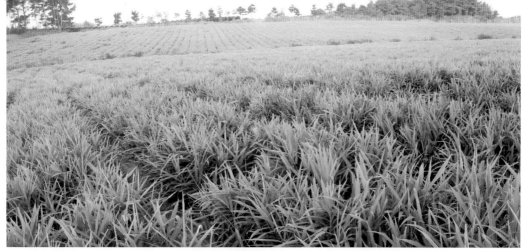

>>> 생강 재배지(전북 완주군 봉동읍 생강 농장). 전북 완주군 봉동읍 일대는 생강의 주산지로 생강 재배의 역사가 깊다.

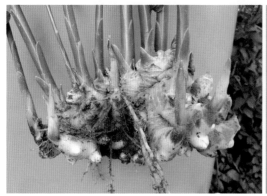

>>> 생강 뿌리줄기(채취품)

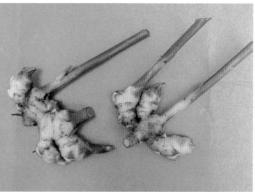

>>> 생강 뿌리줄기(채취품, 인도네시아 자카르타시)

약용법

신선한 뿌리줄기 3~10g을 물 800mL에 넣고 달여서 반으로 나누어 아침저녁으로 마시거나 적당량 외용한다.

요리 및 이용

우리나라에서는 주로 생강을 다져서 양념으로 사용하며 이를 이용한 식품은 생강 장아찌, 생강 수정과, 생강차 등이 있다. 고기 요리, 생선 요리, 수프, 소스에 맛을 내기 위해 활용한다.

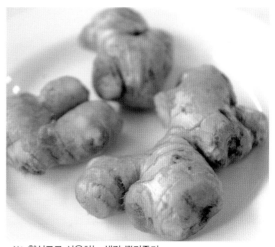

>>> 향신료로 사용하는 생강 뿌리줄기

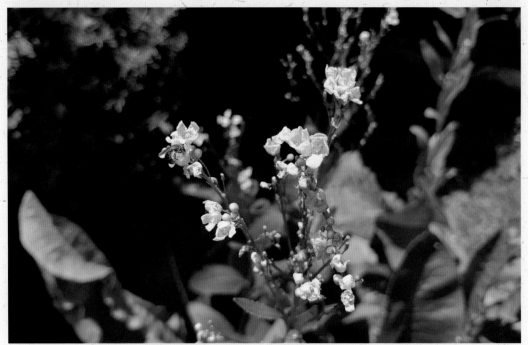

>>> 서양고추냉이(겨자무) 꽃

서양고추냉이(겨자무)

향신료

영어명 horseradish

한약명 랄근(辣根)

식물명 및 학명 서양고추냉이 *Armoracia rusticana* G.Gaertn., B.Mey. & Scherb.

과 명 십자화과(Cruciferae)

이용부위 뿌리

🌾 식품공전

한국 《식품공전》의 '식품에 사용할 수 있는 원료' 목록의 '서양고추냉이(겨자무)' 항목에 뿌리가 수재되어 있으므로 이를 식용할 수 있다.

서양고추냉이는 《국가표준식물목록》에서 '겨자무'로 표기하고 있다.

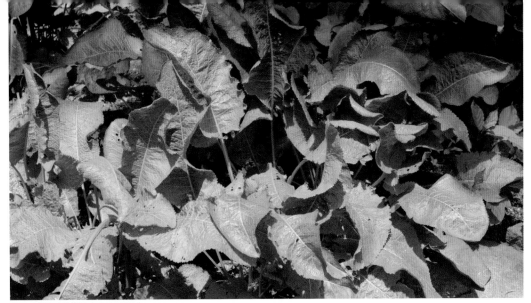

>>> 서양고추냉이(겨자무) 지상부

재배지

동남부 유럽이 원산지이며 인도, 베트남, 중국, 인도네시아에서 재배한다.

한방 효능

비위를 조화롭게 하여 음식을 소화시킨다. 이담 효능이 있다. 이뇨 효능이 있다.

약효 해설

소화불량에 효과가 있다. 담낭염에 유효하다.

약용법

뿌리 적당량을 내복한다.

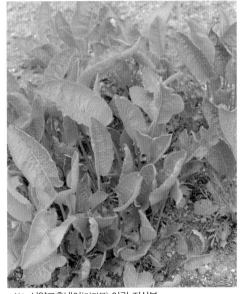

>>> 서양고추냉이(겨자무) 어린 지상부

요리 및 이용

뿌리껍질을 벗겨 갈아서 즙을 내어 드레싱, 소스, 샐러드에 사용하며 고기나 생선 요리에도 활용한다. 매운맛 성분은 알릴이소티오시아네이트(allyl isothiocyanate)가 주성분이다. 고추냉이와 비슷한 향이 있지만 고추냉이에 비해 매운맛이나 향기가 약하다.

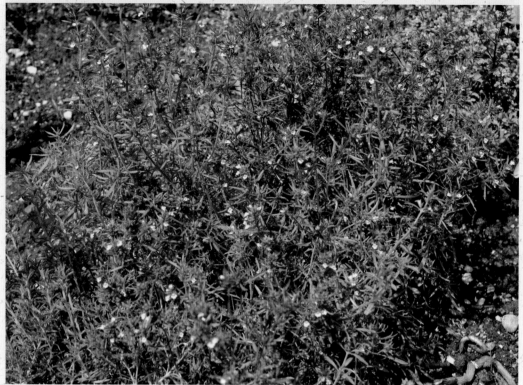

>>> 여름세이버리 지상부

세이버리

영어명 savory, summer savory, winter savory

식물명 및 학명 여름세이버리 *Satureja hortensis* L., 겨울세이버리 *Satureja montana* L.

과 명 꿀풀과(Labiatae)

이용부위 잎, 꽃

🌾 식품공전

한국 《식품공전》의 '식품에 사용할 수 있는 원료' 목록의 '겨울세이보리'와 '여름세이보리' 항목에 각
각 잎이 수재되어 있으므로 이를 식용할 수 있다.

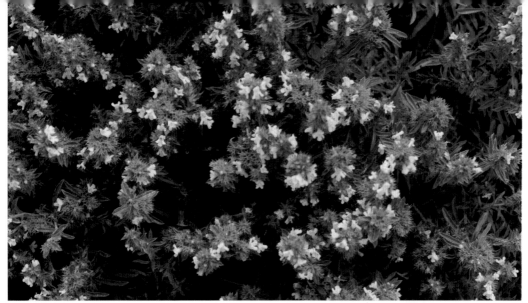
>>> 겨울세이버리 지상부

재배지
유럽 동남부가 원산지이며 프랑스, 스페인, 독일 그리고 미국이 주산지이다.

약효 해설
기침, 천식 치료에 쓰인다. 위장질환에 유효하다. 살균작용이 있다.

요리 및 이용
세이버리의 향미는 박하와 비슷하다. 잎을 샐러드, 소스에 넣으면 좋은 향과 맛이 난다. 말려서 허브차로 만들어 하루에 2~3회 먹어도 좋다.

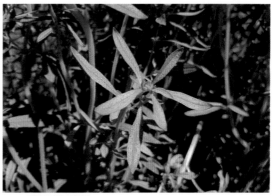
>>> 여름세이버리 잎

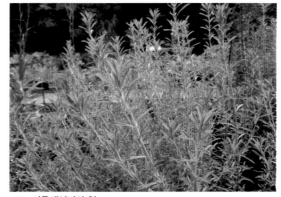
>>> 겨울세이버리 잎

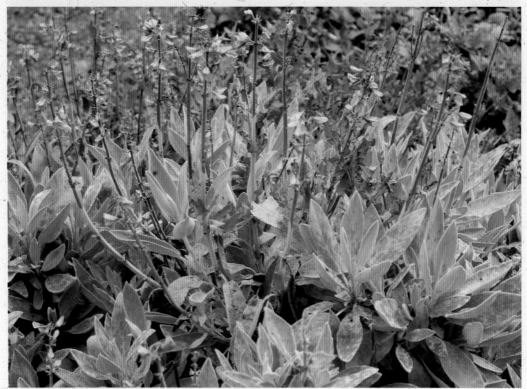

>>> 세이지 무리

세이지

영어명 sage, garden sage

식물명 및 학명 세이지 *Salvia officinalis* L.

과 명 꿀풀과(Labiatae)

이용부위 잎

🌾**식품공전**

한국 《식품공전》의 '식품에 사용할 수 있는 원료' 목록의 '살비아(세이지)' 항목에 잎이 수재되어 있으므로 이를 식용할 수 있다.

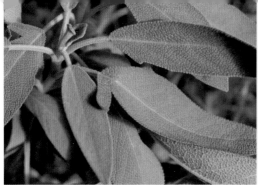

>>> 세이지 잎. 오톨도톨한 면이 있는 것이 특징이다.

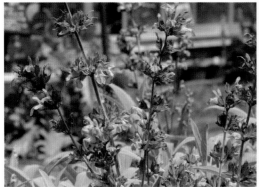

>>> 세이지 꽃

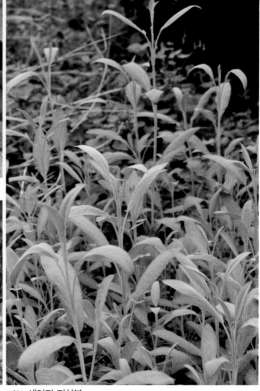

>>> 세이지 지상부

재배지

유럽 남부와 지중해 동부지역이 원산지이며 러시아, 영국, 프랑스, 이탈리아, 독일이 주산지이다.

약효 해설

위장장애, 소화불량에 유효하다. 항당뇨 효능이 있다. 진경, 구풍 작용이 있다. 구강청량 및 구취 방지 작용이 있다. 정신안정 작용이 있다.

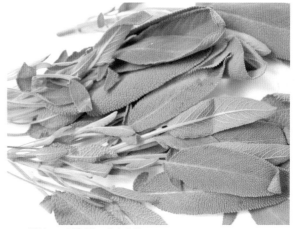

>>> 향신료로 사용하는 세이지 잎

요리 및 이용

세이지는 강하고 향기로우면서 약간 쓴맛이 있어서 채소, 샐러드, 소스, 수프, 치즈에 맛을 내는 데 사용한다. 향이 강하므로 요리에 넣을 때는 소량 사용해야 한다.

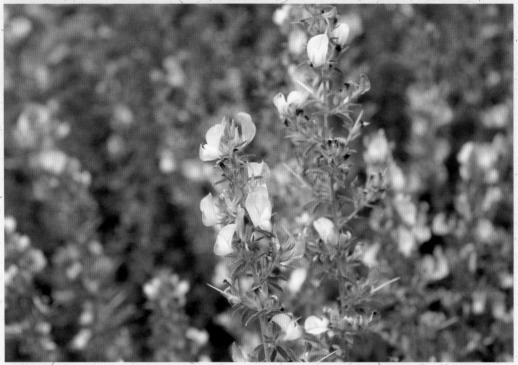

>>> 셀러리 꽃

셀러리

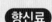

영어명 celery

한약명 한근(旱芹)

식물명 및 학명 셀러리 *Apium graveolens* L.

과 명 산형과(Umbelliferae)

이용부위 지상부

🌿식품공전

한국 《식품공전》의 '식품에 사용할 수 있는 원료' 목록의 '셀러리' 항목에 뿌리, 잎, 씨앗, 줄기가 수
재되어 있으므로 이들을 식용할 수 있다.

재배지

남유럽, 스웨덴이 원산지이며 세계 여러 지역에서 재배한다.

한방 효능

간의 기운을 조화롭게 유지한다. 열을 내린다. 풍(風)을 제거한다. 지혈 효능이 있다. 해독 효능이 있다.

약효 해설

가래, 기침 제거에 효과가 있다. 황달에 유효하다. 혈뇨(血尿)에 유효하다.

약용법

지상부 9~15g을 물 800mL에 넣고 달여서 반으로 나누어 아침저녁으로 마신다.

요리 및 이용

잎과 줄기에는 부드럽고 신선한 향미가 있다. 생으로 샐러드로 만들어 먹을 수 있으며 다른 채소를 섞어 다양하게 만들면 독특하고 상쾌한 맛을 즐길 수 있다. 주스로 만들어 마셔도 좋고 수프나 생선국에 넣어 식용하기도 한다. 씨는 케첩이나 소스의 향을 내는 데 주로 사용한다.

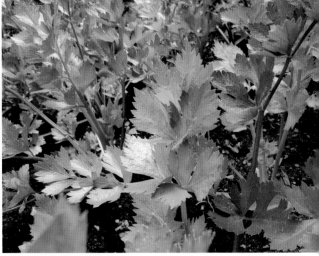

>>> 셀러리 지상부

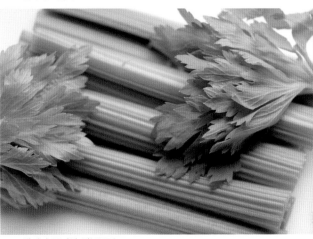

>>> 셀러리 줄기와 잎(채취품)

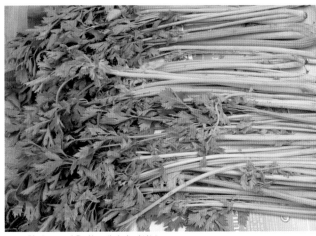

>>> 향신료로 사용하는 셀러리 지상부

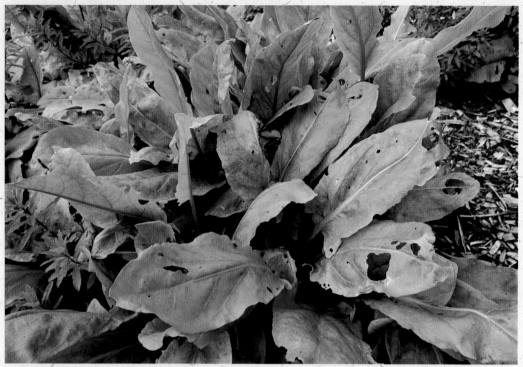

>>> 수영 지상부

소럴(수영)

영어명 sorrel

한약명 산모엽(酸模葉, 잎), 산모(酸模, 뿌리)

식물명 및 학명 수영 *Rumex acetosa* L.

과 명 마디풀과(Polygonaceae)

이용부위 잎, 뿌리

🌿 **식품공전**

한국 《식품공전》의 '식품에 사용할 수 있는 원료' 목록의 '수영' 항목에 뿌리, 잎이 수재되어 있으므로 이들을 식용할 수 있다.

재배지

유럽과 아시아 북부가 원산지이며 한국 전역, 일본 등에서 자란다.

한방 효능

[잎] 이뇨 효능이 있다. 열로 인해서 생긴 혈열을 식히고 지혈하는 효능이 있다. 해독 효능이 있다.

[뿌리] 열로 인해서 생긴 혈열을 식히고 지혈하는 효능이 있다. 열을 식혀 대변을 잘 나오게 하는 효능이 있다. 이뇨 효능이 있다. 살충 효능이 있다.

약효 해설

[잎] 변비, 소변불리(小便不利)에 효과가 있다. 습진에 유효하다.

[뿌리] 눈이 충혈되는 증상을 낫게 한다. 변비에 유효하다. 토혈, 변혈 치료에 도움이 된다. 옴, 버짐에 짓찧어 붙인다.

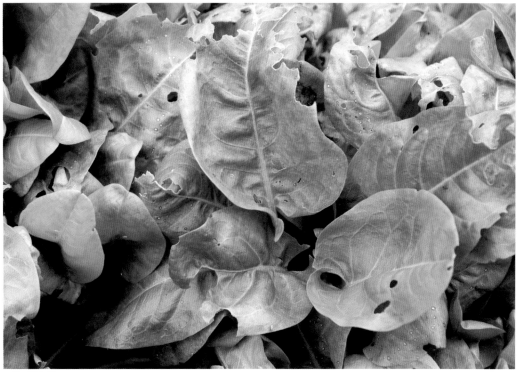

>>> 수영 잎

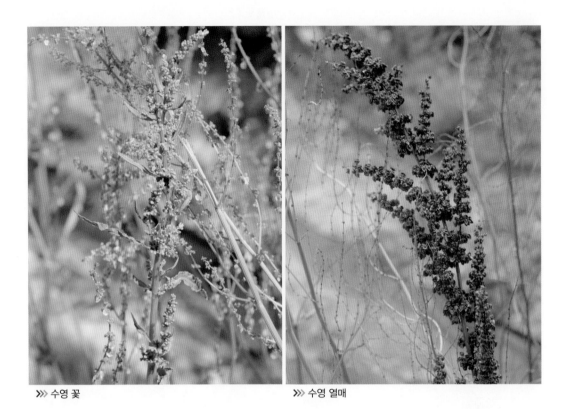

>>> 수영 꽃   >>> 수영 열매

약용법

잎 15~30g 또는 뿌리 9~15g을 물 800mL에 넣고 달여서 반으로 나누어 아침저녁으로 마시거나 적당량 외용한다.

요리 및 이용

어린 생잎을 샐러드에 넣어서 먹는다. 잎은 수산(oxalic acid) 성분이 함유되어 있어 시고 쓴맛이 있다. 요리 재료로 다양하게 쓰이는데 특히 프랑스 전통 요리에서 많이 사용한다.

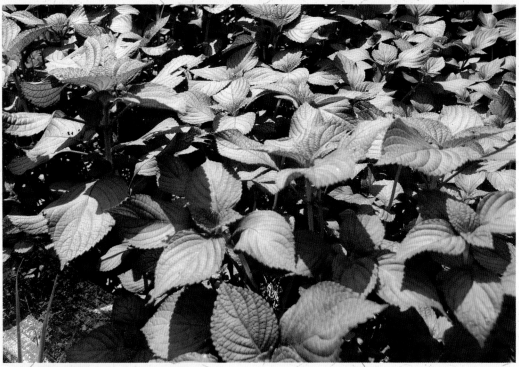

>>> 소엽(차즈기) 재배지

소엽(차즈기)

향신료

영어명 perilla

한약명 자소엽(紫蘇葉, 잎), 자소자(紫蘇子, 열매)

식물명 및 학명 소엽(차즈기) *Perilla frutescens* (L.) Britton var. *crispa* (Benth.) W.Deane

과 명 꿀풀과(Labiatae)

이용부위 잎, 열매

식품공전

한국 《식품공전》의 '식품에 사용할 수 있는 원료' 목록의 '차즈기' 항목에 잎 및 끝가지(자소엽), 씨앗 (자소자)이 수재되어 있으므로 이들을 식용할 수 있다.

히말라야 산맥에서 동아시아에 걸친 지역이 원산지이며 한국, 중국, 일본에 분포한다.

한방 효능

[잎] 풍한(風寒)을 발산하고 차가운 기운을 없애주는 효능이 있다. 기(氣)를 소통시켜 위주위를 조화롭게 하는 효능이 있다. 임신부와 태아를 안정시키는 효능이 있다.

[열매] 기를 내리는 효능이 있다. 천식을 멈추는 효능이 있다. 장(腸)을 윤택하게 하여 부드럽게 하고 대변(大便)이 잘 나오게 한다.

약효 해설

[잎] 오한, 열, 기침에 유효하다. 가래가 많은 기침을 없애준다. 오심구토를 제거한다.

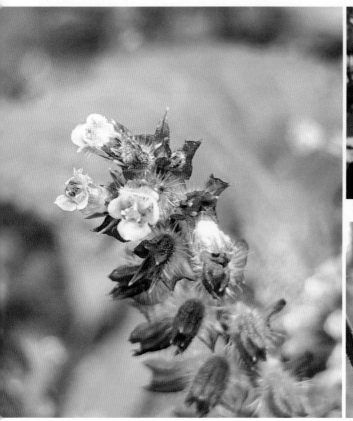

>>> 소엽(차즈기) 꽃

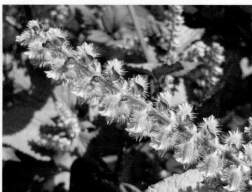

>>> 소엽(차즈기) 덜 익은 꽃받침

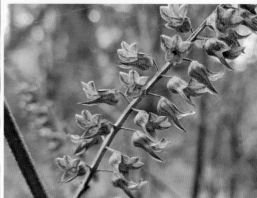

>>> 소엽(차즈기) 익은 꽃받침

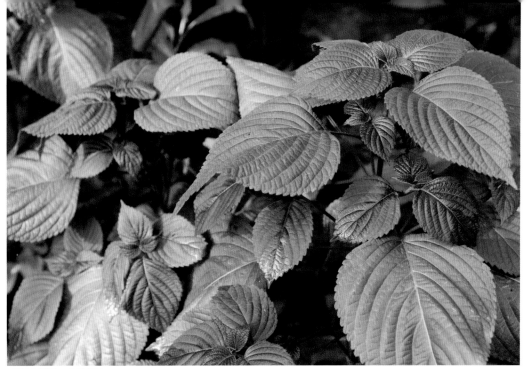

>>> 소엽(차즈기) 지상부

구취 방지 효과가 있다. 식욕증진 작용이 있다. 항균 작용이 있다.

[열매] 기침할 때 숨은 가쁘나 가래 끓는 소리가 없는 증상에 유효하다. 변비에 효과가 있다.

약용법

잎은 5~10g 그리고 열매는 3~10g 을 물 800mL에 넣고 달여서 반으로 나누어 아침저녁으로 마신다.

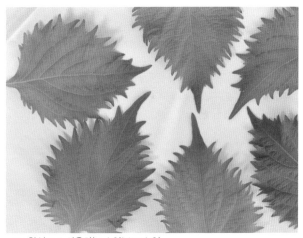

>>> 향신료로 사용하는 소엽(차즈기) 잎

요리 및 이용

원산지는 중국이지만 오래전에 일본으로 전해져서 현재는 일본을 대표하는 허브계 향신료이다. 일본 도시락과 음식에 많이 들어가며 강한 항균 작용이 있어 식중독 예방에도 도움이 된다.

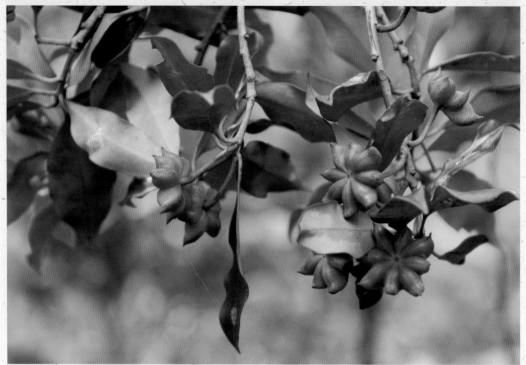

▶▶▶ 팔각회향 열매와 잎

스타아니스(팔각회향)

향신료

영어명 star anise

한약명 팔각회향(八角茴香)

식물명 및 학명 팔각회향 *Illicium verum* Hook.f.

과 명 붓순나무과(Illiciaceae)

이용부위 열매

🌿 식품공전

한국 《식품공전》의 '식품에 사용할 수 있는 원료' 목록의 '스타아니스' 항목에 열매(팔각회향), 씨앗이 수재되어 있으므로 이들을 식용할 수 있다.

재배지

중국 남동부와 베트남 북동부가 원산지이며 중국, 베트남, 인도네시아에서 많이 재배한다. 특히 중국이 세계 총생산량의 80% 이상을 차지한다.

타미플루의 원료가 된 스타아니스

스위스 제약회사 '로슈홀딩'은 팔각회향으로 전세계 제약시장을 장악했다. 스타아니스의 열매에서 면역력을 높이는 성분인 시킴산(shikimic acid)을 추출해 신종플루 치료제로 유명한 '타미플루'라는 신약을 개발했기 때문이다. 당시 스타아니스 한약이 많은 과학자들로부터 주목을 받았다.

한방 효능

성질이 더운약을 써서 양기(陽氣)를 통하게 하고 한사(寒邪)를 없애는 효능이 있다. 기를 다스려 통증을 멎게 한다.

약효 해설

방향성 건위약, 진통약으로 배가 더부룩하거나 구토, 추위로 인한 복통에 쓴다. 건위, 구풍 작용이 있다. 진통, 항균 작용이 있다.

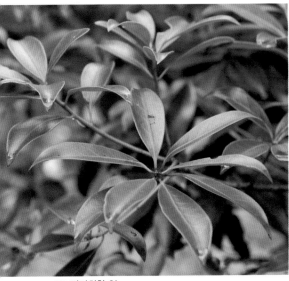
>>> 팔각회향 잎

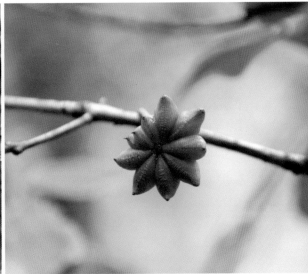
>>> 팔각회향 열매와 가지

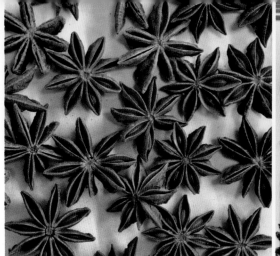

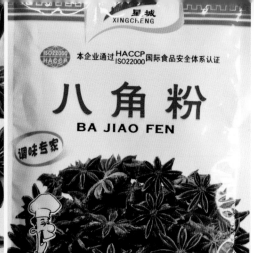

>>> 향신료로 사용하는 팔각회향 열매　　　　　　>>> 중국에서 향신료로 사용하는 팔각회향 제품

약용법

열매 3~6g을 물 800mL에
넣고 달여서 반으로 나누어
아침저녁으로 마신다.

요리 및 이용

매운맛과 쓴맛을 가지는 독
특한 향미가 특징이다. 오
리, 닭, 돼지고기를 이용한
요리 중에서 찜이나 조림처
럼 오래 조리하는 요리에
스타아니스를 첨가하면 주
재료의 나쁜 냄새를 제거하
면서 독특한 향으로 요리의
맛을 살리는 역할을 한다.

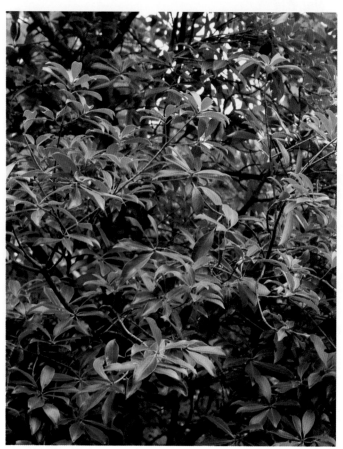

>>> 팔각회향 지상부

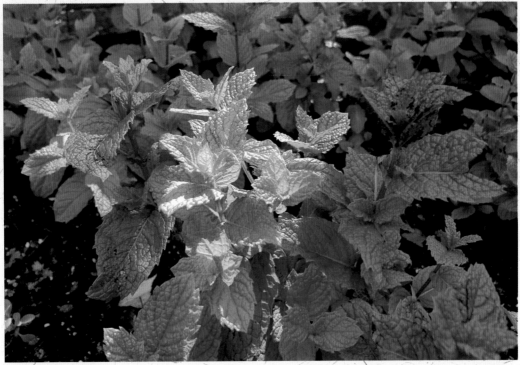

>>> 스피아민트 재배지

스피아민트

영어명 spearmint

한약명 류란향(留蘭香)

식물명 및 학명 스피아민트 *Mentha spicata* L.

과 명 꿀풀과(Labiatae)

이용부위 지상부

🪶 **식품공전**

한국 《식품공전》의 '식품에 사용할 수 있는 원료' 목록의 '스피어민트(양박하)' 항목에 잎이 수재되어 있으므로 이를 식용할 수 있다.

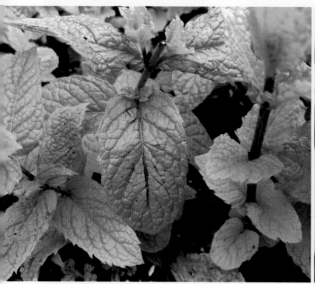
》》》 스피아민트 잎

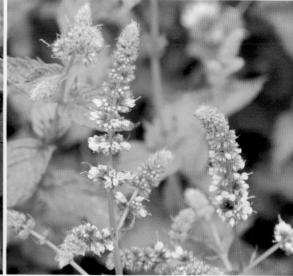
》》》 스피아민트 꽃

재배지
유럽이 원산지이며 이집트와 동유럽에서도 대량 생산한다.

한방 효능
감기에 유효하다. 중초(中焦)를 조화롭게 한다. 기(氣)를 통하게 한다.

약효 해설
감기를 치료한다. 소화작용이 있다. 기침을 없앤다. 두통, 월경통을 치료한다. 정유 성분은 항진균 작용이 있다.

약용법
지상부 3~9g을 물 800mL에 넣고 달여서 반으로 나누어 아침저녁으로 마시거나 적당량 외용한다.

요리 및 이용
소스, 샐러드, 채소에 풍미를 더하기 위해 요리용 허브로 널리 사용하거나 차로 활용한다.

302

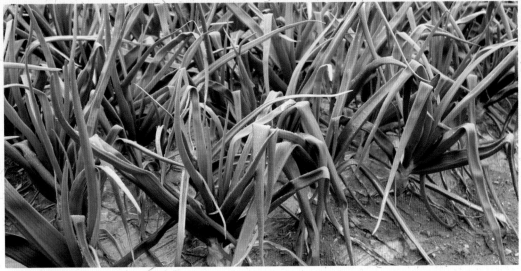

>>> 양파 재배지

양파

영어명 onion

한약명 양총(洋蔥)

식물명 및 학명 양파 *Allium cepa* L.

과 명 백합과(Liliaceae)

이용부위 비늘줄기

🌾식품공전

한국 《식품공전》의 '식품에 사용할 수 있는 원료' 목록의 '양파' 항목에 뿌리줄기, 비늘줄기, 잎, 씨앗이 수재되어 있으므로 이들을 식용할 수 있다.

🌾이탈리아의 미인

이탈리아에는 눈이 작아 고민하는 아가씨들은 양파를 많이 썰면 눈이 커져 미인이 된다는 속설이 있다. 양파를 썰면 휘발성분 때문에 눈물을 많이 흘리게 되어 눈이 커져 예뻐진다는 말인데 양파의 성분을 설명하는 재미있는 이야기이다.

재배지

서남아시아가 원산지이며 세계 여러 나라에서 재배한다.

양파의 자극성분

양파에는 황을 함유하는 프로페닐 시스테인 설폭사이드(propenyl cysteine sulfoxide) 성분이 함유되어 있다. 양파를 가만히 두면 이 성분은 눈물을 흘리게 하지 않는다. 그러나 양파를 자른다든가 마쇄하거나 먹게 될 때 효소가 작용하게 되면, 이 성분은 순간적으로 분해되어 새로운 성분인 프로페닐 설페닌산(propenyl sulfenic acid)을 생성시켜 자극성분으로 바뀌게 된다. 양파를 그대로 두면 눈물이 나지 않지만 양파를 자를 때 눈물을 흘리게 되는 이유는 위와 같은 화학반응 때문이다.

한방 효능

소화가 잘 되게 하고 기(氣)를 통하게 한다. 해독 살충 효능이 있다. 고지혈증 치료에 유효하다.

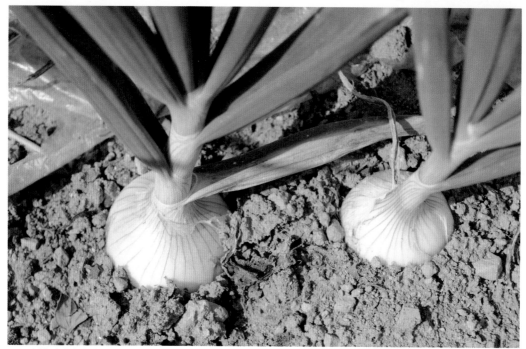

≫≫≫ 수확 직전의 양파

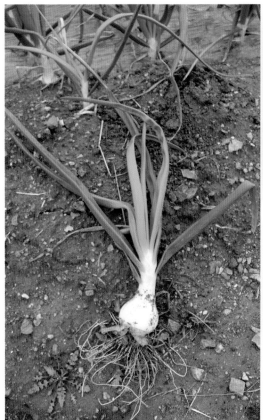

>>> 양파 전초(채취품)

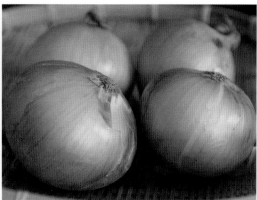

>>> 양파 비늘줄기(채취품, 껍질 제거 전)

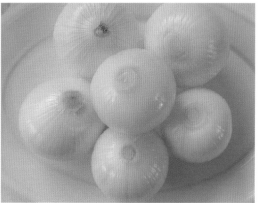

>>> 향신료로 사용하는 양파 비늘줄기(껍질 제거 후)

약효 해설

항암 작용이 있다. 혈당강하 작용이 있다. 혈장 콜레스테롤의 상승을 억제하는 작용이 있다. 동맥경화증에 효과가 있다.

약용법

양파 30~120g을 생으로 먹거나 익혀서 먹는다. 또는 적당량을 외용한다.

요리 및 이용

샐러드, 볶음, 장아찌, 튀김 등으로 요리해서 먹을 수 있으며 각종 요리에 다양하게 활용한다.

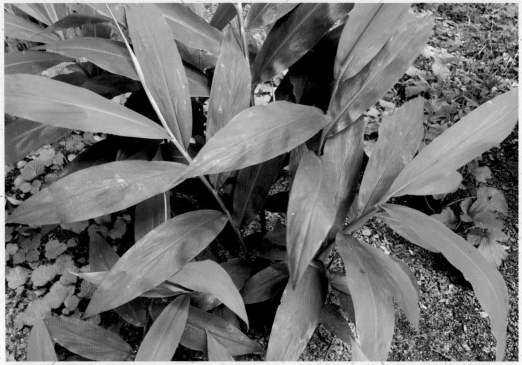
>>> 양하 지상부

양하

향신료

영어명 mioga

한약명 양하(蘘荷)

식물명 및 학명 양하 *Zingiber mioga* (Thunb.) Roscoe

과 명 생강과(Zingiberaceae)

이용부위 뿌리줄기

식품공전

한국 《식품공전》의 '식품에 사용할 수 있는 원료' 목록의 '양하' 항목에 화서, 잎(순)이 수재되어 있으므로 이들을 식용할 수 있다.

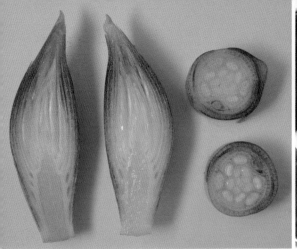

>>> 향신료로 사용하는 양하 뿌리줄기(단면)

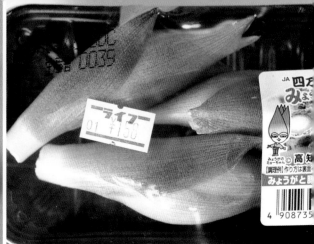

>>> 양하 제품(일본)

재배지

열대아시아가 원산지이며 한국, 일본에서 재배한다.

한방 효능

혈액순환을 원활하게 하고 월경을 조화롭게 한다. 담(痰)을 제거하고 기침을 멎게 한다. 해독하고 상처가 부은 것을 없어지게 한다.

약효 해설

생리가 일정하지 않을 때 효과가 있다. 진해, 거담작용이 있다.

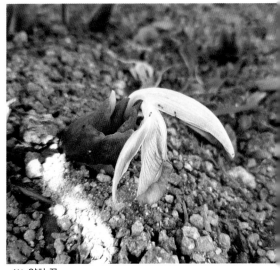

>>> 양하 꽃

약용법

뿌리줄기 6~15g을 물 800mL에 넣고 달여서 반으로 나누어 아침저녁으로 마시거나 적당량 외용한다.

요리 및 이용

아삭 아삭하고 즙이 많으며 강한 향기를 가지고 있다. 곱게 썰어 샐러드에 넣거나 잘게 다져서 소스에 넣으며 절임으로 만들어 먹기도 한다.

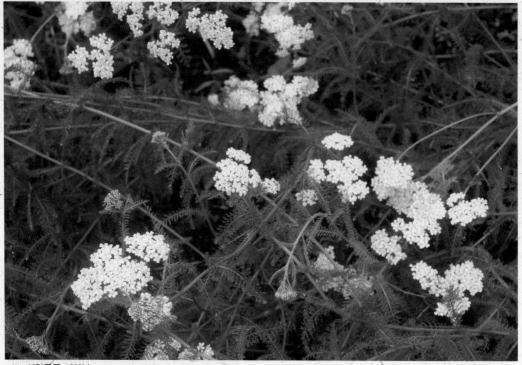

>>> 서양톱풀 지상부

야로(서양톱풀)

영어명 yarrow

한약명 양시초(洋蓍草)

식물명 및 학명 서양톱풀 *Achillea millefolium* L.

과 명 국화과(Compositae)

이용부위 지상부

🌾 식품공전

한국 《식품공전》의 '식품에 제한적으로 사용할 수 있는 원료' 목록의 '야로(서양톱풀)' 항목에 잎, 꽃이 수재되어 있으므로 이들을 식용할 수 있다.

재배지

유럽과 서아시아에서 자생하지만 현재 세계 여러 지역에서 재배되고 있으며 한국 전역에서 자라고 있다.

한방 효능

풍(風)을 제거한다. 혈액순환을 촉진한다. 통증을 없앤다. 해독 효능이 있다.

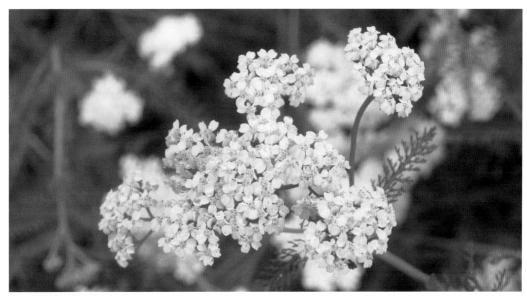

≫≫ 서양톱풀 꽃(흰색)

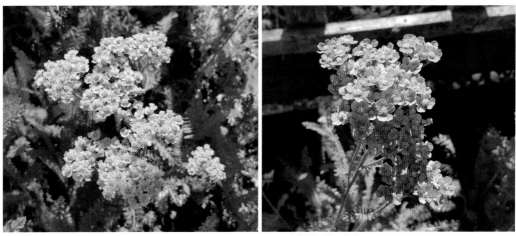

≫≫ 서양톱풀 꽃(노란색)　　　　≫≫ 서양톱풀 꽃(분홍색)

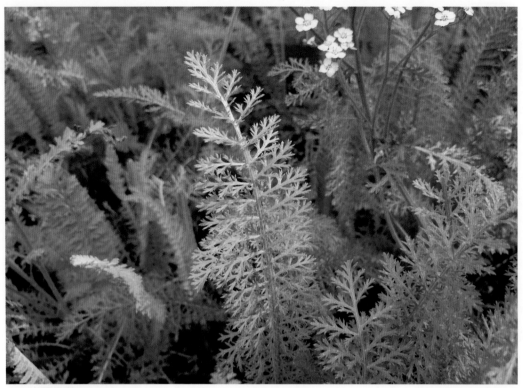
>>> 서양톱풀 잎

약효 해설

타박상, 월경불순을 치료한다. 소염, 이뇨 작용이 있다.

약용법

지상부 5~10g을 물 800mL에 넣고 달여서 반으로 나누어 아침저녁으로 마시거나 적당량 외용한다.

요리 및 이용

어린잎을 삶거나 기름으로 볶아서 먹지만 샐러드로 식용해도 좋다. 꽃은 요리에는 많이 이용되고 있지 않지만, 색채가 풍부하여 드라이 플라워로 적합하다.

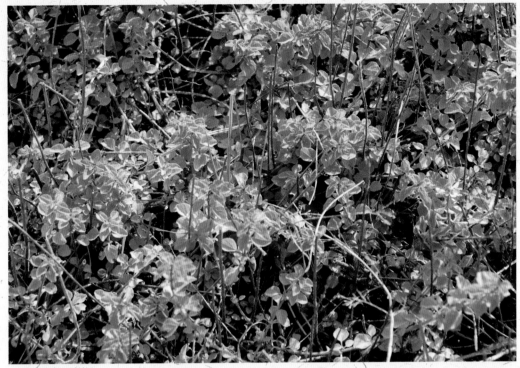

>>> 오레가노 지상부

오레가노

영어명 oregano

한약명 우지(牛至)

식물명 및 학명 오레가노 *Origanum vulgare* L.

과 명 꿀풀과(Labiatae)

이용부위 지상부

🌾 식품공전

한국 《식품공전》의 '식품에 사용할 수 있는 원료' 목록의 '오레가노' 항목에 줄기, 잎이 수재되어 있으므로 이들을 식용할 수 있다.

재배지

유럽에서 중앙아시아가 원산지이며 이탈리아, 불가리아, 북미, 멕시코, 프랑스가 주산지
이다.

한방 효능

풍한(風寒, 감기)을 발산시킨다. 기 순환을 도와주는 효능이 있다. 날씨가 더워 생기는 병
을 치료한다. 수습(水濕, 인체 진액이 병리적으로 변한 것)을 빼는 효능이 있다.

약효 해설

갑자기 가슴이 답답하면서 쓰러지고 정신이 흐려 사람을 알아보지 못하는 증상에 유효
하다. 황달 치료에 효과가 있다. 복통으로 설사하고 토하는 증상에 유효하다.

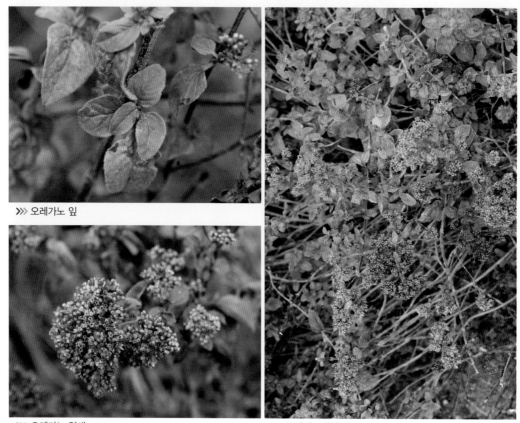

≫ 오레가노 잎

≫ 오레가노 열매

≫ 오레가노 열매와 잎

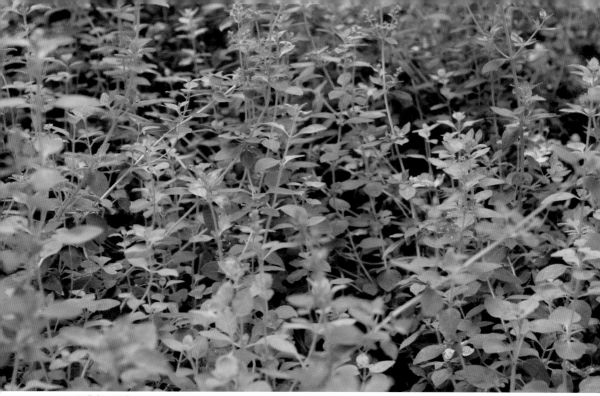

>>> 오레가노 무리

약용법

지상부 3~9g을 물 800mL에 넣고 달여서 반으로 나누어 아침저녁으로 마시거나 적당량 외용한다.

요리 및 이용

잎을 샐러드와 파스타 요리에 넣어 사용한다. 강한 향을 내기 위해 바베큐 요리할 때 가루 내어 뿌려주기도 한다. 하지만 강한 향은 요리

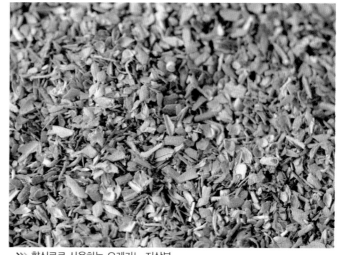

>>> 향신료로 사용하는 오레가노 지상부

맛을 없앨 수 있으므로 주의해야 한다. 이탈리아 남부에서는 토마토 요리와 구운 고기의 기본 재료이기도 하다.

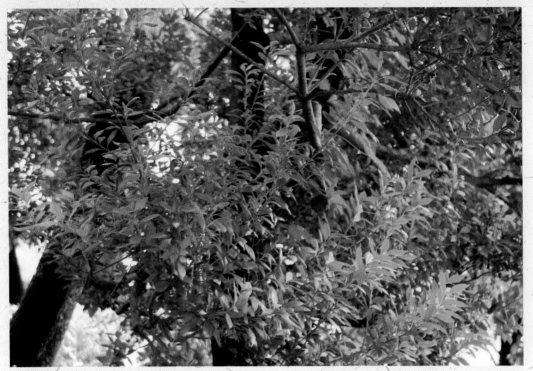

>>> 월계수 지상부

월계수

영어명 bay leaves, bay laurel, sweet bay, bay tree

한약명 월계엽(月桂葉, 잎), 월계자(月桂子, 열매)

식물명 및 학명 월계수 *Laurus nobilis* L.

과 명 녹나무과(Lauraceae)

이용부위 잎, 열매

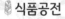 **식품공전**

한국 《식품공전》의 '식품에 사용할 수 있는 원료' 목록의 '월계수' 항목에 잎이 수재되어 있으므로 이를 식용할 수 있다.

재배지

지중해 지역이 원산지이며 프랑스, 이탈리아, 스페인, 모로코가 주산지이다.

한방 효능

[잎] 위를 튼튼하게 하고 기 순환을 도와준다.

[열매] 뼈마디가 저리고 아픈 병을 치료한다. 살충, 해독 효능이 있다.

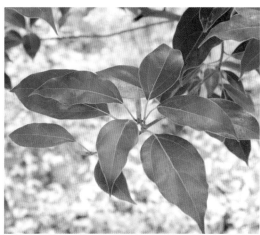

>>> 월계수 잎

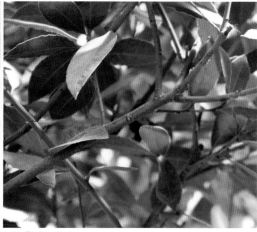

>>> 월계수 가지

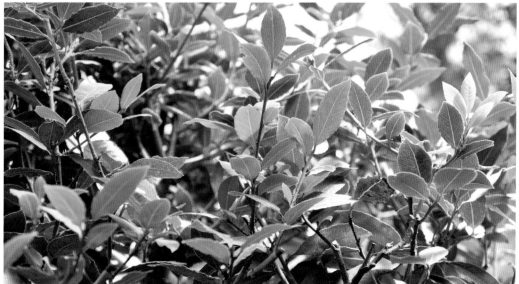

>>> 월계수 잎과 가지

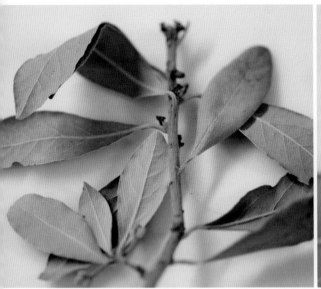

>>> 향신료로 사용하는 월계수 잎

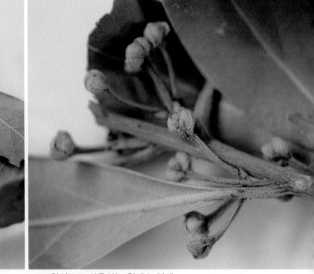

>>> 향신료로 사용하는 월계수 열매

약효 해설

[잎] 타박상 치료에 도움이 된다. 복통 제거에 효과가 있다.

[열매] 팔다리가 저리고 아픈 증상을 없애준다. 습진에 치료 효과가 있다. 귀 뒤에 생긴 종기 치료에 효과가 있다.

약용법

잎 3~6g 또는 열매 3~9g을 각각 물 800mL에 넣고 달여서 반으로 나누어 아침저녁으로 마신다.

요리 및 이용

월계수 잎은 향기가 좋아 요리나 차, 향수의 원료로 쓰인다. 신선한 잎이나 말린 잎은 조리 시작 전에 넣어 사용한다.

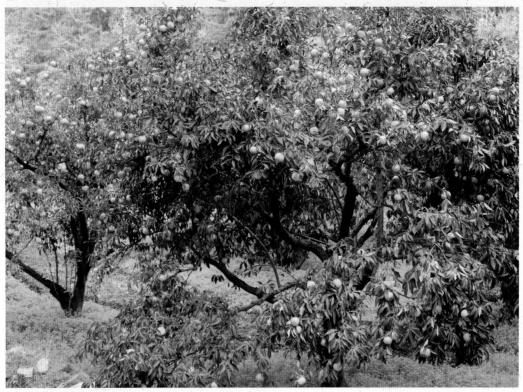

▶▶▶ 유자나무 나무모양

유자

한약명 등자(橙子)

식물명 및 학명 유자나무 *Citrus junos* Siebold ex Tanaka

과 명 운향과(Rutaceae)

이용부위 열매

🌾 식품공전

한국 《식품공전》의 '식품에 사용할 수 있는 원료' 목록의 '유자나무' 항목에 열매, 씨앗이 수재되어 있으므로 이들을 식용할 수 있다.

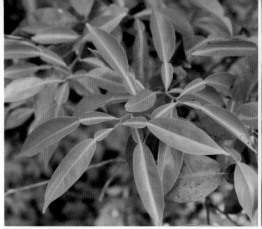

>>> 유자나무 잎

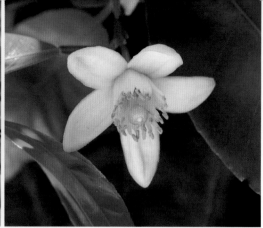

>>> 유자나무 꽃

재배지

중국이 원산지이며 한국, 일본에서 재배한다.

한방 효능

기가 치솟은 것을 내려 위기(胃氣)를 조화롭게 한다. 기를 다스려 가슴을 편안하게 한다.

약효 해설

술을 깨게 하는 효능이 있다. 음주 후 입냄새를 제거한다. 소화에 좋다. 오심구토에 유효하다.

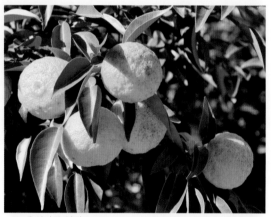

>>> 유자나무 열매

약용법

열매 적당량을 내복한다.

요리 및 이용

열매의 과즙이나 과피의 방향을 즐기는 목적으로 이용한다. 설탕이나 꿀에 재워

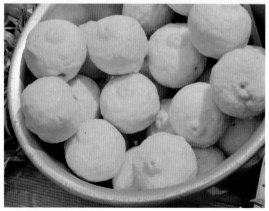

>>> 향신료로 사용하는 유자나무 열매

서 유자청을 만들어 유자차로 활용하거나 떡, 정과에 넣어 향신료로 사용한다.

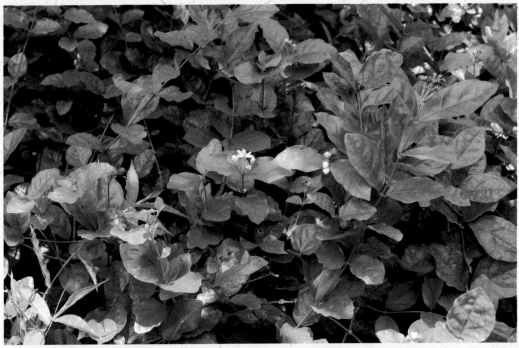

>>> 재스민(*Jasminum sambac*) 지상부

재스민

영어명 jasmine

한약명 말리화(茉莉花)

식물명 및 학명 재스민 *Jasminum officinale* L., *Jasminum sambac* (L.) Aiton, *Jasminum grandiflorum* L.

과 명 물푸레나무과(Oleaceae)

이용부위 꽃

🌾 식품공전

한국 《식품공전》의 '식품에 사용할 수 있는 원료' 목록의 '아라비안자스민'과 '오피키날레자스민' 항목에 각각 꽃이 수재되어 있으므로 이를 식용할 수 있다.

종류에 따라 다르지만 주로 인도가 원산지이며 프랑스, 이탈리아, 인도, 중국이 주산지
이다.

한방 효능

기를 다스려 통증을 멎게 한다. 더러운 것을 허물고 막힌 것을 열어 낸다.

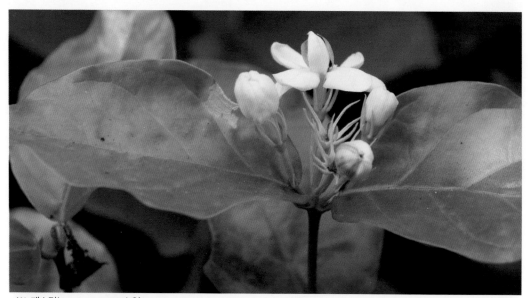

≫≫ 재스민(*Jasminum sambac*) 잎

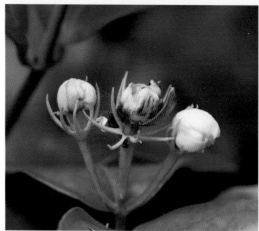

≫≫ 재스민(*Jasminum sambac*) 꽃봉오리

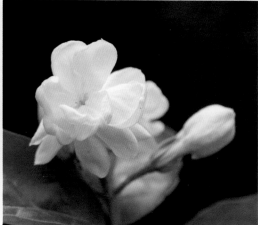

≫≫ 재스민(*Jasminum sambac*) 꽃

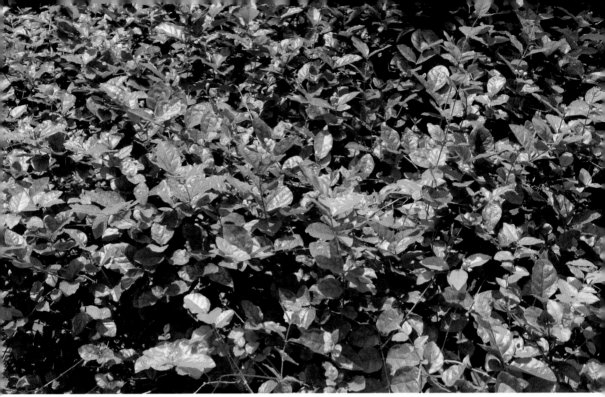

>>> 재스민(*Jasminum sambac*) 무리

약효 해설

눈이 충혈되는 것을 낫게 한다.
현기증이 나고 머리가 어지러운
증상을 낫게 한다. 설사가 나고
배가 아픈 증상을 낫게 한다.

약용법

꽃 3~10g을 물 800mL에 넣고
달여서 반으로 나누어 아침저녁
으로 마신다.

요리 및 이용

꽃은 강한 방향을 가지고 향수

>>> 향신료로 사용하는 재스민 꽃

등의 향료로 쓰인다. 꽃을 이용하여 차나 요리에도 이용하며 입욕제로도 활용한다.

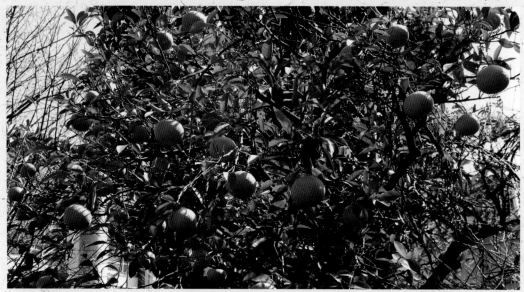
>>> 굴나무 잎과 열매

진피

영어명 citrus unshiu peel

한약명 진피(陳皮, 열매껍질), 귤핵(橘核, 씨)

식물명 및 학명 굴나무 *Citrus unshiu* (Yu. Tanaka ex Swingle) Marcow.

과 명 운향과(Rutaceae)

이용부위 열매껍질

🌾 식품공전

한국 《식품공전》의 '식품에 사용할 수 있는 원료' 목록의 '굴나무' 항목에 열매, 열매껍질(진피, 청피)이
수재되어 있으므로 이들을 식용할 수 있다.

🌾 육진양약

《동의보감》 탕액편에는 6진양약(六陳良藥)을 기재해 두고 있다. 이 약들은 진피를 비롯하여 낭독, 지
실, 반하, 마황, 오수유로, 모두 오래 두었던 것을 쓰는 것이 좋다고 기재되어 있다.

재배지

한국, 중국, 일본에서 재배한다.

한방 효능

기(氣)를 통하게 하고 기가 치솟은 것을 내리는 효능이 있다. 중초(中焦)를 조화롭게 하고
위의 활동을 도와 식욕을 돋우게 한다. 습사를 없애고 담(痰)을 삭인다.

약효 해설

식욕부진에 유효하다. 기침이 나고 가래가 나는 증상을 치료한다. 딸꾹질을 멈추게 하다.

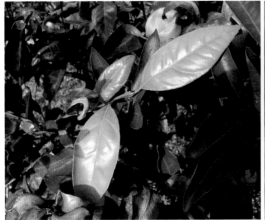

≫≫ 귤나무 잎(제주특별자치도)

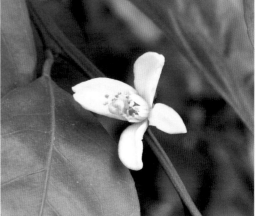

≫≫ 귤나무 꽃(일본 도쿄도 도쿄도약용식물원)

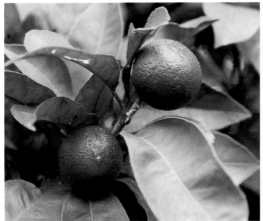

≫≫ 귤나무 덜 익은 열매(일본 도쿄도 도쿄도약용식물원)

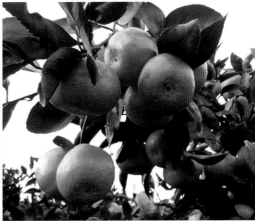

≫≫ 귤나무 익은 열매(제주특별자치도)

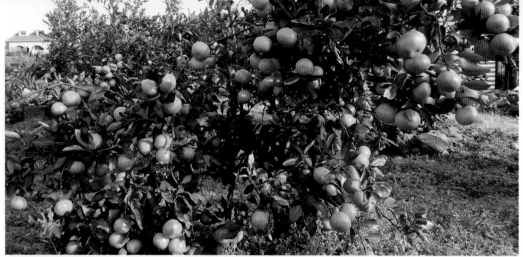
>>> 귤나무 나무모양

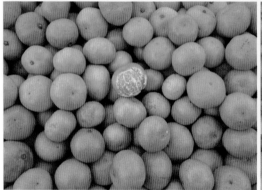
>>> 귤나무 열매(채취품)

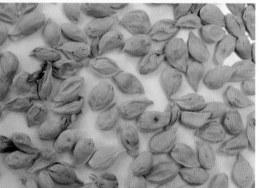
>>> 약재로 사용하는 귤나무 열매 씨(귤핵)

약용법

열매껍질 3~10g을 물 800mL에 넣
고 달여서 반으로 나누어 아침저녁
으로 마신다.

요리 및 이용

진피는 귤껍질을 건조한 것으로 차
로 활용한다.

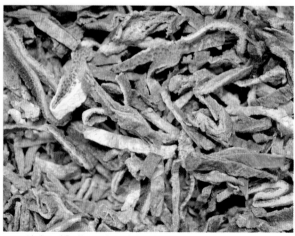
>>> 약재로 사용하는 귤나무 열매껍질(진피)

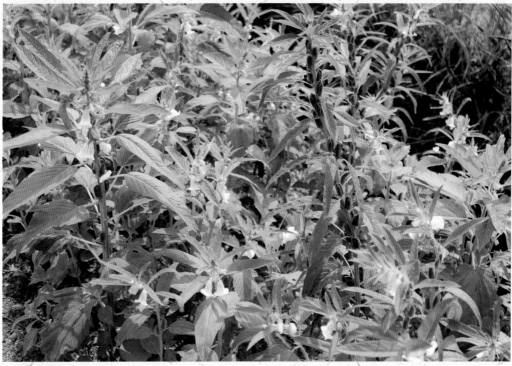

>>> 참깨 지상부

참깨

영어명 sesame

한약명 흑지마(黑芝麻)

식물명 및 학명 참깨 *Sesamum indicum* L.

과 명 참깨과(Pedalidaceae)

이용부위 씨

식품공전

한국 《식품공전》의 '식품에 사용할 수 있는 원료' 목록의 '참깨' 항목에 씨앗이 수재되어 있으므로 이를 식용할 수 있다.

재배지

인도 동부 및 이집트가 원산지이며 아시아, 북미, 남미에서 재배한다.

한방 효능

간과 신을 보익하는 효능이 있다. 혈을 자양하고 정기(精氣)를 보익하는 효능이 있다. 장
(腸)을 윤택하게 하여 부드럽게 하고 대변이 잘 나오게 한다.

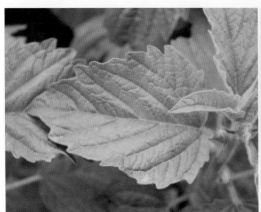

>>> 참깨 잎

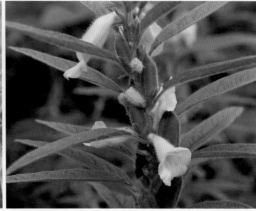

>>> 참깨 꽃

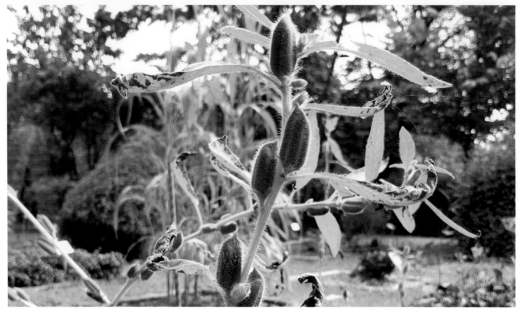

>>> 참깨 열매

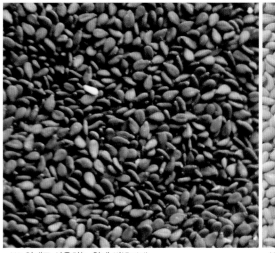

>>> 약재로 사용하는 참깨 씨(흑지마)   >>> 향신료로 사용하는 참깨 씨

약효 해설

간신이 허약하여 머리털이 일찍 희어지고 어지러운 증상에 유효하다. 질병 치료 후의 허약증상 회복에 좋다. 강장, 해독 작용이 있다. 고혈압, 동맥경화 예방에 효과가 있다.

약용법

씨 9~15g을 물 800mL에 넣고 달여서 반으로 나누어 아침저녁으로 마시거나 적당량을 외용한다.

요리 및 이용

식물성 지방산을 많이 함유하고 있어 고혈압 예방 등에 효과가 있다. 씨에는 휘발성 정유 성분이 거의 함유되어 있지 않지만 가열하면 향이 생긴다. 깨죽과 참기름 등으로 활용하며 볶은 씨를 갈아서 소금을 알맞게 섞어 깨소금으로도 사용한다. 음식의 씹히는 느낌을 주고 미관을 좋게 하기 위해 수프, 샐러드, 각종 음식 위에 뿌리기도 한다.

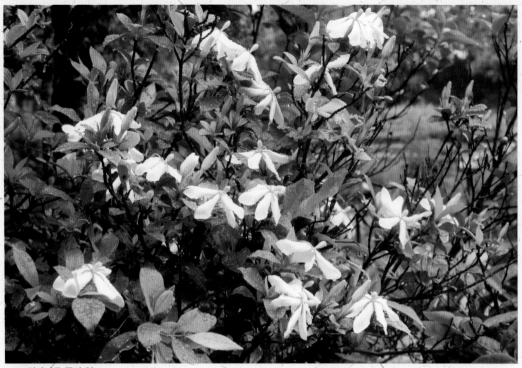

>>> 치자나무 꽃과 잎

치자

영어명 gardenia, cape jasmine, cape jessamine

한약명 치자(梔子)

식물명 및 학명 치자나무 *Gardenia jasminoides* J. Ellis

과 명 꼭두서니과(Rubiaceae)

이용부위 열매

🌾**식품공전**

한국 《식품공전》의 '식품에 제한적으로 사용할 수 있는 원료' 목록의 '치자나무' 항목에 열매(치자)가 수재되어 있으므로 이를 식용할 수 있다.

재배지

중국, 일본이 원산지이며 한국, 중국, 일본에서 재배한다.

한방 효능

열을 내리고 수습(水濕, 인체 진액이 병리적으로 변한 것)을 뺀다. 열로 인해서 생긴 혈열을 식히고 해독하는 효능이 있다. 허열을 내리고 답답하고 손발을 버둥거리는 증상을 치료한다.

약효 해설

두통에 효과가 있다. 눈 충혈 제거에 효과가 있다. 열병으로 인해 가슴 속이 답답하고 편

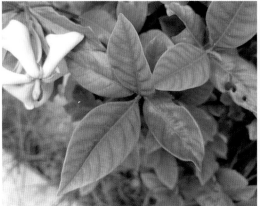
>>> 치자나무 잎

>>> 치자나무 꽃

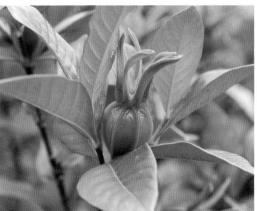
>>> 치자나무 덜 익은 열매

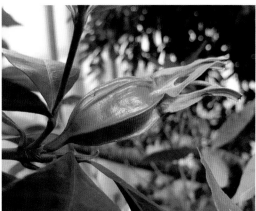
>>> 치자나무 익은 열매

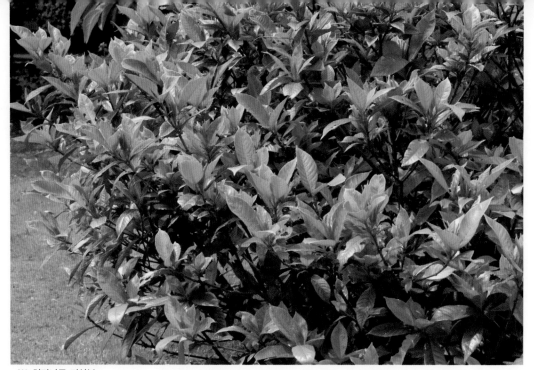

>>> 치자나무 지상부

안하지 못한 증상에 유효하
다. 습열이 원인이 되어 일
어나는 황달 증상에 사용한
다. 이담 작용이 있다. 진정
작용이 있다.

약용법

열매 6~10g을 물 800mL에
넣고 달여서 반으로 나누어
아침저녁으로 마시거나 적
당량 외용한다.

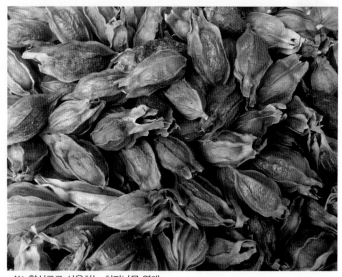

>>> 향신료로 사용하는 치자나무 열매

요리 및 이용

음식이나 옷을 황색으로 착색할 목적으로 한국이나 중국, 일본 등에서 예전부터 사용하
고 있다. 꽃에는 재스민과 비슷한 방향이 있다.

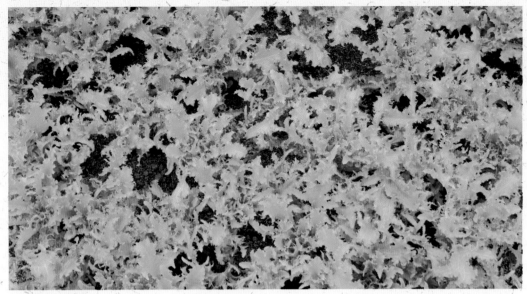

>>> 치커리 재배지

치커리

영어명 chicory

한약명 국거(菊苣, 지상부), 국거근(菊苣根, 뿌리)

식물명 및 학명 치커리 *Cichorium intybus* L.

과 명 국화과(Compositae)

이용부위 지상부, 뿌리

🌾 식품공전

한국 《식품공전》의 '식품에 사용할 수 있는 원료' 목록의 '치커리' 항목에 뿌리, 잎이 수재되어 있으므로 이들을 식용할 수 있다.

🌾 건강기능식품의 기능성

치커리는 우리나라 '건강기능식품'에 수재되어 있다. 혈중 콜레스테롤 개선, 식후 혈당 상승 억제, 배변활동 원활에 도움을 주는 기능성이 있다.

유럽이 원산지이며 프랑스에서 대량 재배한다.

한방 효능

[**지상부**] 열사를 제거하고 열독을 풀어준다. 이뇨시켜 부종을 가라앉히는 효능이 있다.

[**뿌리**] 열을 내리는 효능이 있다. 건위 효능이 있다.

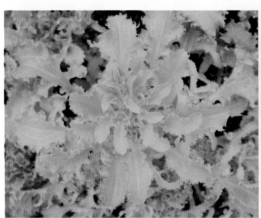
≫≫ 치커리 잎

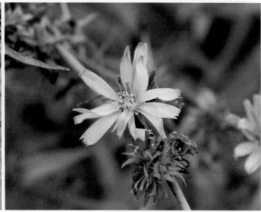
≫≫ 치커리 꽃

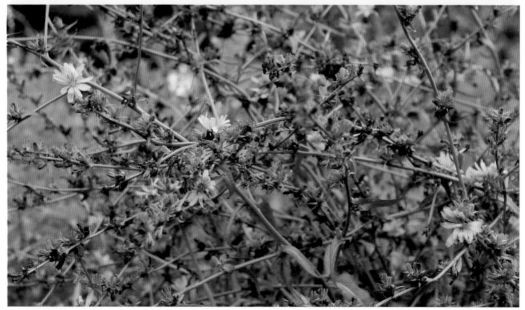
≫≫ 치커리 꽃과 줄기

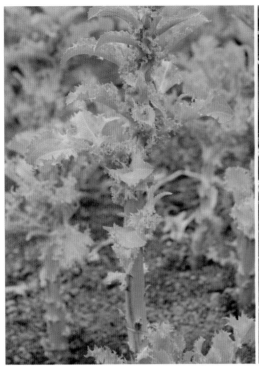

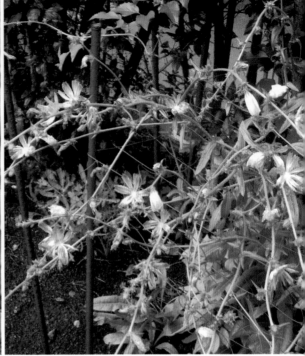

≫≫ 치커리 줄기 ≫≫ 치커리 지상부

약효 해설

[지상부] 식욕부진에 좋다. 황달형 간염, 신장염에 유효하다.

[뿌리] 소화불량에 좋다. 배가 몹시 부르며 속이 답답한 병증을 치료한다.

약용법

지상부는 3~9g 그리고 뿌리는 3~6g을 각각 물 800mL에 넣고 달여서 반으로 나누어 아
침저녁으로 마신다.

요리 및 이용

잎을 샐러드로 식용하며 뿌리는 차로 제조하여 이용한다. 뿌리에는 카페인이 함유되어
있지 않지만 커피 대용품으로 사용되고 있다.

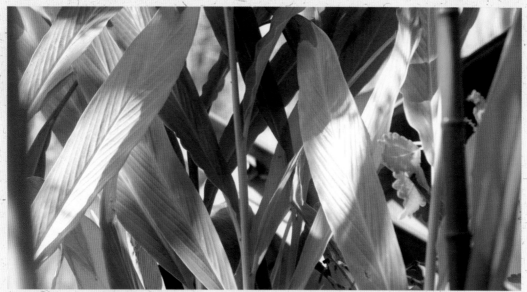

>>> 카더몬(소두구) 잎과 줄기(일본)

카더몬(소두구)

향신료

영어명 cardamon, cardamom

한약명 소두구(小豆蔻)

식물명 및 학명 카더몬(소두구) *Elettaria cardamomum* (L.) Maton

과 명 생강과(Zingiberaceae)

이용부위 열매

🌾 식품공전

한국 《식품공전》의 '식품에 사용할 수 있는 원료' 목록의 '소두구(카르다몸)' 항목에 열매, 씨앗이 수재되어 있으므로 이들을 식용할 수 있다.

🌾 생강과 식물의 향신료

향이 나는 식물에는 생강과(科) 식물이 많이 포함되어 있다. 카더몬인 소두구를 비롯하여 고량강, 대고량강(갈랑갈), 백두구, 익지, 초두구, 초과 그리고 강황, 아출, 울금 등이 있다.

334

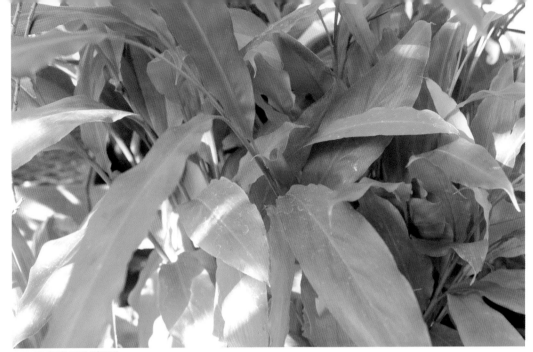

>>> 카더몬(소두구) 잎(일본)

재배지

인도 남부지역이 원산지이며 스리
랑카, 탄자니아가 주산지이다.

한방 효능

위(脾)를 튼튼하게 하고 인체 내에
침입한 풍사(風邪, 질병을 일으키는
원인이 되는 바람)를 제거한다.

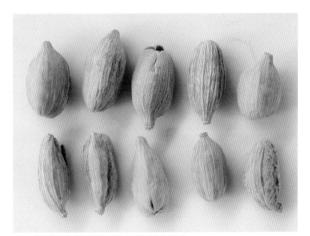

>>> 향신료로 사용하는 카더몬(소두구) 열매

약효 해설

강장 작용이 있다. 최음 작용이 있
다. 구강 청량 작용이 있다. 담즙분비 촉진 작용이 있다. 식욕증진 작용이 있다.

요리 및 이용

카더몬은 사프란 다음으로 고가의 향신료이며, 강한 매운맛이 있다. 북유럽에서는 빵,
페스트리, 케이크의 풍미를 더하는 용도로 사용하고, 피클용 향신료로도 활용한다.

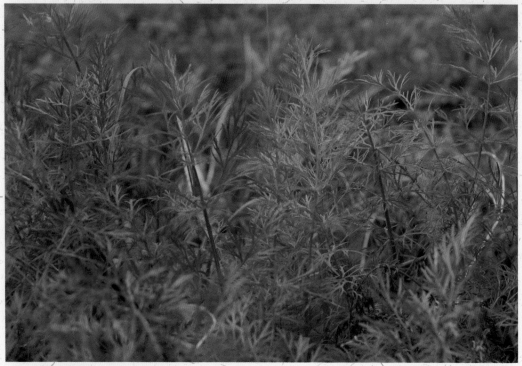

>>> 캐러웨이 지상부

캐러웨이

영어명 caraway

한약명 장회향(藏茴香)

식물명 및 학명 캐러웨이 *Carum carvi* L.

과 명 산형과(Umbelliferae)

이용부위 열매

🌾 식품공전

한국 《식품공전》의 '식품에 사용할 수 있는 원료' 목록의 '캐러웨이' 항목에 순, 잎, 씨앗이 수재되어 있으므로 이들을 식용할 수 있다.

재배지

유럽 중부, 지중해 지역, 서아시아와 중앙아시아가 원산지이며 프랑스, 이탈리아, 아프리카에서 재배한다.

한방 효능

기(氣)를 통하게 하고 위 활동을 도와 식욕을 돋우게 한다. 한사(寒邪)를 없애고 통증을 멈추는 효능이 있다.

약효 해설

복부가 차고 아픈 증상을 낫게 한다. 소화불량에 유효하다.

약용법

열매 3~6g을 물 800mL에 넣고 달여서 반으로 나누어 아침저녁으로 마신다.

요리 및 이용

후추 맛이 나는 향신료로 씨 가루는 커리 파우더를 만드는 데 이용하고 케이크, 빵, 쿠키에도 사용한다.

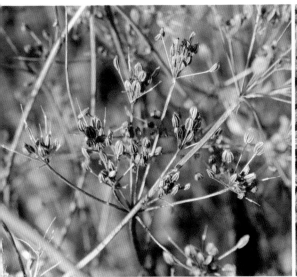
>>> 캐러웨이 열매

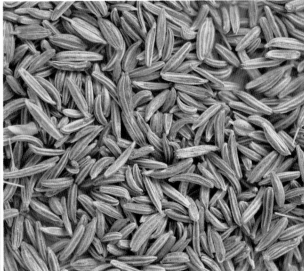
>>> 향신료로 사용하는 캐러웨이 열매

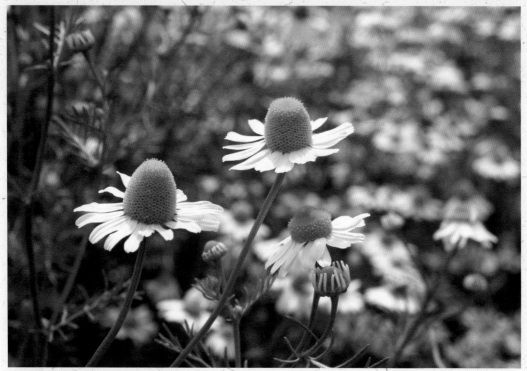

>>> 캐모마일(*Matricaria chamomilla*) 지상부

캐모마일

영어명 chamomile, camomile

식물명 및 학명 독일캐모마일, 헝가리캐모마일 *Matricaria chamomilla* L., 로마캐모마일, 영국캐모마일 *Chamaemelum nobile* (L.) All.

과　명 국화과(Compositae)

이용부위 꽃, 잎

🌾 **식품공전**

한국 《식품공전》의 '식품에 사용할 수 있는 원료' 목록의 '캐모마일' 항목에 잎, 꽃이 수재되어 있으므로 이들을 식용할 수 있다.

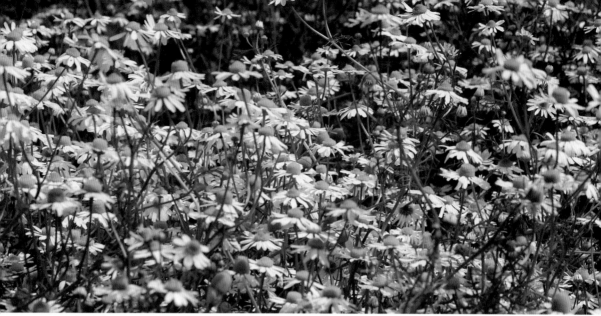

>>> 캐모마일(*Matricaria chamomilla*) 무리

재배지

지중해 지역과 유럽 서남부가 원산지이며 프랑스, 헝가리 등 유럽 각지에서 재배한다.

약효 해설

항염증, 방부 작용이 있다. 진경, 구풍 효과가 있다. 방향성 고미건위약으로 쓰인다.

요리 및 이용

유럽에서 허브차라고 하면 이 캐모마일을 가리킬 정도로 요리보다 허브차로 광범위하게 이용되고 있다. 말린 꽃을 차로 만들어 향기와 맛을 즐길 수 있다.

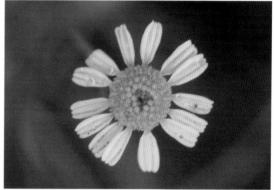

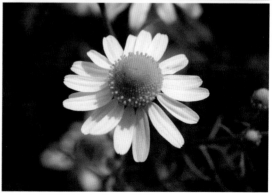

>>> 캐모마일(*Matricaria chamomilla*) 꽃

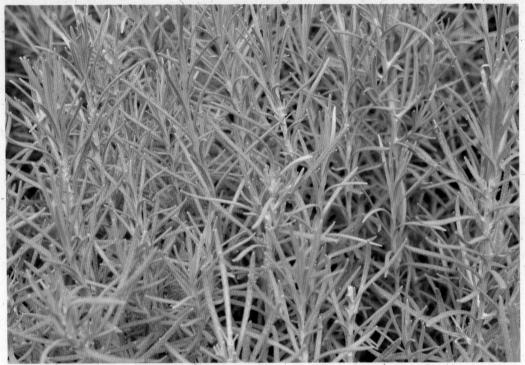

>>> 커리플랜트 무리

커리플랜트

향신료

영어명 curry plant

식물명 및 학명 커리플랜트 *Helichrysum italicum* (Roth) G. Don

과 명 국화과(Compositae)

이용부위 잎

🌾 식품공전

한국 《식품공전》의 '식품에 사용할 수 있는 원료' 목록의 '커리플랜트[*Helichrysum angustifolium* (Lam.) DC.]' 항목에 잎이 수재되어 있으므로 이를 식용할 수 있다. 커리플랜트 학명의 정명은 *Helichrysum italicum* (Roth) G. Don fil.이고 *Helichrysum angustifolium* (Lam.) DC.는 이명이다.

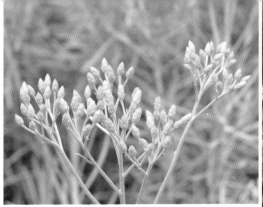

>>> 커리플랜트 꽃봉오리

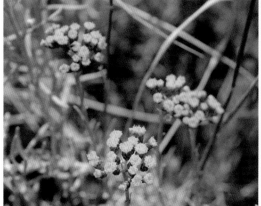

>>> 커리플랜트 꽃

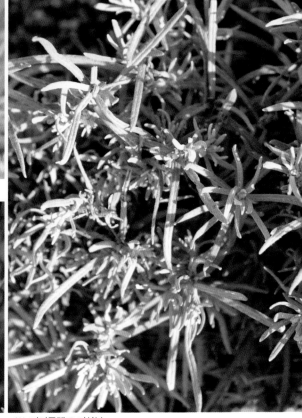

>>> 커리플랜트 지상부

재배지

지중해 인근에서 자란다.

약효 해설

소염작용이 있다. 항진균 작용이 있다. 화상 치료에 효과가 있다. 항알러지 효능이 있다.

요리 및 이용

잎에서 커리 가루와 비슷한 향이 나는 향신료로 요리에 넣어 활용한다.

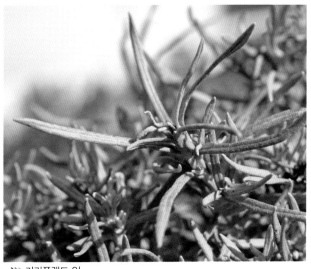

>>> 커리플랜트 잎

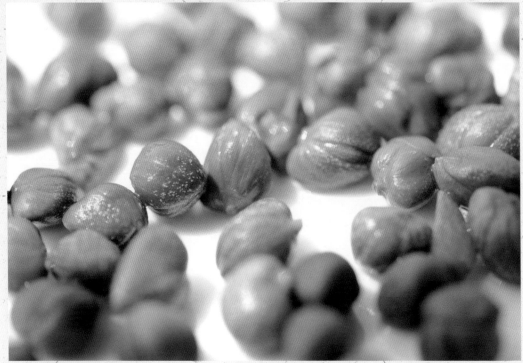
≫ 향신료로 사용하는 케이퍼 열매

케이퍼

영어명 caper, caper bush

한약명 노서과(老鼠瓜, 뿌리껍질, 잎, 열매)

식물명 및 학명 케이퍼 *Capparis spinosa* L.

과 명 풍접초과(Cappridaceae)

이용부위 꽃봉오리, 뿌리껍질, 잎, 열매

🌾식품공전

한국 《식품공전》의 '식품에 사용할 수 있는 원료' 목록의 '케이퍼' 항목에 순, 꽃봉오리, 열매가 수재
되어 있으므로 이들을 식용할 수 있다.

재배지
지중해 지역이 원산지이며 프랑스, 이탈리아, 스페인이 주산지이다.

뿌리껍질, 잎, 열매의 한방 효능
풍(風)을 제거하고 통증을 멈추는 효능이 있다. 습사(濕邪)와 한사(寒邪)를 제거하는 효능이 있다.

꽃봉오리의 약효 해설
건위, 진통 작용이 있다. 항류머티즘 효능이 있다.

약용법
뿌리껍질, 잎, 열매 적당량을 외용하거나, 뿌리껍질 3~6g을 물 800mL에 넣고 달여서 반으로 나누어 아침저녁으로 마신다.

요리 및 이용
향신료로 이용하는 부위는 꽃봉오리다. 꽃봉오리를 생선 요리, 육류 요리 등에 강한 짠맛과 신맛을 내는 데에 널리 사용한다. 특히 케이퍼 피클은 연어 요리에 빠지지 않고 나온다. 토마토 피자의 토핑에 활용하면 좋고 샐러드, 파스타 소스에 첨가하기도 한다.

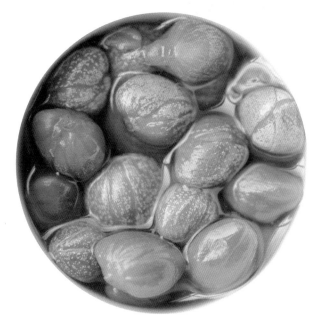

>>> 케이퍼 열매 피클

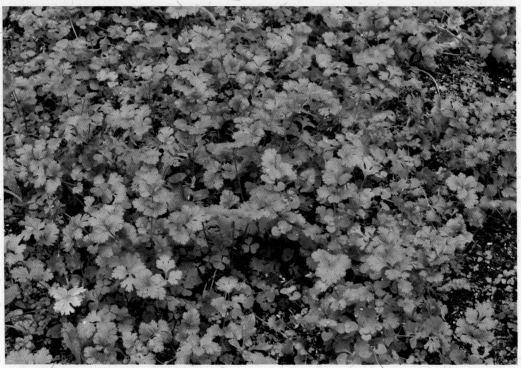

>>> 고수 재배지(타이완)

코리앤더(고수)

영어명 coriander(열매)

한약명 호유(胡荽, 지상부), 호유자(胡荽子, 열매)

식물명 및 학명 고수 *Coriandrum sativum* L.

과 명 산형과(Umbelliferae)

이용부위 지상부, 열매

🌾**식품공전**

한국 《식품공전》의 '식품에 사용할 수 있는 원료' 목록의 '고수' 항목에 잎, 씨앗, 열매(호유자)가 수재되어 있으므로 이들을 식용할 수 있다.

지중해 동부지역과 아시아 서부에서 유래되었으며 전세계적으로 널리 재배되고 있다.

한방 효능

[지상부] 음식을 잘 소화시키고 식욕을 돋우게 하는 효능이 있다. 통증을 멎게 하고 해독하는 효능이 있다.

[열매] 위를 튼튼하게 배가 더부룩하거나 아픈 병증을 제거하는 효능이 있다. 기를 통하게 하고 통증을 멈추는 효능이 있다.

약효 해설

[지상부] 배가 더부룩하거나 아픈 병증에 유효하다. 두통, 치통에 지통 효과가 있다.

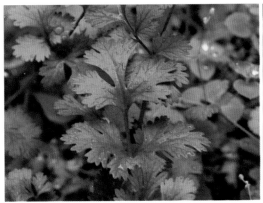

≫ 고수 잎

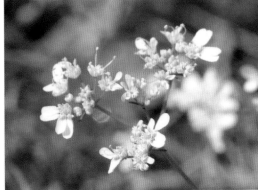

≫ 고수 꽃(스위스)

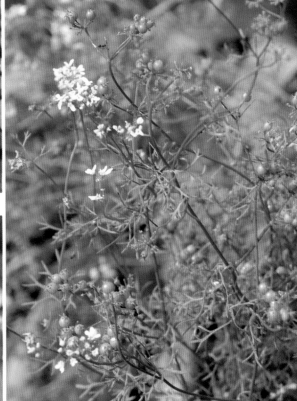

≫ 고수 지상부(스위스)

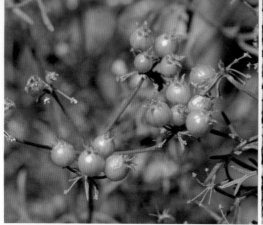

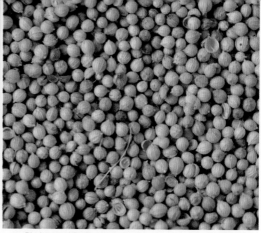

>>> 고수 열매(스위스)

>>> 향신료로 사용하는 고수 열매

[열매] 식욕부진에 유효하다. 복부가 부르고 통증이 있는 증상에 유효하다. 두통, 치통에 지통 효과가 있다.

약용법

건조한 지상부 9~15g 또는 신선한 지상부 15~30g 그리고 열매 6~12g을 각각 물 800mL에 넣고 달여서 반으로 나누어 아침저녁으로 마시거나 적당량 외용한다.

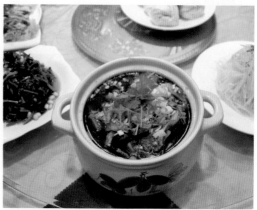

>>> 중국 닝샤회족자치구 룽더(隆德)현의 한 식당에서 나온 고수가 들어간 생선 요리

요리 및 이용

고수의 특이한 향미는 아시아, 중동, 멕시코 요리에서 빠질 수 없는 재료이다. 특유한 '빈대' 냄새가 나는데 어떤 사람들은 좋아하고 어떤 사람들은 싫어한다. 중국이나 태국에서는 잎을 향미채소로 사용하지만 유럽에서는 주로 씨를 향신료로 사용한다. 씨는 곱게 갈아 소시지나 고기를 굽기 전에 발라 향을 가미한다.

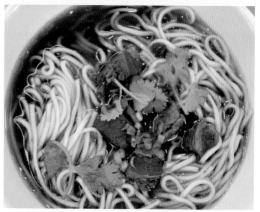

>>> 중국 랴오닝성 선양(瀋陽)시의 한 식당에서 나온 고수가 들어간 우육면(牛肉面)

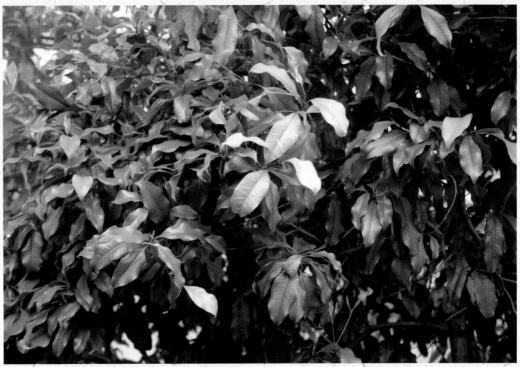

≫ 정향나무 잎과 가지

클로브(정향)

향신료

영어명 cloves

한약명 정향(丁香)

식물명 및 학명 정향나무 *Syzygium aromaticum* (L.) Merr. & L.M.Perry

과 명 정향나무과(Myrtaceae)

이용부위 꽃봉오리

🌾 **식품공전**

한국 《식품공전》의 '식품에 사용할 수 있는 원료' 목록의 '정향나무' 항목에 잎, 꽃봉오리(정향)가 수재되어 있으므로 이들을 식용할 수 있다.

재배지

인도네시아의 몰루카(Molucca) 군도가 원산지이며 인도네시아, 말레이시아, 베트남, 인도, 스리랑카가 주산지이다.

정향 정유 성분의 효능

정향의 정유 성분 중 주성분은 유게놀(eugenol)이다. 이 성분은 살균, 방부 작용과 소염, 이담 작용이 있다.

한방 효능

위 주위를 따뜻하게 하여 오심, 구토를 가라앉히는 효능이 있다. 신(腎)을 보하고 양기(陽氣)를 보한다.

약효 해설

소화불량, 급만성 위장염에 사용한다. 치과에서 국소마취, 진통의 목적으로 사용한다. 치

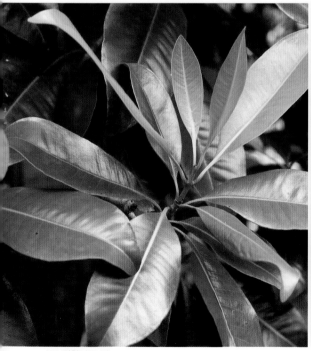

>>> 정향나무 잎

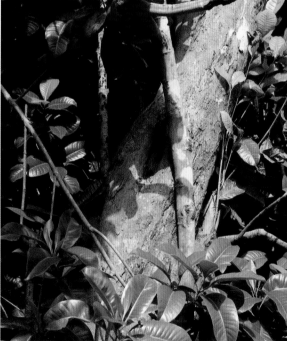

>>> 정향나무 줄기껍질

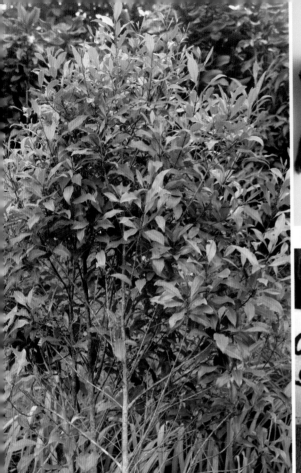

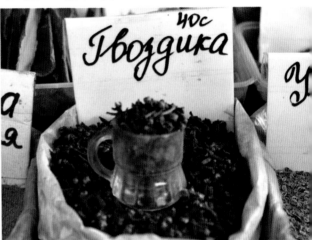

>>> 향신료로 사용하는 정향나무 꽃봉오리

>>> 정향나무 나무모양

>>> 키르기스스탄 비슈케크 시장에서 판매 중인 클로브(정향)

통완화 작용, 구취방지 작용이 있다. 구강청정제로 쓰인다. 구토, 설사, 이질을 치료한다.

약용법

꽃봉오리 1~3g을 물 800mL에 넣고 달여서 반으로 나누어 아침저녁으로 마시거나, 가루나 환(丸)으로 만들어 복용한다. 가루 내어 피부에 바를 수 있다.

요리 및 이용

향이 강하므로 아주 적은 양을 사용해야 한다. 전통적으로 클로브(정향)를 오렌지에 찔러 넣어 방에 매달아 벌레를 쫓는 방역용으로 이용했다. 커리, 소스, 케이크, 빵, 다진 고기, 과일 디저트에 향을 내는 데 활용한다.

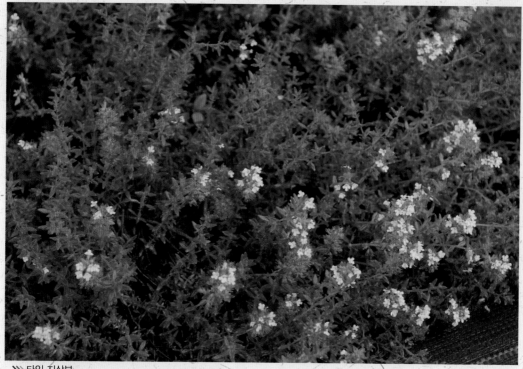

>>> 타임 지상부

타임

영어명 thyme

한약명 사향초(麝香草)

식물명 및 학명 타임 *Thymus vulgaris* L., 백리향 *Thymus quinquecostatus* Celak.

과 명 꿀풀과(Labiatae)

이용부위 지상부

🌾 **식품공전**

한국 《식품공전》의 '식품에 사용할 수 있는 원료' 목록의 '타임'과 '백리향' 항목에 각각 잎과 전초(사향초)가 수재되어 있으므로 이들을 식용할 수 있다.

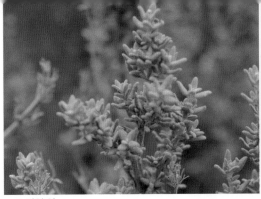

>>> 타임 잎

>>> 타임 꽃

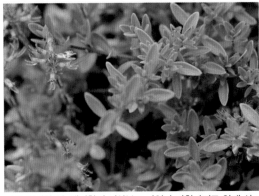

>>> 백리향 잎. 백리향의 지상부도 타임과 마찬가지로 약재 사
향초(麝香草)로 쓸 수 있다.

>>> 백리향 꽃

재배지

유럽 남부, 지중해 지역이 원산지이며 프랑스, 스페인, 그리스, 이탈리아가 주산지이다.

한방 효능

풍(風)을 제거하고 기침을 없애준다. 비(脾)를 튼튼하게 하고 기를 잘 돌게 한다. 소변 볼
때 아프거나 시원하게 나가지 않는 증상을 치료한다.

약효 해설

소화불량에 유효하다. 기침, 가래 제거에 좋다. 치통에 유효하다.

약용법

지상부 9~12g을 물 800mL에 넣고 달여서 반으로 나누어 아침저녁으로 마시거나 적당
량 외용한다.

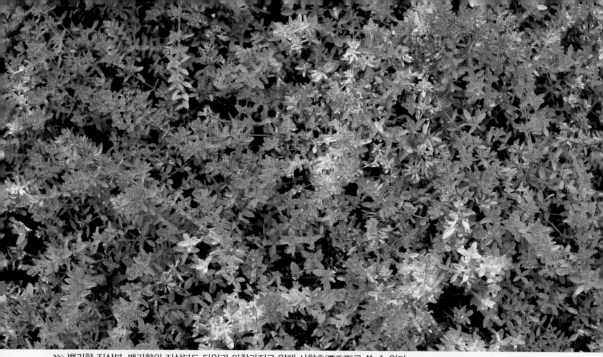

>>> 백리향 지상부. 백리향의 지상부도 타임과 마찬가지로 약재 사향초(麝香草)로 쓸 수 있다.

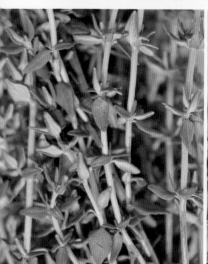

>>> 향신료로 사용하는 타임 지상부

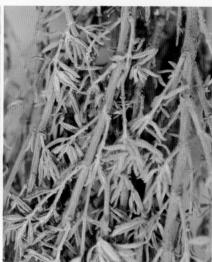

>>> 약재로 사용하는 타임 지상부(사향초)

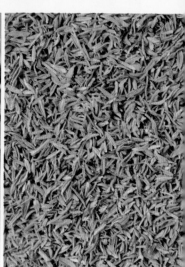

>>> 타임 씨(채취품)

요리 및 이용

요리에 사용되는 기본 허브 중 하나로 소량 사용한다. 강한 방향이 있으며 향이 백리까지 간다고 하여 백리향으로도 불린다. 생선, 육류 요리의 필수 재료이며 샐러드, 수프에 넣어 먹는다.

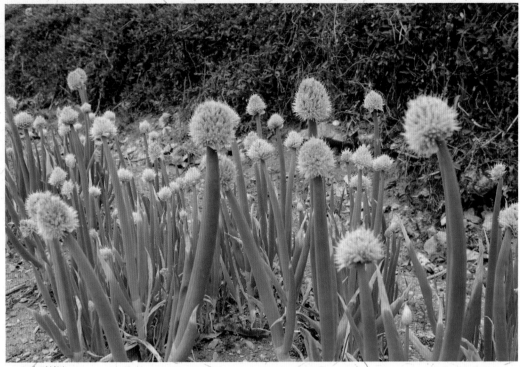

>>> 파 지상부

파

영어명	welsh onion, spring onion
한약명	총엽(葱葉, 잎), 총백(葱白, 비늘줄기)
식물명 및 학명	파 *Allium fistulosum* L.
과 명	백합과(Liliaceae)
이용부위	잎, 비늘줄기

 식품공전

한국 《식품공전》의 '식품에 사용할 수 있는 원료' 목록에서 '파' 항목의 사용부위에 전체가 수재되어 있으므로 이를 식용할 수 있다.

재배지

시베리아의 알타이 지역이 원산지로 알려져 있으며 아시아 각지에서 재배한다.

한방 효능

[잎] 땀을 나게 한다. 해독하고 부종을 없애는 효능이 있다.

[비늘줄기] 땀을 나게 하는 작용이 있다. 해독 효능이 있다.

약효 해설

[잎] 코 막히고 열나는 증상을 낫게 한다. 땀을 나게 한다.

[비늘줄기] 열이 나고 추운 증상을 치료한다. 소화불량, 사지냉증에 효과가 있다.

약용법

잎 또는 비늘줄기 각각 9~15g을 물 800mL에 넣고 달여서 반으로 나누어 아침저녁으로 마신다.

요리 및 이용

그대로는 향이 없지만 자르거나 조직을 파괴하면 효소가 작용하여 매운 성분을 함유한

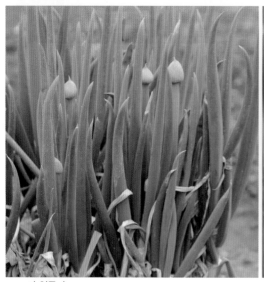

≫≫ 파 잎줄기

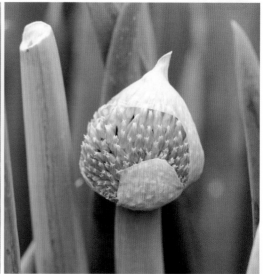

≫≫ 파 꽃

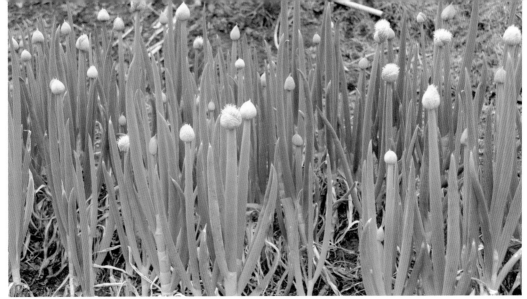

>>> 파 재배지

방향을 낸다. 이 매운 성분은 유화아릴 성분으로서 열에 약하다. 나물, 전, 김치로 만들어 먹으며 각종 요리에 활용한다.

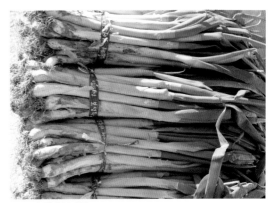

>>> 파 전초(판매품)

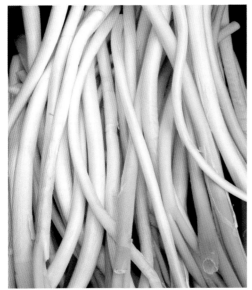

>>> 향신료로 사용하는 파 지상부

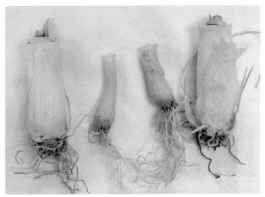

>>> 약재로 사용하는 파 비늘줄기(총백)

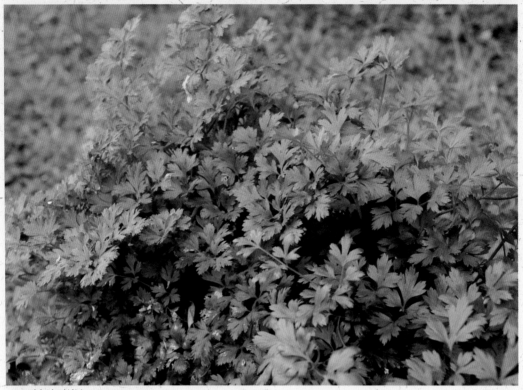

>>> 파슬리 지상부

파슬리

향신료

영어명 parsley, garden parsley

식물명 및 학명 파슬리 *Petroselinum crispum* (Mill.) Fuss

과 명 산형과(Umbelliferae)

이용부위 잎, 뿌리

🌾 **식품공전**

한국《식품공전》의 '식품에 사용할 수 있는 원료' 목록의 '파슬리' 항목에 잎, 씨앗이 수재되어 있으므로 이들을 식용할 수 있다.

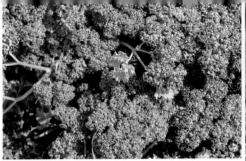

>>> 파슬리 어린잎

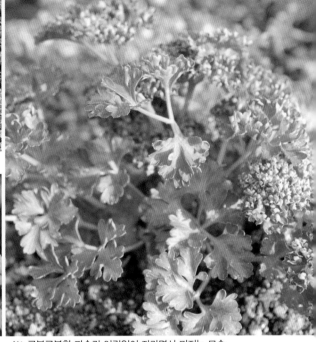

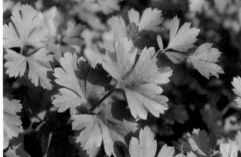

>>> 파슬리 잎

>>> 구불구불한 파슬리 어린잎이 자라면서 펴지는 모습

재배지

지중해지역, 서아시아가 원산지
이며 프랑스, 독일, 스페인, 캐나
다가 주산지이다.

약효 해설

구취방지가 있다. 소화 촉진 작
용이 있다. 항류머티즘 작용과
요로결석 치료 효능이 있다. 이
뇨 작용이 있다.

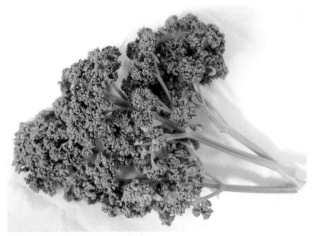

>>> 향신료로 사용하는 파슬리 잎

요리 및 이용

파슬리는 장식용으로 요리에 놓기도 하지만 잎을 깨끗이 씻어 말린 후 가루로 만들어 샐
러드 소스나 각종 요리에 뿌려 먹으며, 생잎은 고명과 수프, 샐러드, 생선 및 육류 요리
의 풍미 재료로 즐겨 사용한다. 잎보다 줄기가 더 강한 향을 내며, 찜 요리, 육수 등에 사
용하면 좋은 맛과 향을 낼 수 있다.

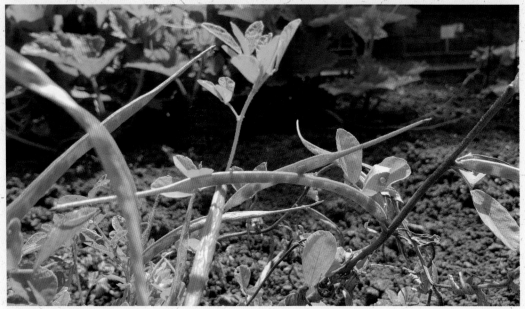
>>> 호로파 열매와 잎(체코)

호로파(페뉴그리크)

향신료

영어명 fenugreek(씨)

한약명 호로파(胡蘆巴, 씨)

식물명 및 학명 호로파 *Trigonella foenum-graecum* L.

과 명 콩과(Leguminosae)

이용부위 씨, 잎

식품공전

한국 《식품공전》의 '식품에 사용할 수 있는 원료' 목록의 '호로파' 항목에 잎, 열매, 씨앗(호로파)이 수재되어 있으므로 이들을 식용할 수 있다.

건강기능식품의 기능성

호로파는 우리나라 건강기능식품에 수재되어 있다. 혈당상승 억제에 도움을 주는 기능성이 있다.

재배지

유럽 남부, 아시아 서부가 원산지이며 프랑스, 독일, 스페인, 중국이 주산지이다.

씨의 한방 효능

신기(腎氣)에 양기(陽氣)를 보태는 효능이 있다. 한습을 제거하는 효능이 있다.

씨의 약효 해설

신장의 기능이 허약해져서 나타나는 요통에 효과가 있다. 복부팽만, 비위허약에 유효하다. 최유 작용이 있다.

약용법

씨 5~10g을 물 800mL에 넣고 달여서 반으로 나누어 아침저녁으로 마시거나 적당량을 외용한다.

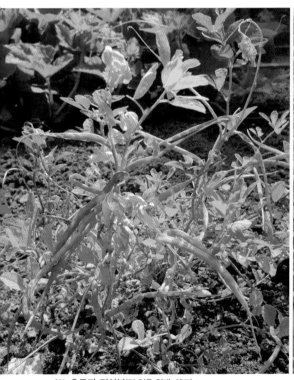

》》》 호로파 지상부(덜 익은 열매, 체코)

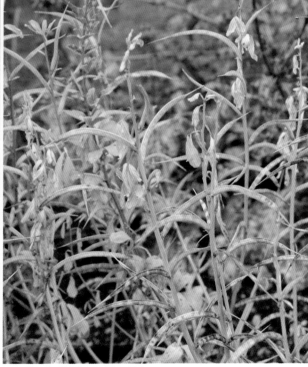

》》》 호로파 지상부(익은 열매, 스위스)

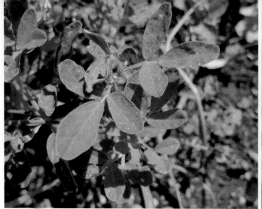
>>> 호로파 잎(체코)

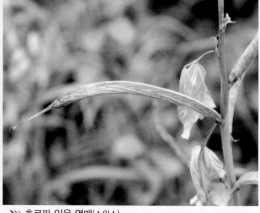
>>> 호로파 익은 열매(스위스)

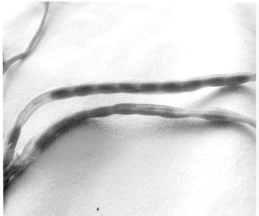
>>> 호로파 열매(채취품, 체코)

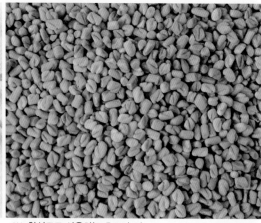
>>> 향신료로 사용하는 호로파 씨

요리 및 이용

씨를 굽게 되면 향기가 나며 가루는 카레 요리, 피클에 첨가하여 활용한다. 어린잎은 약간 쓴맛이 나기도 하지만 전체적으로 좋은 향과 맛을 낸다. 그래서 샐러드 또는 샌드위치에 잎을 넣어 먹으면 훌륭한 맛을 즐길 수 있다.

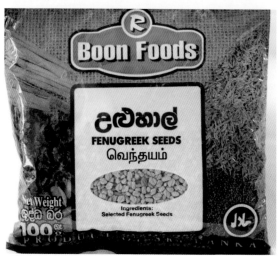
>>> 태국의 호로파 제품

360

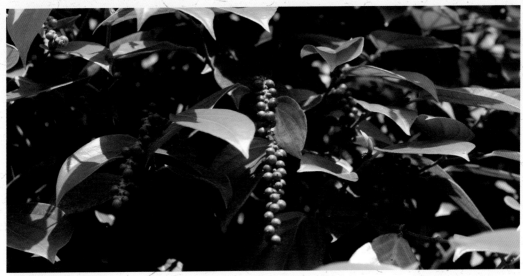

>>> 후추 열매와 잎(중국)

후추

향신료

영어명 pepper

한약명 호초(胡椒)

식물명 및 학명 후추 *Piper nigrum* L.

과 명 후추과(Piperaceae)

이용부위 열매

🌾식품공전

한국 《식품공전》의 '식품에 사용할 수 있는 원료' 목록의 '후추' 항목에 열매가 수재되어 있으므로 이를 식용할 수 있다.

🌾불로장수의 정력제

후추는 기원전 400년경 아라비아상인을 통해 유럽에 전래되었다. 유럽에서는 후추를 불로장수의 정력제라 믿었으며, 후추의 산지인 인도와의 사이에 아라비아가 가로막고 있어서 아라비아 상인을 통해서 금이나 은보다도 비싼 값으로 구입했다.

재배지

인도 말라바 지역이 원산지이며 인도, 인도네시아, 말레이시아, 태국, 브라질에서 대량
생산한다.

한방 효능

중초(中焦, 위의 소화작용을 맡으며 심장에서 배꼽 사이의 부분)를 따뜻하게 하여 한사(寒邪)
를 제거하는 효능이 있다. 기(氣)를 다스려 통증을 멎게 하는 효능이 있다.

약효 해설

식욕증진 작용이 있다. 외용으로 습진에도 효과가 있다. 관절염 치료 효과가 있다. 소아

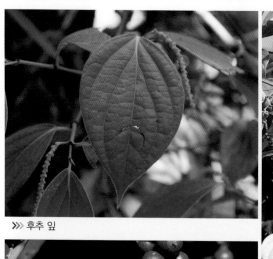

≫≫ 후추 잎

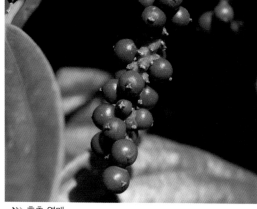

≫≫ 후추 열매

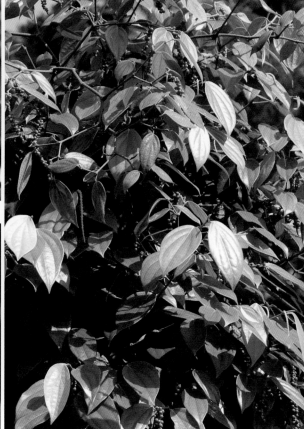

≫≫ 후추 지상부(중국)

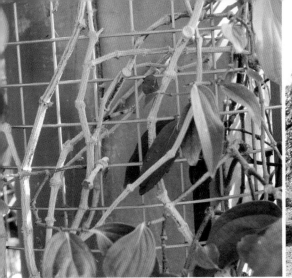

>>> 후추 덩굴성 줄기

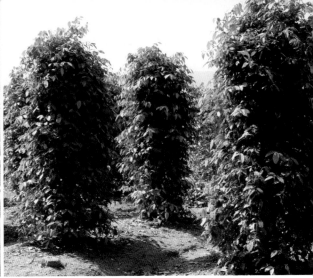

>>> 중국의 하와이라 불리는 하이난 섬의 후추 재배지. 후추는 '하이난의 6대 남약'에 속한다.

의 소화불량에 의한 설사, 만성 기관지염과 천식, 신경쇠약에 임상 효과가 있다.

약용법
열매 2~8g을 물 800mL에 넣고 달여서 반으로 나누어 아침저녁으로 마신다.

요리 및 이용
여러 나라의 많은 요리에 이용하는 향신료이다. 자극적인 매운맛과 향이 특징인 후추는 고기, 생선 요리, 수프 등에 첨가하여 활용한다. 후추를 미리 갈아놓으면 향을 빨리 잃으므로 가능하면 통후추를 보관했다가 사용할 때 갈아 쓰는 것이 좋다.

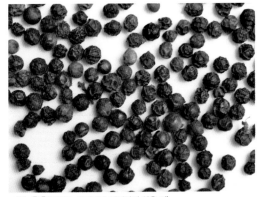

>>> 후추(흑후추, 중과피를 제거하지 않은 것)

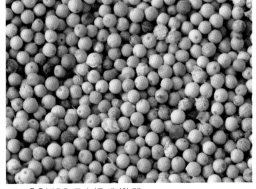

>>> 후추(백후추, 중과피를 제거한 것)

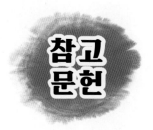

[한국 도서]

박종철, 생약 한약 기능식품 통섭사전, 푸른행복(2011)

박종철, 약이 되는 열대과일, 푸른행복(2013)

박종철, 중국 약용식물과 한약, 푸른행복(2014)

박종철, 향신료 백과, 푸른행복(2014)

박종철, 약초 한약 대백과, 푸른행복(2015)

박종철, 한국의 약초, 푸른행복(2018)

박종철, 세계의 약초 어디에 있는가, 신일서적(2019)

박종철, 유럽의 약초와 식물원, 푸른행복(2020)

박종철, 동의보감 건강약초 100가지, 푸른행복(2021)

박종철, 동의보감 속 세계 약초, 푸른행복(2021)

박종철, 중국 인도 동남아의 약초와 식물원, 푸른행복(2021)

박종철, 동의보감 우리 약초와 약재, 푸른행복(2022)

배기환, 천연약물도감, 교학사(2019)

안덕균, 한국본초도감, 교학사(2008)

주영승, 운곡본초도감, 도서출판 우석(2018)

최고야, 한약학명목록(관속식물편), 도서출판 우석(2013)

[그 밖의 자료]

국가표준식물목록 홈페이지(www.nature.go.kr/kpni/SubIndex.do)

식품의약품안전처 홈페이지(www.mfds.go.kr)

中華本草編委會, 中華本草, 上海科學技術出版社(1999)

國家藥典委員會, 中華人民共和國藥典, 中國醫藥科技出版社(2010)

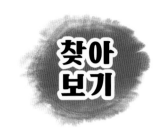

찾아
보기

370

약초 214종과 약초 사진 1,543장을 수록한

동의보감 우리 약초와 약재

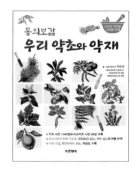

이 책은 우리나라 식약처의 의약품 공정서(KP, KHP)에 수재된 약재 중에서 《동의보감》에 조선시대의 한글 이름으로 기록된 약초(약재)를 모두 찾고 그 가운데 식물성 의약품 188종과 약초 214종을 약초명 순으로 정리한 약초 도감이다.

1,543장의 약초 사진과 《동의보감》의 효능, 약효 해설, 우리말로 알기 쉽게 풀이한 한방 효능, 한방 효능 분류, 한방 작용부위, 북한에서의 효능, 비교약초 사진, 약용법 등을 담은 이 책이 약초 분야를 공부하는 분들께 도움이 되었으면 한다.

박종철 지음 / 800쪽 / 4×6배판 / 올 컬러 / 값 55,000원

병들지 않고 건강하며 오래 살게 하는 약초 수록

동의보감 한방약초 도감

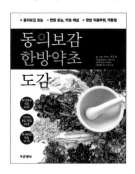

병들지 않고 건강하게 오래 살 수 있는 한약이 《동의보감》에 소개되어 있다. 장수할 수 있고 몸이 가뿐해진다는 점은 우리 모두의 관심을 끄는 부분이기에 이 부분이 기술되어 있는 《동의보감》 속의 무병장수 약초의 효능, 약미와 약성, 작용부위, 약효 해설, 식용 여부를 1부에 소개했다. 2부에서는 55종의 건강약초의 한방 효능, 북한의 약효, 약용법 그리고 3부에서는 157종의 《동의보감》 약초의 효능도 함께 소개하여 독자 여러분의 건강관리에 도움이 되게 했다.

박종철 지음 / 384쪽 / 4×6배판 / 올 컬러 / 값 26,800원

조선왕조와 대한민국 식약처가 함께 인정한

동의보감 건강약초 100가지

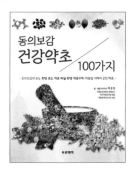

대한민국 정부에서 법으로 인정하는 의약품 공정서[《대한민국약전》, 《대한민국약전외한약(생약)규격집》]의 약초와 조선시대 정부에서 발간한 《동의보감》의 약초에서 공통적으로 수록한 288종 약재를 정리했다. 1부에서 100종의 약재 효능을 자세히 설명하고 2부에서는 188종 약재를 간략하게 소개했다. 이 시대의 정부와 조선의 정부가 함께 인정하는 공동 약초이므로 그 의미가 크다고 판단된다.

박종철 지음 / 452쪽 / 4×6배판 / 올 컬러 / 값 29,800원

한글 이름 약초 188종
동의보감 한방약초

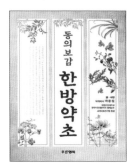

저자는 우리나라 의약품 공정서에 수록된 약재와 약초의 사진을 촬영하고 그 효능을 조사하는 작업을 꾸준히 해왔다.

우리나라의 두 가지 의약품 공정서인 《대한민국약전(KP)》과 《대한민국약전외한약(생약)규격집(KHP)》에 수록된 약재 중에서 《동의보감》에 조선시대의 한글 이름으로 기록된 약재와 약초를 찾아 정리했다.

약초와 비교 약초의 사진 그리고 약재의 기원, 《동의보감》의 효능, 한방 약미와 약성, 한방 효능, 약효해설, 《북한약전》의 효능, 약용법, 주의사항 등을 담았다.

박종철 지음 / 784쪽 / 4×6판 / 올 컬러 / 값 29,800원

실크로드 지역을 포함하는
중국 인도 동남아의 약초와 식물원

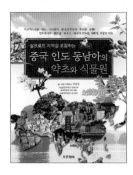

이 책은 동서양을 이어주던 실크로드 지역(중앙아시아 키르기스스탄, 중국의 우루무치, 투르판, 둔황)과 인도, 스리랑카의 남아시아 그리고 인도네시아, 베트남, 라오스, 태국, 캄보디아, 필리핀의 동남아시아 약초를 찾아 그 효능을 정리하고 직접 촬영한 사진을 실은 서적이다.

인도의 네루 열대식물원, 스리랑카의 로열 식물원, 인도네시아의 보고르 식물원, 베트남의 사이공 식물원, 중국의 투르판 사막식물원 등 아시아 주요 약초원 16곳 그리고 중앙아시아, 동남아시아, 남아시아의 약초 재배지와 시장 32곳에서 찾은 약초의 사진과 약효, 현지 자료를 정리하였다. 관심 있는 독자들이 개인적으로 찾아갈 수 있도록 이들 장소의 주소, 홈페이지와 지도도 함께 실었다.

박종철 지음 / 472쪽 / 4×6배판 / 올 컬러 / 값 29,800원

프랑스 파리에서 핀란드 헬싱키까지 식물원, 궁전, 공원, 시장의 약초
유럽의 약초와 식물원

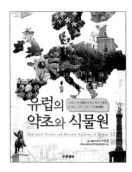

이 책은 유럽의 식물원, 궁전과 정원, 길거리에서 자라는 약초들의 사진과 효능 그리고 그곳 자료를 정리하여 제작한 서적이다. 찾은 나라는 서유럽의 프랑스, 스위스, 오스트리아, 독일, 벨기에, 동유럽의 체코, 남유럽의 크로아티아, 스페인 그리고 북유럽의 핀란드, 스웨덴, 노르웨이, 덴마크, 에스토니아의 13곳이다. 체코의 카를대학교 식물원을 포함한 12곳의 식물원, 프랑스의 헝지스 국제시장을 포함한 6곳의 시장, 오스트리아의 헬브룬 궁전을 포함한 12곳의 궁전과 정원 그리고 알프스와 유럽 길거리에서 자라는 약초의 사진을 촬영하고 그곳 자료를 조사하여 책자에 게재했다. 관심 있는 독자들이 개인적으로 찾아갈 수 있는 길라잡이 역할을 하고자 이들 장소의 주소, 홈페이지와 지도도 함께 실었다.

박종철 지음 / 404쪽 / 4×6배판 / 올 컬러 / 값 26,800원

허준이 한글 이름으로 정리한

[2021 세종도서 학술부문 선정도서] 동의보감 속 우리약초

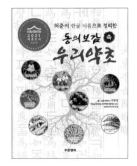

이 책은 우리나라의 의약품 공정서인 《대한민국약전(KP)》과 《대한민국약전외한약(생약)규격집 (KHP)》에 수록된 약재 중에서 《동의보감》 탕액편에 조선시대의 한글 이름으로 기록된 약재를 찾아 처음으로 선보이는 책이다. 조선시대에 사용했던 한글 약초명이 현재 어떻게 변해왔는지 그 내용을 찾아보는 것도 중요한 자료라고 여겨 이 같은 책자 발간을 기획하게 되었다.

저자가 직접 촬영한 풍부한 약초, 약재 사진과 《동의보감》의 효능, 원문은 물론 약효해설, 《북한 약전》의 효능, 약용법 등을 담았다.

박종철 지음 / 724쪽 / 4×6배판 / 올 컬러 / 값 48,000원

약용식물원·한약시장과 재배지·한의약대학 수록

중국약용식물과 한약

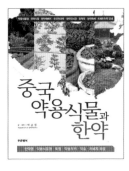

이 책을 통해 중국에서 접할 수 있는 한약에서부터 희귀한 남방 약용식물에 이르기까지 주요 재배지와 약용식물원, 한약시장 등 한약의 전반을 이루는 현장을 만날 수 있다. 더불어 중국의 한약전시관, 한의약대학, 한방약국, 한약축제 등을 찾는 여정도 수록하였다.

시상반나 열대식물원, 시상반나 남약원, 하이난성 약용식물원 등 약용식물원 17곳, 막대한 한약 물동량을 실감케 하는 안궈 한약시장, 광저우 한약시장을 포함한 8군데의 한약시장 그리고 감초, 마황, 삼칠, 서양삼, 대황 등 19곳의 한약 재배지를 안내하였다. 티베트의 전통의약책인 《사부의 전》을 비롯한 장(藏)문화 3곳도 티베트 인근 지역에서 그리고 일본과 한국의 전시관을 통해 만날 수 있다.

박종철 지음 / 568쪽 / 4×6배판 / 올 컬러 / 값 29,800원

대표적인 일본의 약용식물원과 한방약 자료 총망라

일본 약용식물 한방약도감

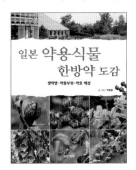

이 책은 일본의 대표적인 약용식물원과 한방약자료관, 전시 중인 희귀식물 등을 도감 형식으로 소개하여 일본의 자연 식물을 관찰하고 여행을 겸할 수 있도록 하였다. 저자가 수년 동안 현지에서 직접 촬영한 수천 장의 사진 중 800여 장을 추리고 자료를 정리하였으며, 일본 약용식물원이나 한방자료관 탐방 및 연구를 위한 지침서 또는 안내서가 거의 없는 실정에서 자료로서의 가치가 크다고 하겠다.

아울러 이 책에 나오는 20여 곳을 직접 찾아갈 수 있도록, 각 약용식물원이나 한약자료관 등의 인터넷 홈페이지 주소와 약도를 게재하였다. 특히 일본 한방 관련 기관과 약대 홈페이지를 게재하여 독자들이 일본 한약 자료 등을 쉽게 찾아볼 수 있도록 하였다.

박종철 지음 / 448쪽 / 4×6배판 / 올 컬러 / 값 28,000원

식약처가 공인한 542종 한약(생약)·약용식물

약초 한약 대백과

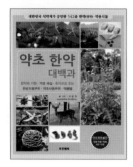

국내 최초로 대한민국 식품의약품안전처(식약처)에서 인정하는 모든 한약(생약)의 효능을 정리하고 해당 한약과 약용식물의 사진을 함께 게재하여 우리나라에서 처음으로 선보이는 책이다.

정부의 두 가지 공정서[대한민국약전, 대한민국약전외한약(생약)규격집]에 수재된 542종 한약(생약)의 명칭과 약용식물명, 기원, 그리고 이들의 한방 성미(性味)와 귀경(歸經)을 정리하고 약효해설과 약용법을 실어 독자 여러분들께 정확한 한방 정보를 제공하고자 했다. 각 한약의 《동의보감》과 《방약합편》 수재 여부도 조사하여 자료로서 활용도가 높도록 하였다.

각 항목마다 저자가 직접 촬영한 생생한 약용식물 사진은 물론 한약 사진도 함께 곁들였다. 즉 식약처에서 인정하는 한약의 식물학적 특성을 시각적으로 보여주기 위해 살아있는 식물의 다양한 모습을 풍부하게 실어 편집한 것이다.

박종철 지음 / 1,192쪽 / 4×6배판 / 올 컬러 / 값 86,000원

우리나라와 세계에서 사용되는 약초와 약이 되는 향신료 식물, 열대식물 수록

동의보감 속 세계 약초

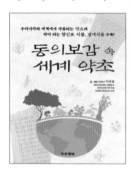

이 책은 '세계의 약초 특별전'에서 전시된 다양한 약초와 향신료·열대과일의 효능 및 이용법 등을 상세한 사진과 함께 수록하고 있다.

책에서 소개하는 식물은 육종용, 쇄양, 유향, 침향, 몰약, 아위 같은 세계의 희귀 약재와 가시오갈피나무, 강황, 만삼, 바위솔, 참당귀 등의 약초 그리고 레몬그라스, 월계수, 재스민 같은 향신료와 나한과, 두리안, 백향과 등의 열대과일이다.

또한 이 책에서는 체코의 카를대학교 식물원, 오스트리아의 잘츠부르크대학교 식물원, 크로아티아의 자그레브 식물원, 인도네시아의 보고르 식물원을 포함하여 12개 나라의 식물원 23곳도 소개하고 있다.

박종철 지음 / 336쪽 / 신국판 / 올 컬러 / 값 22,000원

요리와 약으로 쓰는

향신료 백과

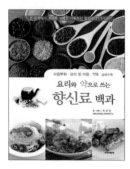

전 세계에서 요리와 약재로 사용하는 향신료 135가지에 대하여 사용부위, 요리 및 이용법, 약효에 대해 상세히 수록한 향신료 백과이다. 우리나라에서 처음으로 선보이는 향신료 효능 전문서적으로서, 저자가 10여 년 동안 수집한 방대한 사진 자료를 곁들여 상세하게 해설을 함으로써 '향신료 도감'으로서도 손색이 없다.

총 3개의 장으로 구성된 이 책에는 97종의 향신료와 38종의 향기가 나는 한약 등 135종의 향(香)식물을 수록하였고, 각 식물들의 재배지, 효능, 요리법, 약용법을 소개했다. 또한 국내, 국외의 향신료와 허브를 화보로 편집하여 시각적인 이해도 도왔다. 아울러 향이 있는 식물 중에는 식품으로 사용하지 않는 약용식물과 향기가 나는 한약(방초, 芳草)도 함께 게재하여 가급적 다양한 한방 정보를 제공하고자 했다.

박종철 지음 / 496쪽 / 4×6배판 / 올 컬러 / 값 32,000원